Susanne Schwärzler

Beckenbodentraining im Rückbildungsgymnastikkurs

281 Abbildungen

Hippokrates Verlag · Stuttgart

**Bibliografische Information
der Deutschen Nationalbibliothek**

Die Deutsche Nationalbibliothek verzeichnet diese Publikation in der Deutschen Nationalbibliografie; detaillierte bibliografische Daten sind im Internet über http://dnb.d-nb.de abrufbar.

Anschrift der Autorin:

Susanne Schwärzler
Dottenried 44
87439 Kempten

© 2012 Hippokrates Verlag in
MVS Medizinverlage Stuttgart GmbH & Co. KG
Oswald-Hesse-Straße 50, 70469 Stuttgart

Unsere Homepage: www.hippokrates.de

Printed in Germany

Lektorat: Dr. Renate Reutter
Umschlaggestaltung: Thieme Verlagsgruppe
Umschlagfoto: Susanne Mölle, studio für visuelle gestaltung, Kempten
Satz: SOMMER media GmbH & Co. KG, Feuchtwangen
Satzsystem: Arbortext APP-Desktop 9.1 Unicode M180
Druck: Grafisches Centrum Cuno, 39240 Calbe

ISBN 978-3-8304-5492-2   1 2 3 4 5 6
Auch erhältlich als E-Book:
eISBN (PDF) 978-3-8304-5507-3

Inhaltsverzeichnis

1. Übungseinheit:
Wahrnehmung des Beckenbodens (ohne Gerät) 5

2. Übungseinheit:
Mutter-Kind-Stunde 57

3. Übungseinheit:
Übungen mit dem Gymnastik-Ball 97

4. Übungseinheit:
Übungen mit dem Softball 145

5. Übungseinheit:
Übungen mit dem Stab 191

6. Übungseinheit:
Übungen mit dem Sitzballkissen 237

Zu diesem Buch

Die Bedeutung des Beckenbodentrainings

Ein korrektes und gezieltes Beckenbodentraining ist gerade nach einer Geburt von enormer Wichtigkeit, weil **Schwangerschaft und Geburt** den Körper verändert haben:

- Hormone machten das Gewebe weicher, um dieser körperlichen Höchstbelastung standzuhalten.
- Die Bauchmuskulatur wurde enorm gedehnt und die Rückenmuskulatur gekräftigt, um den immer größeren und schwereren Schwangerschaftsbauch zu tragen.
- Die Geburt hat die Geburtswege geweitet und das Becken mit all seinen Muskeln und Bändern in alle Richtungen gedehnt und belastet.
- Bei einer Kaiserschnittgeburt wurden verschiedene Schichten der Bauchmuskulatur durchtrennt. Dadurch ist die Wahrnehmung der mittleren und inneren Beckenbodenschicht für längere Zeit erschwert.

Auf diese besondere Situation muss ein Beckenbodentraining nach der Geburt Rücksicht nehmen. Das bedeutet auch, dass das Training mit **schonenden** Übungen für den noch nicht trainierten Beckenboden beginnen muss. In späteren Unterrichtseinheiten wird das Programm dann **stufenweise** an den immer besser werdenden Trainingszustand des Beckenbodens angepasst. Nur so ist ein **gezieltes** Beckenbodentraining im Rückbildungsgymnastikkurs gewährleistet.

Ein starker, reaktionsfreudiger und balancegebender Beckenboden verhilft den Frauen nach einer Geburt wieder zu Stärke und Ausdauer und beugt einer Harn- und Stuhlinkontinenz vor. Der Beckenboden trägt aber nicht nur die Bauch- und Beckenorgane, sondern stabilisiert und balanciert auch das Becken mit der Wirbelsäule und dem Kopf, die Beine und Füße. Deshalb wirkt er sich auch auf unsere Körperhaltung aus.

Allgemeine Grundregeln beim Beckenbodentraining

1. **Nie mit voller Blase** trainieren!
2. Jeder **Schmerz** ist ein Warnsignal! Wenn eine Übung Schmerzen verursacht, muss sie vorsichtig abgebrochen werden.
3. Jede Teilnehmerin benötigt ein **individuelles Beckenbodentraining** – je nach dem Trainingszustand ihrer Beckenbodenmuskulatur.
4. Bei **Hypertonie** sollten Übungen vermieden werden, bei denen der Kopf tiefer als das Becken liegt.
5. Bei **Bandscheibenproblemen** im LWS-Bereich sollten Übungen mit starker Hohlkreuzhaltung vermieden werden.
6. Bei **Harninkontinenz** sollte ein Bauchdruck vermieden werden (z. B. starke Hohlkreuzhaltung, Bauchlage, Ellenbogen-Knie-Lage, Bauchpresse).
7. Nach einer **Sectio** sollte bei den Übungen kein Druck auf die Wunde oder die Narbe entstehen.

Vorstellungshilfen

Erfahrungsgemäß ist es für viele Frauen schwierig, nach der Geburt ein Gefühl für den Beckenboden zu entwickeln, sich ihn vorzustellen und ihn zu spüren. In dieser Situation ist es hilfreich, wenn man den Frauen **anschauliche Bilder und Begriffe** für die einzelnen Beckenbodenschichten nennt. Dabei haben sich in meiner langjährigen Praxis folgende **Leitmuskeln** und auch für Laien anschauliche **Vorstellungshilfen** bewährt:

- Der äußere **Afterschließmuskel** (M. spincter ani externus) aus der äußeren Beckenbodenschicht
- Der äußere **Harnröhrenschließmuskel** (M. sphincter urethrae) aus der mittleren Beckenbodenschicht (Diaphragma urogenitale)

- Die „**Sitzbeinhöckerschicht**": Damit fasse ich Beckenbodenmuskeln aus der mittleren und äußeren Beckenbodenschicht zusammen, die am Sitzbein und den Sitzbeinhöckern ansetzen und diese bei ihrer Kontraktion näher zueinander bewegen (z. B. M. transversus perinei profundus, M. transversus perinei superficialis, M. ischiocavernosus). Die Sitzbeinhöcker (Tuber ischiadicum) können von den Kursteilnehmerinnen gut getastet und gefühlt werden.

Die innere Beckenbodenschicht besteht zum größten Teil aus dem trichterförmigen M. levator ani. Sie lässt sich nicht willentlich anspannen. Ihre Aktivierung gelingt nur indirekt über die Anspannung der äußeren und mittleren Beckenbodenschicht. Erfahrungsgemäß gelingt die Anspannung der inneren Beckenbodenmuskulatur gut, wenn sich die Frau folgenden Vorgang vorstellt:

- Der „**innere Aufzug**": Die Frau stellt sich vor, sie wäre ein Huhn und würde

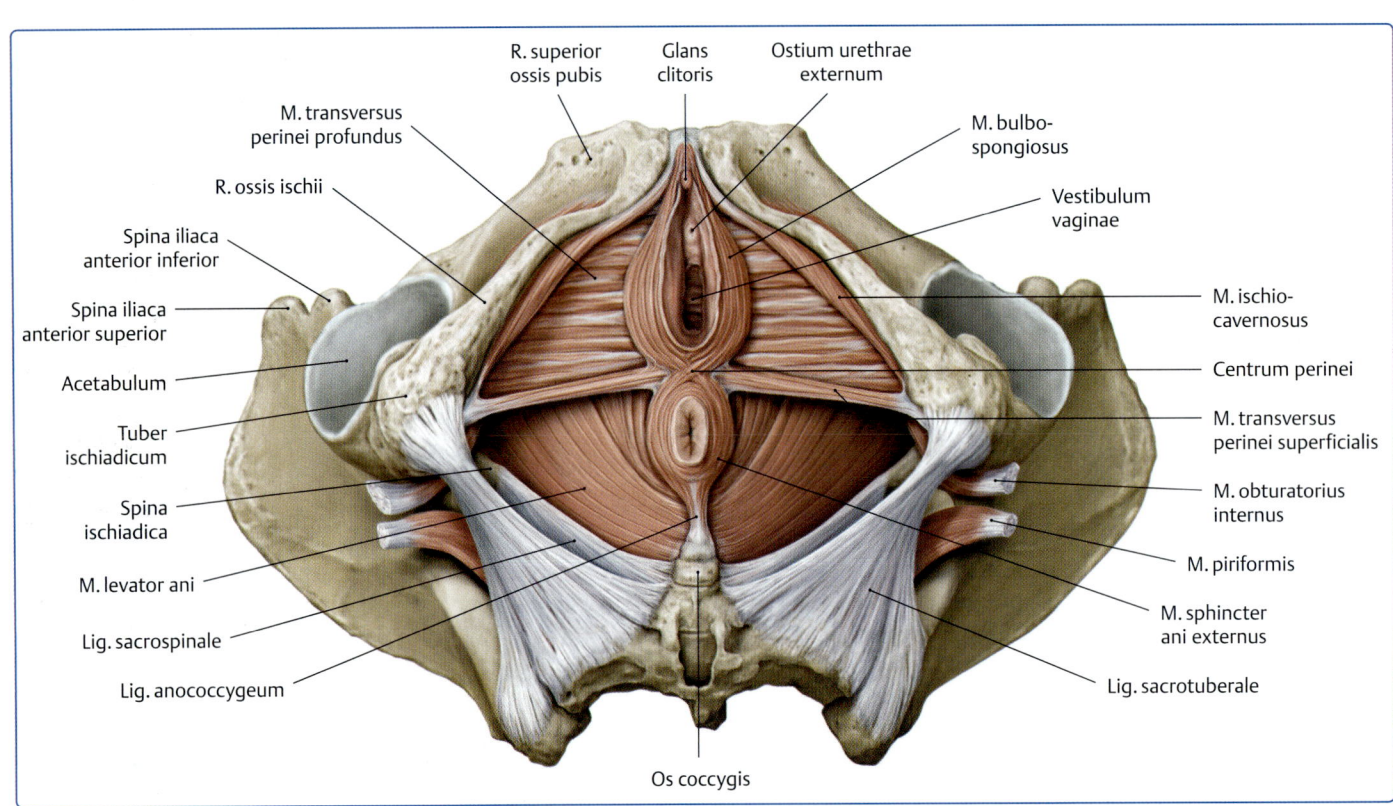

▶ **Abb. 1** Beckenbodenmuskulatur.

R. superior ossis pubis

Glans clitoris

Ostium urethrae externum

M. transversus perinei profundus

R. ossis ischii

Spina iliaca anterior inferior

Spina iliaca anterior superior

Acetabulum

Tuber ischiadicum

Spina ischiadica

M. levator ani

Lig. sacrospinale

Lig. anococcygeum

M. bulbospongiosus

Vestibulum vaginae

M. ischiocavernosus

Centrum perinei

M. transversus perinei superficialis

M. obturatorius internus

M. piriformis

M. sphincter ani externus

Lig. sacrotuberale

Os coccygis

ein Ei in ihrer Scheide tragen. Nun zieht sie das Ei wie in einem Aufzug – Stockwerk um Stockwerk – Richtung Bauchraum.
- Die „**Beckenschaukel**": In der Anspannungsphase kippt das kleine Becken nach vorne und das Steißbein zieht in Richtung Kinn. Das große Becken (Darmbeinschaufeln) kippt nach hinten.

❗ Bei der Vorstellung dieser Begriffe bzw. Muskeln können die Frauen erfahrungsgemäß alle Beckenbodenschichten aktivieren und trainieren.

Weitere häufig verwendete Begriffe

Die bei den Übungen regelmäßig verwendeten Fachbegriffe „großes" und „kleines Becken" sollten den Frauen zuerst anhand eines Beckenmodells erklärt werden.

Erklärungshilfen:
- **Großes Becken**: oberhalb des Beckenrings, zwischen den ausladenden Darmbeinschaufeln (Os ilium)
- **Kleines Becken**: Raum zwischen Sitzbein (Os ischii), Schambein (Os pubis) und Kreuzbein (Os sacrum)

Der **Bewegungsablauf einer Übung** kann ebenfalls mit dem Beckenmodell veranschaulicht werden, z. B.
- „**Das große Becken nach vorne kippen**" bedeutet: das Becken mit den Darmbeinschaufeln nach vorne bewegen. Dabei zeigt das Steißbein nach hinten und es entsteht eine Hohlkreuzhaltung = Entspannungshaltung, das Becken fühlt sich jetzt weiter an. (Auf das Bild vom „inneren Aufzug" übertragen, bedeutet dies: Die Henne kann jetzt ihr Ei legen.)
- „**Das kleine Becken nach vorne kippen**" bedeutet: das Steißbein einziehen. Dabei bewegen sich die großen Darmbeinschaufeln nach hinten und der untere Rücken (LWS) streckt sich = Anspannungshaltung, das Becken fühlt sich enger an. (Auf das Bild vom „inneren Aufzug" übertragen, bedeutet dies: Die Henne hält ihr Ei zurück.)

Die Bedeutung der Wahrnehmung

Bei jeder Übung ist es entscheidend, dass die Frauen die **veränderten Anspannungszustände** der Beckenbodenmuskulatur und der mitaktivierten Bauch-, Rücken- und Beinmuskulatur bewusst wahrnehmen.

Deshalb frage ich die Kursteilnehmerinnen immer, was sie während der Einatmungs- und der Ausatmungsphase an Veränderungen wahrnehmen. Zur Kontrolle für die Kursleiterin sind bei jeder Übung die wahrnehmbaren Veränderungen angegeben. Da es um das Bewusstmachen der Veränderungen geht, frage ich die Kursteilnehmerinnen auch in den fortgeschrittenen Unterrichtseinheiten regelmäßig nach ihren Wahrnehmungen.

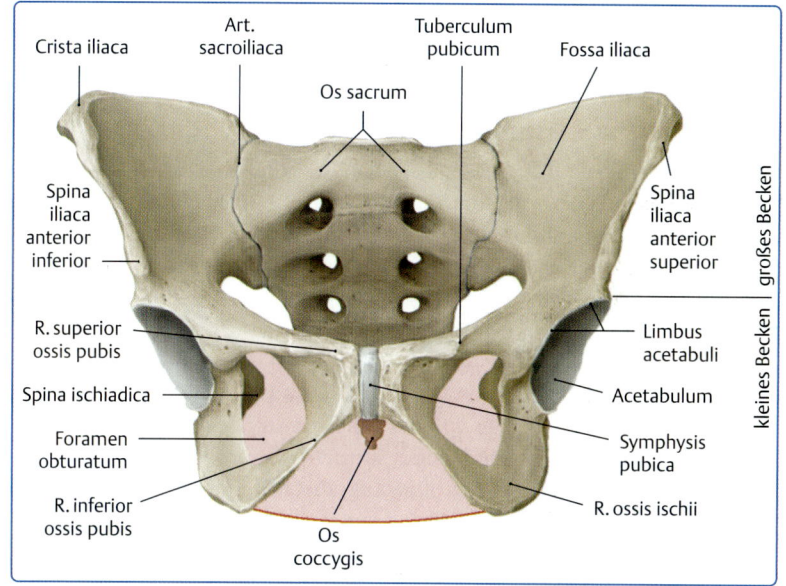

▶ **Abb. 2** Das knöcherne Becken.

Meine langjährigen Erfahrungen als Kursleiterin und die vielen Rückmeldungen der Kursteilnehmerinnen bestätigen, dass diese **Wiederholungen** und der grundsätzlich **ähnliche Aufbau aller Übungen** das Beckenbodentraining erleichtern und seinen Einsatz in Alltagssituationen fördern.

Die Bedeutung der Wiederholung

Meiner Erfahrung nach fördert es den Trainingserfolg, wenn die Übungen immer möglichst **mit den gleichen Worten** angeleitet werden. So können sich die Frauen die Übungen am besten einprägen. Die Wahrscheinlichkeit steigt, dass sie die Übungen dann auch zuhause ausführen.

> **❗ Der Einsatz der Beckenbodenspannung in Alltagssituationen zuhause ist Übungs- und Trainingszeit.**
> **Die Übungen kräftigen nicht nur die Beckenbodenmuskulatur, sondern beugen auch Fehlhaltungen vor. Sie trainieren als Nebeneffekt wichtige Bauch-, Rücken-, Gesäß- und Beinmuskeln.**

Basisübungen ● und Übungsvarianten

Die mit einem roten Punkt gekennzeichneten **Basisübungen** sind grundlegende Anspannungs- und Wahrnehmungsübungen – die Grundvoraussetzung für ein gezieltes, aufbauendes Beckenbodentraining nach der Geburt. Sie sind der Kernbestandteil des Beckenbodentrainings im Rückbildungsgymnastikkurs.

> **❗ Die Basisübungen sollten in jeder Übungsstunde auf jeden Fall ausgeführt und von den Frauen auch zuhause wiederholt werden.**

Die **Übungsvarianten** sind fortführende oder aufbauende Modifikationen der Basisübungen. Sie können von der Kursleiterin in der jeweiligen Unterrichtseinheit nach Belieben kombiniert werden.

Je nach dem Trainings- und Ausgangszustand einer Kursteilnehmerin kann die Kursleiterin diese Übungsvarianten auch individuell anleiten. So kann jede Frau die für ihren jeweiligen Trainingszustand passende Übung auch in einem Rückbildungsgymnastikkurs mit unterschiedlich gut trainierten Frauen ausführen.

Insbesondere Frauen mit **Zustand nach Sectio** können so gezielt weniger belastende Beckenbodenübungsvarianten zugeteilt bekommen, während andere Kurzteilnehmerinnen die gesteigerten Übungsvarianten durchführen. Dadurch haben alle Frauen Erfolgserlebnisse. Mit einer gewissen Erfahrung als Kursleiterin erkennt man relativ schnell den Trainingszustand der einzelnen Frauen.

Die Bedeutung der Übungsgeräte

Jede Übungseinheit wird mit einem anderen Übungsgerät durchgeführt. Jedes Übungsgerät unterstützt die Wahrnehmung und das Training der Beckenbodenmuskulatur in einer anderen Art und Weise. Die in den einzelnen Unterrichtseinheiten verwendeten Geräte orientieren sich an dem immer besser werdenden Trainingszustand des Beckenbodens, d.h. anstrengendere Übungsgeräte werden erst in den späteren Unterrichtsstunden eingesetzt.

Je besser der Trainingszustand des Beckenbodens ist, desto stärker bemerken die Frauen die Zusammenhänge. Manche Geräte sind eine Herausforderung für den Beckenboden. Sie sollten erst eingesetzt werden, wenn der gezielte Umgang mit dem Beckenboden beherrscht wird. Die vorgeschlagene Reihenfolge der eingesetzten Übungsgeräte hat sich in meiner langjährigen Praxis als Kursleiterin sehr bewährt und kann nur empfohlen werden.

Viele Übungen mit Geräten sind Wiederholungen von Basisübungen mit anderen Geräten. Durch den Einsatz der Übungsgeräte erhalten diese Basisübungen jedoch einen anderen Schwierigkeitsgrad.

Die Bedeutung der „Hausaufgaben"

In jeder Unterrichtseinheit bekommen meine Kursteilnehmerinnen einige Übungen als Hausaufgabe, mit der Empfehlung, diese in den Alltag einzubauen, damit der Beckenboden auch in Alltagssituationen trainiert wird. Ohne zusätzliches Training zuhause ist der Übungserfolg entsprechend geringer.

> **❗ Das Ziel ist, dass sich die Kursteilnehmerinnen angewöhnen, die Beckenbodenspannung gezielt in Alltagssituationen einzusetzen.**

Am Anfang jeder Unterrichtseinheit werden die „Hausaufgaben" angegeben.

1. Übungseinheit:
Wahrnehmung des Beckenbodens (ohne Gerät)

Übungsziele:
- Wahrnehmung des Beckenbodens
- Beckenbodenunterstützende Atmung

Übungsübersicht:
1. Entlastung des Beckenbodens durch die Atmung (Übung 1.1)
2. Wahrnehmung der einzelnen Beckenbodenschichten (Übung 1.2–1.5)
3. Beckenbodenwahrnehmung in verschiedenen Fußstellungen (Übung 1.6–1.7)
4. Erlernen der wichtigsten Ausgangsstellungen für Beckenbodenübungen (Übung 1.8–1.32)
5. Beckenbodenwahrnehmung bei unterschiedlichen Beinstellungen (Übung 1.32–1.33)

Das **wichtigste Lernziel** der ersten Unterrichtseinheit ist, dass die Kursteilnehmerinnen lernen, ihren Beckenboden überhaupt wahrzunehmen. Dies ist die Voraussetzung für ein gezieltes und bewusstes Beckenbodentraining. Frauen mit Zustand nach Sectio oder protrahierten Geburten haben anfangs Schwierigkeiten, die einzelnen Beckenbodenschichten wahrzunehmen. Das „Hindenken" zum Beckenboden ist hier sehr hilfreich.

Die Atemanleitungen helfen den Frauen, ihren geschwächten Beckenboden beim Training (und später im Alltag) nicht noch mehr oder falsch zu belasten. Deshalb beschäftigt sich die erste Unterrichtseinheit schwerpunktmäßig mit der Beckenbodenwahrnehmung und der Atmung.

Hausaufgaben
- **Übung 1.1** in den Alltag integrieren.

  Merke: **A**usatmen = Beckenboden **a**nspannen
  Einatmen = Beckenboden **e**ntspannen

- Bei jeder passenden Gelegenheit **im Alltag** den Beckenboden wahrnehmen.

Übung 1.1: Beckenboden und Atmung (Basisübung)

Übungszeit: 2 Minuten
Übungsziel: Entlastung des Beckenbodens durch korrekte Atmung

Ausgangsposition:

- Liegen in Rückenlage mit hüftbreit aufgestellten Beinen

Übungsablauf während der Einatmung:

- Tief durch die Nase einatmen
- Während der Einatmung können die Arme hinter den Kopf geführt werden (dadurch stärkere Brustkorbausdehnung/stärkere Hohlkreuzhaltung)

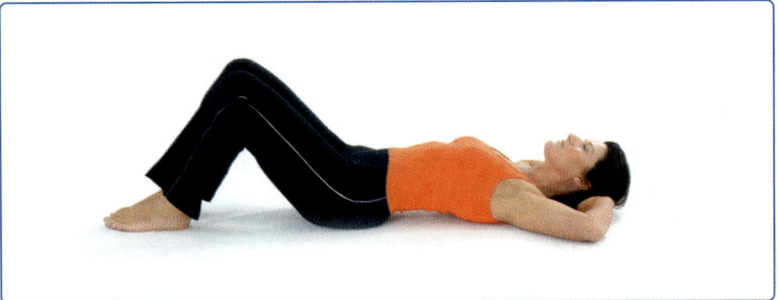

Wahrnehmung:

- Lungenvolumen vergrößert sich
- Zwerchfell bewegt sich nach unten in Richtung Bauchraum
- Bauchdecke hebt sich
- Bauchorgane „rutschen" in Richtung Beckenboden
- Kleines Becken kippt nach unten (Steißbein zeigt in Richtung Unterlage)
- Hohlkreuzhaltung entsteht
- Der Beckenraum fühlt sich weiter an („Ei legen").

Übungsablauf während der Ausatmung:

- Tief durch den leicht geöffneten Mund ausatmen
- Während der Ausatmung können die Hände zur besseren Wahrnehmung auf den Bauchraum oder unter den unteren Rücken gelegt werden

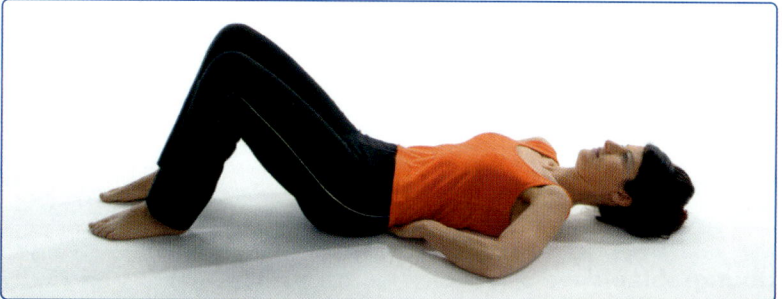

Wahrnehmung:

- Lungenvolumen verkleinert sich
- Zwerchfell bewegt sich nach oben in Richtung Lunge
- Bauchdecke senkt sich
- Bauchorgane bewegen sich in Richtung Lungenraum
- Druckentlastung am Beckenboden
- Kleines Becken kippt nach oben (Schambein zieht zum Kinn)
- Unterer Rücken streckt sich
- Beckenraum fühlt sich enger an („Ei halten").

Anmerkungen für die Kursleiterin:

- Die **Ausatmung** sollte den Beckenboden nicht belasten! Deshalb bleibt der Mund während der Ausatmung leicht geöffnet, damit kein Druck auf den Beckenboden ausgeübt wird.
- Die Atemübungen können auch in jeder anderen Körperlage durchgeführt werden.
- Die Begriffe „kleines" und „großes Becken" können den Frauen anhand eines Beckenmodells erklärt werden (s. S. 3)

Wahrnehmung der einzelnen Beckenbodenschichten

Anmerkungen für die Kursleiterin:
- Bevor die einzelnen Beckenbodenschichten wahrgenommen werden, ist ein **Abtasten des knöchernen Beckens** von Vorteil. Dazu gehört auch der Abstand zwischen Schambein und Steißbein und den Sitzbeinhöckern. Dies erleichtert die räumliche Orientierung und die innere Vorstellung.

- Der äußere **Harnröhrenschließmuskel** (M. spincter urethrae externus) und der äußere **Afterschließmuskel** (M. spincter ani externus) sind ringförmig angeordnet. Bei der Anspannung ziehen sich die Ringmuskeln zusammen, bei der Entspannung öffnen sie sich wieder. Beide Schließmuskeln können getrennt von einander angespannt werden. Das verbindende „Muskelhaltekreuz", der Damm, kann bei einer festen Anspannung der Schließmuskeln gut wahrgenommen werden.

Übung 1.2: Der (äußere) Afterschließmuskel (Basisübung)

Übungszeit: 2 Minuten
Übungsziel: Wahrnehmung der einzelnen Beckenbodenschichten

Ausgangsposition:
- Liegen in entspannter Rückenlage
- Hüftbreit aufgestellte Beine
- Die Handflächen liegen unter der Lendenwirbelsäule oder unter dem Kreuzbeinbereich

Übungsablauf:
- Ruhig atmen, dabei den Afterschließmuskel an- und entspannen

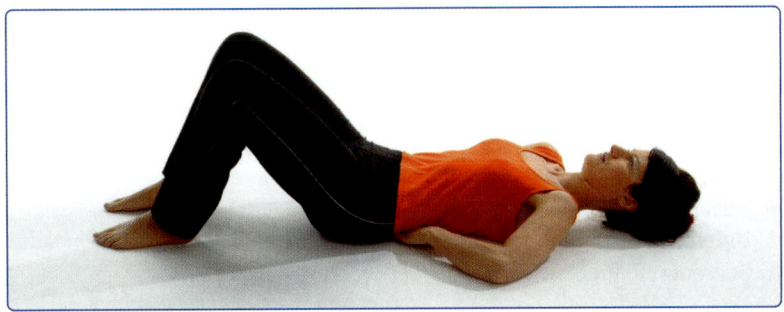

Wahrnehmung:
- Minimale Anspannung in der Kreuzbeingegend

Übung 1.3: Der (äußere) Harnröhrenschließmuskel (Basisübung)

Übungszeit: 2 Minuten
Übungsziel: Wahrnehmung der einzelnen Beckenbodenschichten

Ausgangsposition:
- Liegen in entspannter Rückenlage
- Hüftbreit aufgestellte Beine
- Die Handflächen liegen auf dem Unterbauch

Übungsablauf:
- Ruhig atmen, dabei den Harnröhrenschließmuskel abwechselnd an- und entspannen

Anmerkungen für die Kursleiterin:
- Bei dieser Übung kann man die zugehörigen Reflexzonen aktivieren:
  - Zueinanderziehen der Augenbrauen
  - Mit den Fingern auf die Nasenwurzel drücken
  Dabei ist eine Anspannung im Harnröhrenbereich wahrnehmbar.
- Die Wahrnehmungsübungen können auch in jeder anderen Körperlage durchgeführt werden (im Sitzen, Bauch- oder Seitenlage, Vierfüßlerstand).
- Anfänglich muss nicht unbedingt auf die Atmung geachtet werden.
- Später sollten die Schließmuskeln während der Ausatmung angespannt und beim Einatmen entspannt werden.
- Die Schließmuskeln können auch auf Schnelligkeit (gleichmäßig oder rhythmisch) und Ausdauer (längeres Anhalten) trainiert werden.

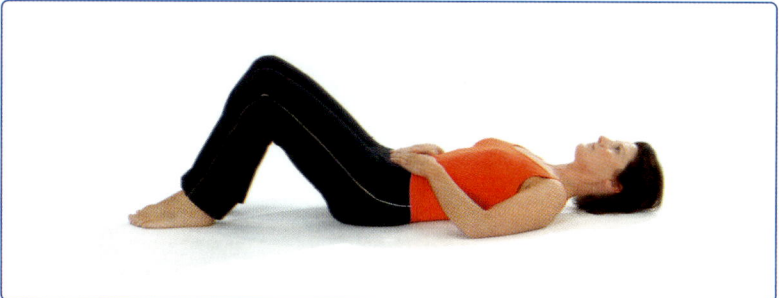

1. Übungseinheit

Übung 1.4: Die „Sitzbeinhöckerschicht" (Basisübung)

Anmerkungen für die Kursleiterin:

- Der M. transversus perinei profundus (tiefer querer Dammmuskel) besteht aus einer querverlaufenden Muskelplatte und gehört zur **mittleren** Beckenbodenschicht. Bei seiner Anspannung werden u. a. die **Sitzbeinhöcker** zueinander gezogen. Über die Helfermuskulatur (v. a. M. piriformis) kommt es gleichzeitig zu einer Stabilisierung der Beine und Füße sowie zu einer Anspannung im Unterbauch, in der Taille und zwischen den Schultern, da die großen Darmbeinschaufeln sich nach außen bewegen wollen. Bei der Entspannung der mittleren Beckenbodenschicht gleiten die Sitzbeinhöcker wieder auseinander, auch die Spannung an Beinen, Bauch, Taille und Schultern lässt wieder nach.
- Mit der **inneren Vorstellung** des „Zu- oder Auseinanderbewegens der Sitzbeinhöcker" kann sich die Kursteilnehmerin die **mittlere Beckenbodenschicht** besser bewusst machen (s. S. 2).
- Die Reflexzone der mittleren Beckenbodenschicht liegt zwischen den Schulterblättern. Bei ihrer Anspannung entwickelt sich auch eine Spannung im Bereich des Schulterblatts, bei der Entspannung löst sich auch die Schulterblattspannung wieder.

Übungszeit: 2 Minuten
Übungsziel: Wahrnehmung der einzelnen Beckenbodenschichten

Ausgangsposition:

- Sitzen auf der Unterlage oder auf einem Hocker
- Hüftbreit aufgestellte Beine
- Die Arme befinden sich seitlich des Körpers
- Die Fingerspitzen schieben sich seitlich zu den Sitzbeinhöckern

Übungsablauf während der Einatmung:

- Die mittlere Beckenbodenschicht entspannen, indem die Sitzbeinhöcker auseinander geführt werden.

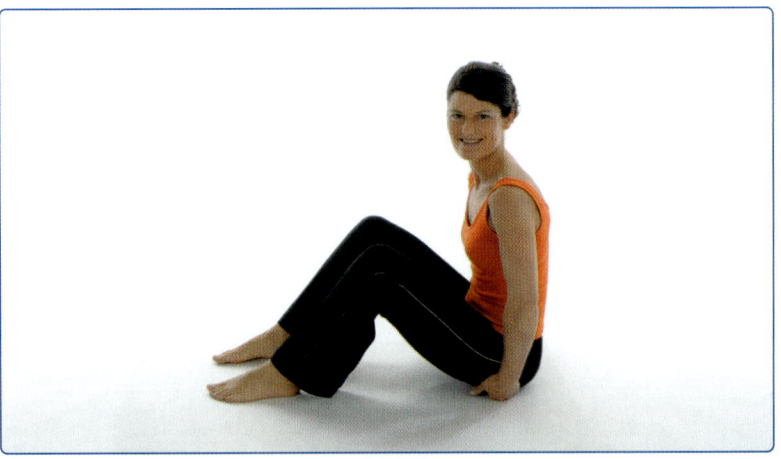

Wahrnehmung:

- Sitzbeinhöcker sind locker und gut spürbar auf der Unterlage
- Gesäßmuskulatur und Beine sind locker
- Schulterblattregion ist entspannt
- Taille ist entspannt
- Rücken ist meist gekrümmt
- Unterbauch ist entspannt und nach vorne gewölbt
- Körperhaltung ist entspannt
- Becken ist weit („Ei legen")

Übungsablauf während der Ausatmung:

- Die mittlere Beckenbodenschicht anspannen, indem die Sitzbeinhöcker zueinander gezogen werden
- Wichtig: Die Gesäßmuskulatur bleibt entspannt!

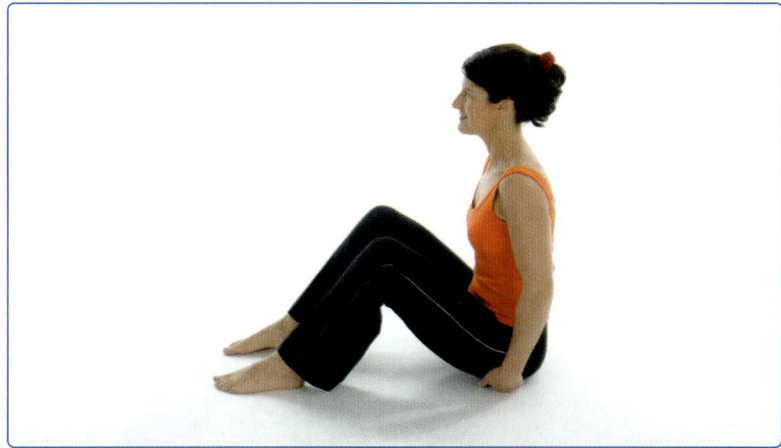

Anmerkungen für die Kursleiterin:

- Die Wahrnehmungsübung kann in jeder anderen Körperlage durchgeführt werden.
- Vor allem in der Entspannungsphase können das Loslassen der „Sitzbeinhöckerschicht", der Bauchmuskulatur, die entspannte Taille und die herabfallenden Schultern sehr gut wahrgenommen werden.
- Die Anspannung des tiefen queren Dammmuskels ist nach einer Geburt eine große Herausforderung für den Beckenboden, sie ist anfänglich nur bedingt möglich! Ein stetiges **„Hindenken" an die „Sitzbeinhöckerschicht"** fördert die Reaktionsbereitschaft enorm!
- Anfänglich muss nicht unbedingt auf die Atmung geachtet werden.
- Später werden während der Ausatmung die Sitzbeinhöcker zueinander gezogen, während der Einatmung werden sie wieder entspannt.
- Die mittlere Beckenbodenschicht kann auch auf Schnelligkeit (gleichmäßiges oder rhythmisches An- und Entspannen) und Ausdauer (längeres Anspannen) trainiert werden.

Wahrnehmung:

- Sitzbeinhöcker kommen sich näher
- Gesäßmuskulatur möchte mithelfen, sollte jedoch nicht angespannt werden!
- Leichte Beinspannung wahrnehmbar
- Unterbauch spannt sich an
- Aufrechte und angespannte Körperhaltung
- Schulterblattregion (Reflexzone) aktiviert sich
- Becken ist eng („Ei halten")

Übung 1.5: Die innere Beckenbodenschicht (Basisübung)

Anmerkungen für die Kursleiterin:

- Die **innere Beckenbodenschicht** besteht zum größten Teil aus dem trichterförmigen M. levator ani. Sie lässt sich nicht direkt willentlich (aktiv) anspannen! Eine Aktivierung erfolgt **nur indirekt** (passiv) durch die Anspannung der äußeren und mittleren Beckenbodenschicht. Dabei ist die Beckenstellung entscheidend (s. S. 2)!

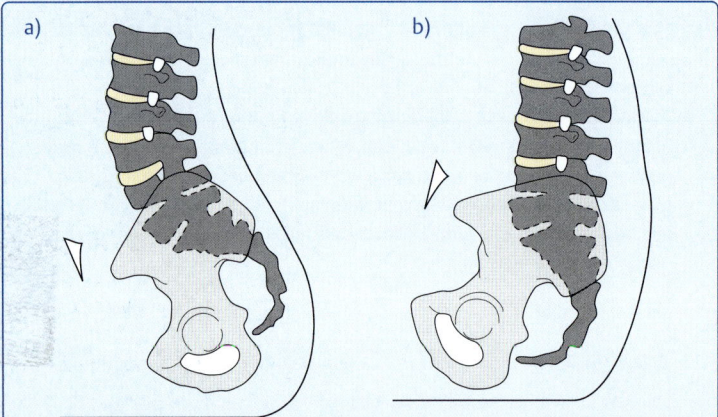

a)   b)

Merke: Kleines Becken hinten und großes Becken vorne = Entspannung (a)
Kleines Becken vorne und großes Becken hinten = Anspannung (b)

- Bei der **Entspannung** des Beckenbodens kippt das Becken und die Bauchorgane „rutschen" nach unten.
- Bei der **indirekten Anspannung** zieht sich der Muskeltrichter des M. levator ani zusammen und hebt sich ein wenig an, das Becken wird enger (die Bauchorgane werden nach oben angehoben).
- Die Reflexzone ist das Kiefergelenk.

Übungszeit: 2 Minuten
Übungsziel: Wahrnehmung der einzelnen Beckenbodenschichten

Ausgangsposition:

- Stehen
- Die Beine stehen hüftbreit parallel
- Eine Handfläche liegt auf dem Bauch, die andere im LWS-Bereich auf dem Rücken

Übungsablauf während der Einatmung:

- Alle Beckenbodenschichten locker lassen („Ei legen")

Wahrnehmung:

- Körperhaltung ist entspannt
- Beckenboden ist entspannt
- Unterbauch ist entspannt (er wölbt sich nach vorne)
- Becken ist weit (das Steißbein zeigt nach hinten)
- leichte Hohlkreuzhaltung

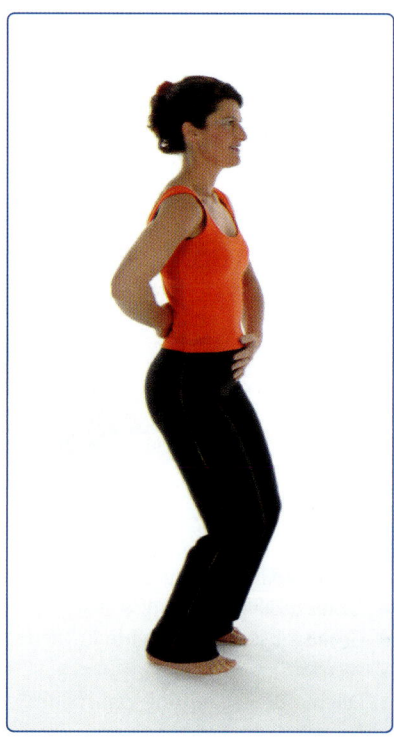

Übungsablauf während der Ausatmung:

- Tief durch den leicht geöffneten Mund ausatmen
- Dabei nacheinander die Schließmuskeln aktivieren
- Die Sitzbeinhöcker zusammenziehen
- Das große Becken nach hinten kippen (Schambein zieht zum Kinn)
- Den „inneren Aufzug" nach innen, oben in Richtung Bauchraum ziehen („Ei halten")

Wahrnehmung:

- Kleines Becken kippt nach oben (Steißbein zieht zum Kinn)
- Unterer Rücken streckt sich
- Becken schließt sich
- Körperhaltung ist angespannt

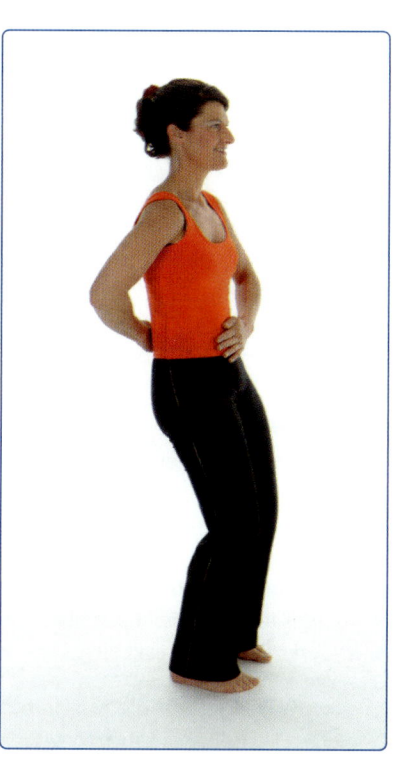

Anmerkungen für die Kursleiterin:

- **Vorstellungshilfe „Innerer Aufzug"**: Siehe S. 2.
- Der „innere Aufzug" kann auch ohne Beckenkippe hochgefahren werden (d. h. ohne Mithilfe der Helfermuskulatur), dies ist jedoch sehr schwierig.
- Anfänglich muss bei dieser Übung nicht unbedingt auf die Atmung geachtet werden.
- Später soll „das Ei" während der Ausatmung nach innen, oben gezogen und bei der Einatmung soll „das Ei gelegt" werden.
  Ausatmen = Beckenboden **an**spannen
  Einatmen = Beckenboden **e**ntspannen
- Die **korrekte Atmung** erleichtert die Anspannung der inneren Beckenbodenschicht, da ein „luftleerer" Bauchraum keinen Druck auf den Beckenboden und die Bauchorgane ausübt!
- Die innere Beckenbodenschicht kann auch auf Schnelligkeit und Ausdauer (längeres Anhalten des Aufzugs) trainiert werden.
- Die Wahrnehmungsübung kann auch in jeder anderen Körperlage durchgeführt werden.

Übung 1.6: Fersenbetonte Fußstellung (Basisübung)

Übungszeit: 2 Minuten
Übungsziel: Beckenbodenwahrnehmung in Bezug auf verschiedene Fuß-stellungen

Ausgangsposition:
- Liegen in Rückenlage mit hüftbreit aufgestellten Beinen
- Die Fersen sind aufgestellt
- Die Hände liegen auf dem Bauchraum

Übungsablauf während der Einatmung:
- Tief durch die Nase einatmen
- Harn- und Afterschließmuskel entspannen

Wahrnehmung:
- Lungenvolumen vergrößert sich
- Zwerchfell schiebt sich in Richtung Bauchraum
- Bauchdecke hebt sich
- Bauchorgane „rutschen" in Richtung Beckenboden
- Kleines Becken kippt nach unten (Steißbein zeigt Richtung Unterlage)
- Hohlkreuzhaltung entsteht

Übungsablauf während der Ausatmung:
- Tief durch den leicht geöffneten Mund ausatmen
- After- und Harnröhrenschließmuskel nacheinander aktivieren

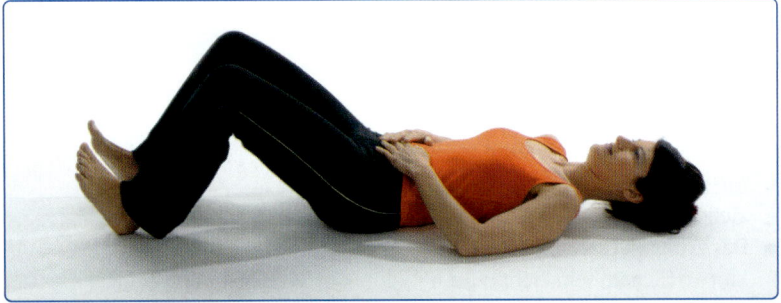

Wahrnehmung:
- Lungenvolumen verkleinert sich
- Zwerchfell schiebt sich in Richtung Lunge
- Bauchdecke senkt sich
- Bauchorgane bewegen sich in Richtung Lungenraum
- Druckentlastung des Beckenbodens
- Kleines Becken kippt nach oben (Schambein zieht zum Kinn)
- Unterer Rücken streckt sich

Anmerkungen für die Kursleiterin:
- Die Fußstellungen haben eine starke Auswirkung auf den Beckenboden. Sie können in vielen Ausgangspositionen in fast alle Übungen einbezogen werden.
- Bei einer **fersen**betonten Fußstellung ist die Anspannung des **After**schließ-muskels deutlich leichter durchzuführen!

Übung 1.7: Zehenspitzenbetonte Fußstellung (Basisübung)

Übungszeit: 2 Minuten
Übungsziel: Beckenbodenwahrnehmung in Bezug auf verschiedene Fußstellungen

Ausgangsposition:

- Liegen in Rückenlage mit hüftbreit aufgestellten Beinen
- Die Zehen oder Ballen sind aufgestellt
- Die Hände liegen auf dem Bauchraum

Übungsablauf während der Einatmung:

- Tief durch die Nase einatmen
- Harn- und Afterschließmuskel entspannen

Wahrnehmung:

- Lungenvolumen vergrößert sich
- Zwerchfell schiebt sich in Richtung Bauchraum
- Bauchdecke hebt sich
- Bauchorgane „rutschen" in Richtung Beckenboden
- Kleines Becken kippt nach unten (Steißbein zeigt Richtung Unterlage)
- Hohlkreuzhaltung entsteht

Übungsablauf während der Ausatmung:

- Tief durch den leicht geöffneten Mund ausatmen
- After- und Harnröhrenschließmuskel nacheinander aktivieren

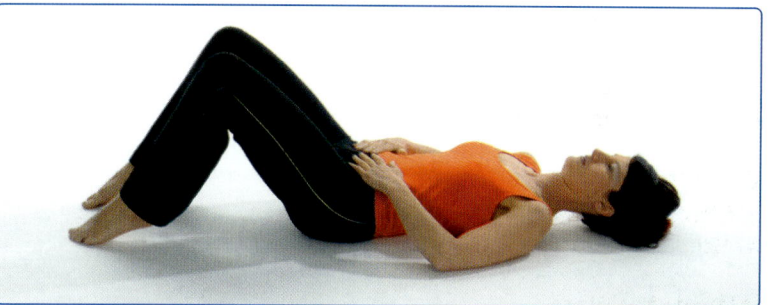

Wahrnehmung:

- Lungenvolumen verkleinert sich
- Zwerchfell schiebt sich in Richtung Lunge
- Bauchdecke senkt sich
- Bauchorgane bewegen sich in Richtung Lungenraum
- Druckentlastung des Beckenbodens
- Kleines Becken kippt nach oben (Schambein zieht zum Kinn)
- Unterer Rücken streckt sich

Anmerkungen für die Kursleiterin:

- Bei einer **zehen**spitzenbetonten Fußstellung ist die Anspannung des **Harn**röhrenschließmuskels deutlich leichter durchzuführen!

1. Übungseinheit

Erlernen der wichtigsten Ausgangsstellungen für Beckenbodenübungen

Anmerkungen für die Kursleiterin:
Trainieren der Bauchmuskulatur:
- Die enorme Beanspruchung und Überdehnung der Bauchmuskulatur nach einer Schwangerschaft und Geburt sowie eine verkürzte und überbelastete Rückenmuskulatur erfordern eine gezielte Kräftigung der Bauchmuskulatur in enger Verbindung mit den Muskelschichten des Beckenbodens.
- Durch die Hormonumstellung des Körpers während der Schwangerschaft und Stillzeit sind das Bindegewebe und die Muskulatur elastisch und weich. Demzufolge stellen sich bei der Rückbildungsgymnastik **anfangs nur geringe Erfolge** ein. Der Wirkungsgrad der Übungen wird mit der zunehmenden Hormonumstellung nach der Geburt größer.
- Übungen zur Kräftigung der **schrägen Bauchmuskulatur** unterstützen die Rückbildung einer Rektusdiastase. Sie sollten deshalb unbedingt in die Rückbildungsgymnastik einbezogen werden.

Atmung:
- Bei der **Anspannung** der Bauchmuskulatur sollte die **Ausatmung** erfolgen, damit sich keine Luft mehr im Bauchraum befindet. (Kontrolle: Wenn sich doch noch Luft im Bauchraum befindet, hebt sich die Bauchdecke zu Beginn der Übung ein wenig an.)
- Während der Ausatmungs- bzw. **Anspannungsphase** bleiben Mund und Kehlkopf leicht geöffnet, da sich sonst der Druck auf den Bauch- und Beckenbodenbereich auswirkt!

Vorsicht:
- Keine zu starke Beanspruchung der Bauchmuskulatur bei Kursteilnehmerinnen mit **Sectio caesarea** (starke Beanspruchung der Narbe) sowie bei Frauen mit **Problemen im LWS-Bereich**. Bei diesen Risiko-Kursteilnehmerinnen ist ein Abkippen des Beckens möglich, da die Bauchmuskulatur sowie der Beckenboden meist zu schwach sind!
- Ausschließlich konsequente Anspannung aus dem unteren Bauch und Beckenboden!

Kontrolle:
- Bei allen Übungen, bei welchen **Extremitäten** eingesetzt oder der **Kopf** mit dem Oberkörper **angehoben** wird, muss die Teilnehmerin die entsprechende Beckenbodenanspannung halten. D. h., das Becken darf nicht seitlich abkippen (Becken bleibt gerade), es darf kein Hohlkreuz entstehen oder mit der Arm- oder Schulterpartie mitgearbeitet werden.
- Zur **Eigenkontrolle der Teilnehmerin** können die Fingerspitzen auf die Darmbeinschaufeln gelegt werden, um ein Abkippen des Beckens zu bemerken.

Übung 1.8: Ausgangsstellung Rückenlage (Basisübung)

Übungszeit: 2 Minuten

Übungsziele:

- Wahrnehmung des Zusammenspiels zwischen Beckenboden und Bauchmuskulatur
- Angespannte und entspannte Ausgangsstellung Rückenlage erlernen
- Wahrnehmung und Kräftigung der Beckenbodenschichten bei An- und Entspannung
- Wahrnehmung und Kräftigung der Bauch-, Rücken- und Gesäßmuskulatur

Ausgangsposition:

- Liegen in Rückenlage mit hüftbreit aufgestellten Beinen
- Die Hände liegen neben dem Körper oder auf dem Bauch
- Ein unter das Becken gelegtes Kissen entlastet den Beckenboden und die Bauchorgane.

Übungsablauf während der Einatmung

(= entspannte Ausgangsstellung)

- Tief durch die Nase einatmen
- Das kleine Becken zur Unterlage kippen (Steißbein zeigt in Richtung Unterlage)

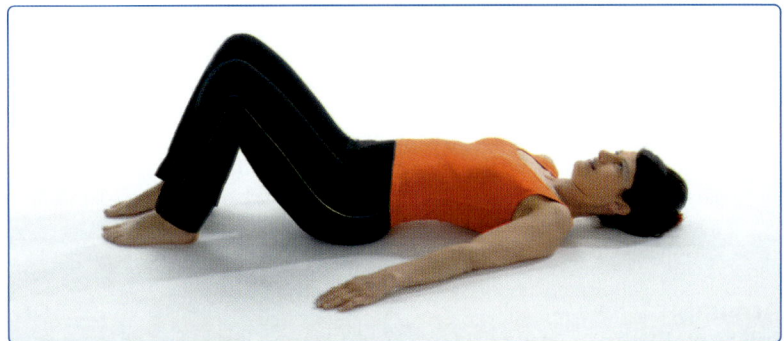

Wahrnehmung:

- Lungenvolumen vergrößert sich
- Bauchdecke hebt und entspannt sich
- Bauchorgane „rutschen" in Richtung Beckenboden
- Hohlkreuzhaltung entsteht
- Alle Beckenbodenschichten sind entspannt

Übungsablauf während der Ausatmung

(= angespannte Ausgangsstellung)

- Durch den leicht geöffneten Mund ausatmen
- Zuerst die Schließmuskeln aktivieren
- Die Sitzbeinhöcker zueinander ziehen
- Dabei das große Becken zur Unterlage kippen (Schambein zieht in Richtung Kinn)
- Zuletzt den „inneren Aufzug" nach innen, oben ziehen

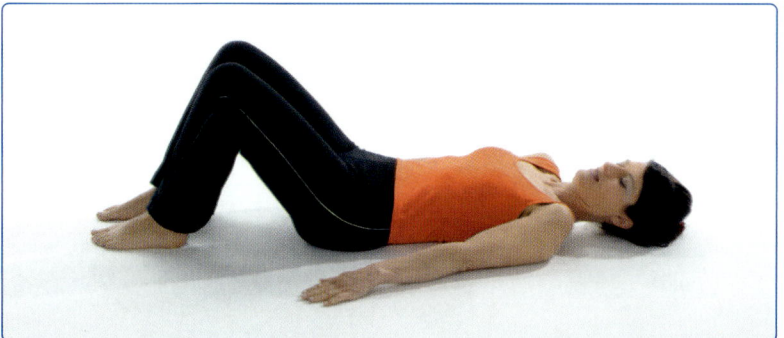

Wahrnehmung:

- Lungenvolumen verkleinert sich
- Bauchdecke senkt sich und Unterbauch aktiviert sich
- Unterer Rücken streckt sich
- Alle Beckenbodenschichten sind angespannt

Anmerkungen für die Kursleiterin:

- Diese Übung entspricht der „Beckenschaukel" in Rückenlage.

Diese Ausgangsstellung ist gut geeignet
- für einfache Beckenbodenübungen ohne Druckbelastung der Bauchorgane (keine Einwirkung der Schwerkraft)
- als Ausgangslage zum Trainieren der Bauchmuskulatur
- als Ausgangslage für Entlastungsübungen in Schulter-Fuß-Lage

Übung 1.9: Beckenschaukel mit Anheben einer Ferse

Übungszeit: 3 Minuten (abwechselnd rechte und linke Ferse)

Übungsziele:
- Halten der Beckenbodenspannung während des Anhebens der Ferse
- Wahrnehmung und Kräftigung der unteren, **schrägen** Bauchmuskulatur (M. obliquus abdominis)

Ausgangsposition:
- Liegen in Rückenlage mit hüftbreit aufgestellten Beinen
- Die Hände liegen neben dem Körper oder auf dem unteren Bauchraum
- Zur besseren Wahrnehmung der Beckenstabilität können die Finger auf die Darmbeinschaufeln gelegt werden

Übungsablauf während der Einatmung:
- Tief durch die Nase einatmen
- Das kleine Becken zur Unterlage kippen (Steißbein zeigt in Richtung Unterlage)

Wahrnehmung:
- Lungenvolumen vergrößert sich
- Bauchdecke hebt und entspannt sich
- Bauchorgane „rutschen" in Richtung Beckenboden („Ei legen")
- Hohlkreuzhaltung entsteht
- Alle Beckenbodenschichten sind entspannt

Übungsablauf während der Ausatmung:
- Durch den leicht geöffneten Mund ausatmen
- Zuerst die Schließmuskeln aktivieren
- Die Sitzbeinhöcker zueinander ziehen
- Dabei das große Becken zur Unterlage kippen (Schambein zieht zum Kinn)
- Zuletzt den „inneren Aufzug" nach innen, oben ziehen („Ei halten")
- Eine Ferse von der Unterlage anheben (Fußballen bleibt auf der Unterlage)

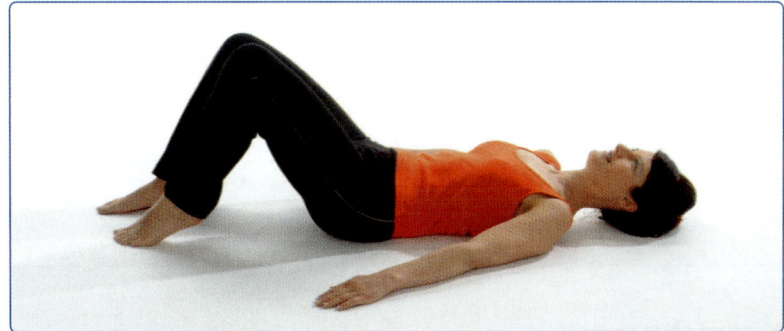

Wahrnehmung:
- Lungenvolumen verkleinert sich
- Bauchdecke senkt sich und der Unterbauch ist angespannt
- Unterer Rücken streckt sich
- Alle Beckenbodenschichten sind angespannt – kein seitliches Kippen des Beckens!
- Untere schräge Bauchmuskulatur spannt sich an

Übung 1.10: Beckenschaukel mit Anheben der Ferse und des Kopfes

Anmerkungen für die Kursleiterin:
- Das Anheben eines Beines ist nur bei einem sehr guten Beckenbodengrundtonus und funktionsfähiger unterer schräger Bauchmuskulatur möglich.
- **Kontrolle:** Wenn dies nicht der Fall ist, kann die Frau die Beckenbodenspannung nicht halten. Sie fällt in eine Hohlkreuzhaltung und die untere Bauchdecke wölbt sich vor (Druckbelastung).
- Kursteilnehmerinnen mit **Zustand nach Sectio** können bei dieser Übung eine eingeschränkte Beckenbodenanspannung aufweisen.

Übungszeit: 3 Minuten, abwechselnd rechtes und linkes Bein
Übungsziele:
- Halten der Beckenbodenspannung während der gesamten Übung
- Kräftigung der gesamten schrägen Bauchmuskulatur

Übungsablauf während der Ausatmung:
- Durch den leicht geöffneten Mund ausatmen
- Zuerst die Schließmuskeln aktivieren
- Die Sitzbeinhöcker zueinander ziehen
- Dabei das große Becken zur Unterlage kippen (Schambein zieht zum Kinn)
- Zuletzt den „inneren Aufzug" nach innen, oben ziehen („Ei halten")
- Eine Ferse (oder ein angewinkeltes Bein) von der Unterlage anheben

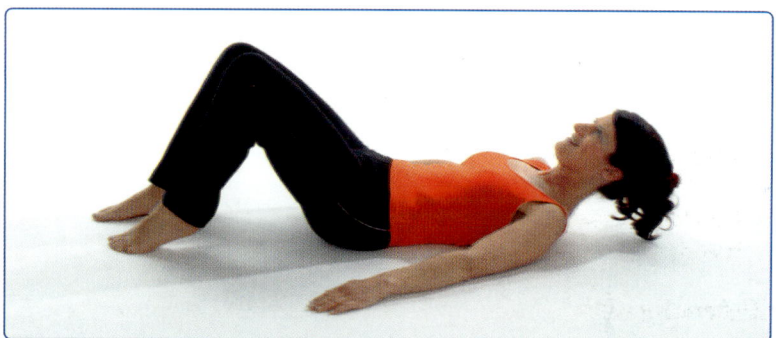

Bei der nächsten Ausatmung:
- Zusätzlich den zur Seite gedrehten Kopf von der Unterlage anheben. Dabei mit den Armen keinen Druck auf den Boden ausüben.

Wahrnehmung:
- Lungenvolumen verkleinert sich
- Bauchdecke spannt sich an
- Unterer Rücken streckt sich
- Alle Beckenbodenschichten sind angespannt
- Starke Anspannung in der unteren schrägen Bauchmuskulatur

1. Übungseinheit

Übung 1.11: Beckenschaukel mit seitlichem Anheben des Kopfes

Übungszeit: 2 Minuten
Übungsziele:
- Halten der Beckenbodenspannung beim Anheben des Kopfes
- Kräftigung der oberen schrägen Bauchmuskulatur

Übungsablauf während der Einatmung:
- Tief durch die Nase einatmen
- Das kleine Becken zur Unterlage kippen (Steißbein zeigt in Richtung Unterlage)

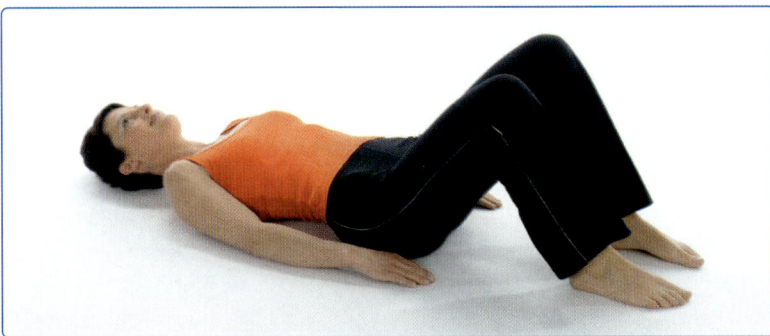

Wahrnehmung:
- Lungenvolumen vergrößert sich
- Bauchdecke hebt und entspannt sich
- Bauchorgane „rutschen" in Richtung Beckenboden („Ei legen")
- Hohlkreuzhaltung entsteht
- Alle Beckenbodenschichten sind entspannt

Übungsablauf während der Ausatmung:

- Durch den leicht geöffneten Mund ausatmen
- Zuerst die Schließmuskeln aktivieren
- Die Sitzbeinhöcker zueinander ziehen
- Dabei das große Becken zur Unterlage kippen (Schambein zieht zum Kinn)
- Zuletzt den „inneren Aufzug" nach innen, oben ziehen („Ei halten")
- Den Kopf zur Seite drehen und ein wenig von der Unterlage anheben (evtl. dabei die Beckenbodenspannung nachaktivieren)

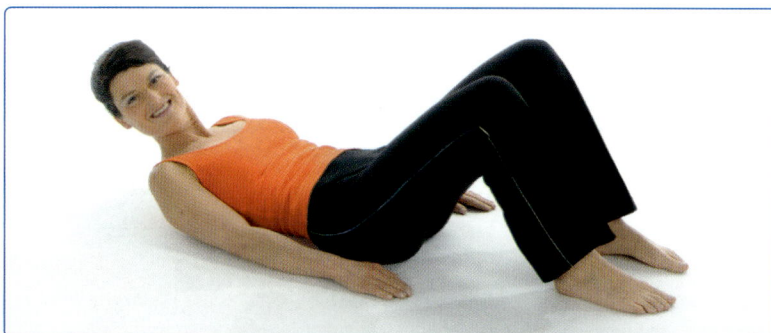

Wahrnehmung:

- Lungenvolumen verkleinert sich
- Bauchdecke spannt sich an
- Unterer Rücken streckt sich
- Obere schräge Bauchmuskulatur aktiviert sich

Anmerkungen für die Kursleiterin:

- Das Anheben des Kopfes sollte nur erfolgen, wenn dabei die Spannung der Beckenboden- und Bauchmuskulatur gehalten werden kann!
- **Kontrolle**: Wenn dies nicht der Fall ist, kann die Frau die Beckenbodenspannung nicht halten. Sie fällt in eine Hohlkreuzhaltung und die untere Bauchdecke wölbt sich vor (Druckbelastung).
- Diese Übung wirkt einer Rektusdiastase entgegen.

Übungsvariante: Beckenschaukel mit Anheben des Kopfes

Übungszeit: 2 Minuten
Übungsziel: Wahrnehmen des Zusammenspiels zwischen Beckenboden und HWS

Übungsablauf während der Ausatmung:

- Mit der gesamten Beckenbodenanspannung den Kopf mit dem Unterarm ein wenig von der Unterlage anheben

Wahrnehmung:

- Kopf und Arm können mit geringer Anstrengung gehalten werden
- Körperspannung bleibt bestehen
- Beim abrupten Lösen der Beckenbodenanspannung wird der Kopf mit Arm schwer und die Taille senkt sich ab! Die Körperstabilität verschwindet.

Übung 1.12: Beckenschaukel mit Anheben eines Beines

Anmerkungen für die Kursleiterin:
- **Wichtig:** Das Anheben eines Beines ist nur bei einem sehr guten Beckenbodengrundtonus und funktionsfähiger, unterer, schräger Bauchmuskulatur möglich.
- **Kontrolle:** kein Abkippen des Beckens
- Kursteilnehmerinnen mit **Zustand nach Sectio** können bei dieser Übung eine eingeschränkte Beckenbodenanspannung haben.

Übungszeit: 2 Minuten, abwechselnd rechtes und linkes Bein

Übungsziele:
- Halten der Beckenbodenspannung während des Anhebens des Beines
- Kräftigung der unteren, schrägen Bauchmuskulatur

Übungsablauf während der Ausatmung:
- Durch den leicht geöffneten Mund ausatmen
- Zuerst die Schließmuskeln aktivieren
- Die Sitzbeinhöcker zueinander ziehen
- Dabei das große Becken zur Unterlage kippen (Schambein zieht zum Kinn)
- Den „inneren Aufzug" nach innen, oben ziehen („Ei halten")
- Zuletzt das angewinkelte Bein von der Unterlage anheben

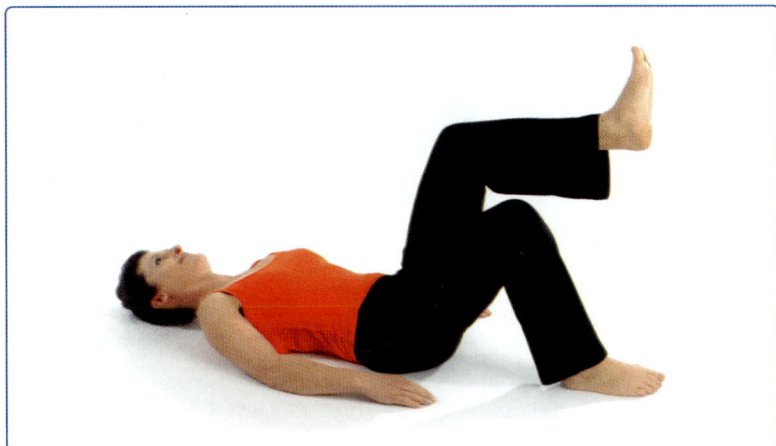

Wahrnehmung:
- Lungenvolumen verkleinert sich
- Bauchdecke spannt sich an
- Unterer Rücken streckt sich
- Beckenbodenschichten sind angespannt
- Anspannung in der unteren, schrägen Bauchmuskulatur

Übung 1.13: „Reck und streck dich" (Basisübung)

Anmerkungen für die Kursleiterin:
- Nach einer starken Beanspruchung der Beckenbodenmuskulatur reagiert der Körper oftmals mit Gähnen. Dies ist eine Reaktion der Reflexzone der inneren Beckenbodenschicht – das Kiefergelenk lockert sich!
- Kursteilnehmerinnen mit **Bandscheibenproblemen** im LWS- Bereich dürfen während der Dehnungsphase nicht in ein zu starkes Hohlkreuz ziehen (Druck auf die Bandscheiben)!
- Kursteilnehmerinnen mit einer noch nicht gut verheilten **Sectionarbe** sollten eine zu starke Bauchdehnung vermeiden!

Übungszeit: 2 Minuten
Übungsziele:
- Entspannung des Beckenbodens
- Entspannung und Dehnung der **geraden** Bauchmuskulatur

Ausgangsposition:
- Ausgestreckte Rückenlage
- Die Arme liegen hinter dem Kopf

Übungsablauf während der Ein- und Ausatmung:
- Recken und Strecken bis in die Zehen- und Fingerspitzen

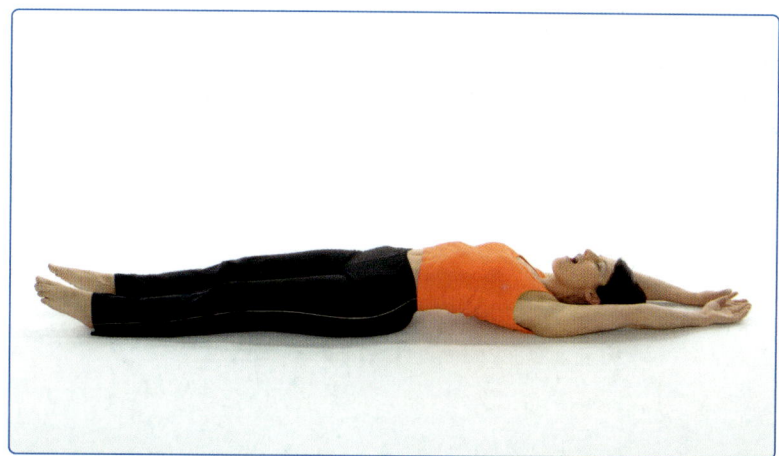

Wahrnehmung:
- Dehnung der Bauchdecke
- Dehnung der Arm- und Beinmuskulatur

Übung 1.14: Seitliches Dehnen (Basisübung)

Übungszeit: 2 Minuten

Übungsziele:

- Entspannung des Beckenbodens
- Entspannung und Dehnung der **schrägen** Bauch- und Rumpfmuskulatur

Ausgangsposition:

- Liegen in Rückenlage mit hüftbreit aufgestellten Beinen
- Die Hände liegen neben dem Körper oder auf dem unteren Bauchraum

Übungsablauf während der Einatmung:

- Tief durch die Nase einatmen
- Das kleine Becken zur Unterlage kippen (Steißbein zeigt in Richtung Unterlage)

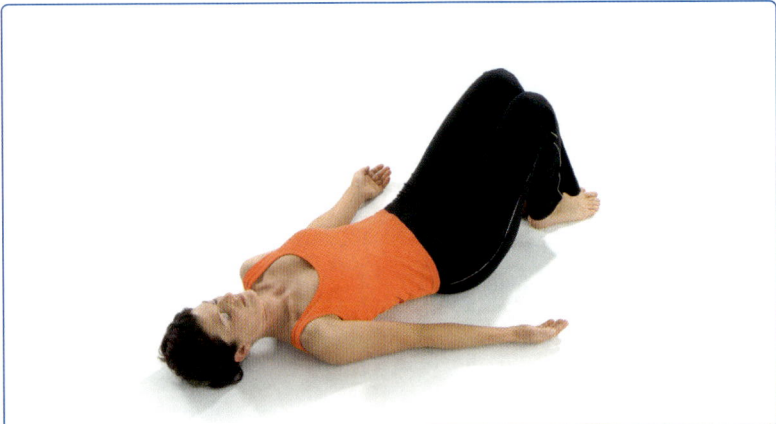

Wahrnehmung:

- Lungenvolumen vergrößert sich
- Bauchdecke hebt und entspannt sich
- Bauchorgane „rutschen" in Richtung Beckenboden („Ei legen")
- Hohlkreuzhaltung entsteht
- Alle Beckenbodenschichten sind entspannt

Übungsablauf während der Ausatmung:

- Durch den leicht geöffneten Mund ausatmen
- Zuerst die Schließmuskeln aktivieren
- Die Sitzbeinhöcker zueinander ziehen
- Dabei das große Becken zur Unterlage kippen (Schambein zieht zum Kinn)
- Zuletzt den „inneren Aufzug" nach innen, oben ziehen („Ei halten")
- Beide angewinkelten Beine mit der dafür nötigen Beckenbodenspannung seitlich ablegen
- Danach die Anspannung lösen
- Gleichzeitig den Kopf zur gegenüberliegenden Seite drehen, die Schultern bleiben fest auf der Unterlage liegen

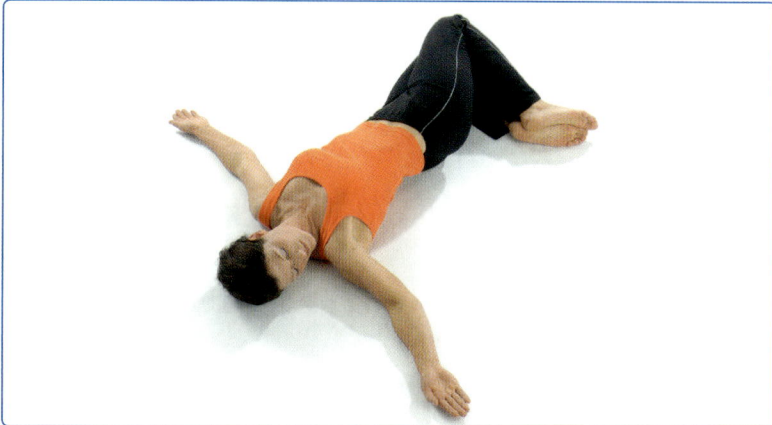

Wahrnehmung:

- Lungenvolumen verkleinert sich
- Kleines Becken kippt nach oben (Steißbein zieht zum Kinn)
- Bauchdecke senkt sich und Unterbauch spannt sich an
- Unterer Rücken streckt sich
- Alle Beckenbodenschichten sind angespannt
- Kopf und Knie zeigen in entgegengesetzte Richtungen

Anmerkungen für die Kursleiterin:

- Die Beckenbodenanspannung sollte so lange gehalten werden, bis die Beine vollständig auf der Unterlage liegen. Erst dann die innere Anspannung lösen und die Dehnung durch die verdrehte Körperhaltung wahrnehmen.

Achtung:

- Kursteilnehmerin mit **Bandscheibenproblemen** im LWS- Bereich dürfen während der Dehnungsphase nicht in ein zu starkes Hohlkreuz ziehen (Druck auf die Bandscheiben)!
- Kursteilnehmerinnen mit einer noch schmerzenden **Sectionarbe** sollten eine zu starke Bauchdehnung vermeiden!

1. Übungseinheit

Übung 1.15: Ausgangsstellung Schulter-Fuß-Lage (Basisübung)

Anmerkungen für die Kursleiterin:

- Diese Übung entspricht der „Beckenschaukel" in Schulter-Fuß-Lage.
- Die enorme Beanspruchung und Überdehnung der Bauchmuskulatur nach einer Schwangerschaft und Geburt sowie eine verkürzte und überlastete Rückenmuskulatur (Hohlkreuzhaltung) bringt meist eine **Dehnung der Gesäßmuskulatur** und eine **Verkürzung des Hüftbeugers** mit sich. Dies erfordert eine gezielte Kräftigung der Bauchmuskulatur in enger Verbindung mit den Muskelschichten des Beckenbodens.
- **Übungen zur Kräftigung der Gesäßmuskulatur** bewirken eine Dehnung des Hüftbeugers und eine Anspannung der Beckenbodenmuskulatur. Gerade ein wichtiger Helfermuskel wie der M. piriformis setzt am Rollhügel des Oberschenkelhalses an und stabilisiert so die Beine. Der M. obturatorius internus sowie der Steißbeinmuskel (M. coccygeus) beteiligen sich ebenfalls an der Stabilisierung des Beckens.
- Bei der Anspannung der Gesäßmuskulatur sollte die **Ausatmung** erfolgen. Während der Ausatmungs- bzw. Anspannungsphase bleibt der Mund leicht geöffnet, da sich sonst jeglicher Druck auf den Bauch- und Beckenbodenbereich auswirkt!
- **Vorsicht:** Eine zu starke Beanspruchung der Gesäßmuskulatur kann Druck auf den Ischiasnerv ausüben. Kursteilnehmerinnen mit **Ischiasbeschwerden** sollten diese Übung deshalb nur bedingt durchführen!
- **Kontrolle:** Die Beckenbodenmuskulatur ist stark genug für die Gesäßmuskelübungen, wenn das Becken gerade gehalten werden kann (kein Abkippen).

Übungszeit: 2 Minuten

Übungsziele:

- Entspannung und Entlastung des Beckenbodens
- Wahrnehmung und Kräftigung der Gesäß- und Oberschenkelmuskulatur

Ausgangsposition:

- Ausgangsstellung Rückenlage
- Liegen in Rückenlage mit hüftbreit aufgestellten Beinen
- Die Arme liegen neben dem Körper oder die Finger liegen auf der Darmbeinschaufel

Übungsablauf während der Einatmung:

- Tief durch die Nase einatmen
- Das kleine Becken zur Unterlage kippen (Steißbein zeigt in Richtung Unterlage)

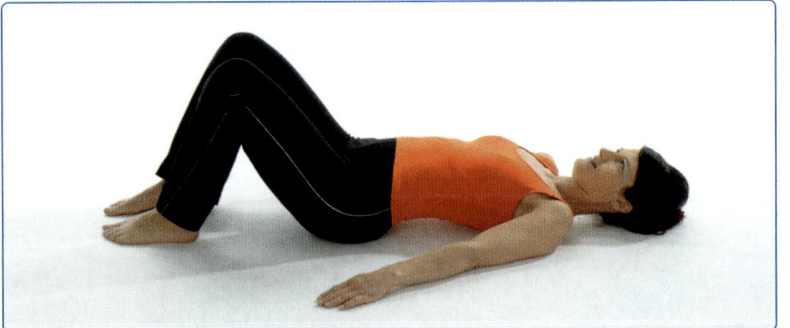

Wahrnehmung:

- Lungenvolumen vergrößert sich
- Bauchdecke hebt und entspannt sich
- Bauchorgane „rutschen" in Richtung Beckenboden („Ei legen")
- Hohlkreuzhaltung entsteht
- Alle Beckenbodenschichten sind entspannt

Übungsablauf während der Ausatmung:

- Durch den leicht geöffneten Mund ausatmen
- Zuerst die Schließmuskeln aktivieren
- Die Sitzbeinhöcker zueinander ziehen
- Dabei das große Becken zur Unterlage kippen (Schambein zieht Richtung Kinn)
- Zuletzt den „inneren Aufzug" nach innen, oben ziehen („Ei halten")
- Dabei das Becken mit der Lendenwirbelsäule langsam von der Unterlage anheben
- Die auf die Fingerspitzen aufgestellten Hände dienen als „Handbrücke" zum „Halten" des Körpergewichts

Anmerkungen für die Kursleiterin:

- Diese Ausgangsstellung ist eine **Entlastungsübung** für den Beckenboden und eine geeignete Ausgangslage zum Trainieren der Gesäßmuskulatur.
- Bei der Schulter-Fuß-Lage ist das Becken im Vergleich zur Rückenlage stärker von der Unterlage abgehoben (s. Ausatmungsphase). Dadurch entsteht weniger Druck auf den Beckenboden und die Bauchorgane.
- Für Frauen, die eine **Beckenbodensenkung** haben, oder nach schweren Belastungen des Beckenbodens (z. B. vaginal-operative Geburten oder schwere körperliche Belastung) ist diese Ausgangslage besonders geeignet. Diese Frauen sollten die Übung mehrmals täglich jeweils 20-mal durchführen
- Auch ein unter das Becken gelegtes Kissen entlastet den Beckenboden und die Bauchorgane.

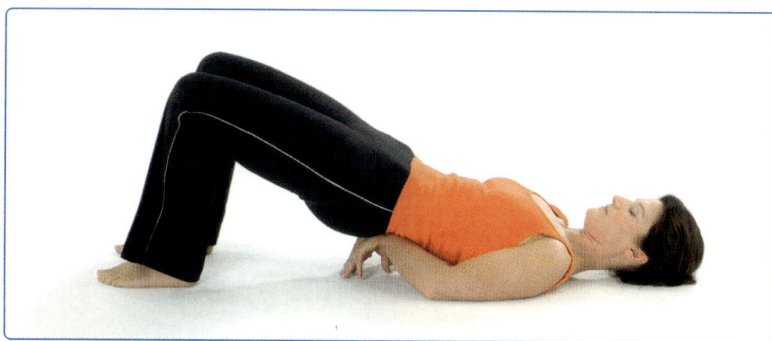

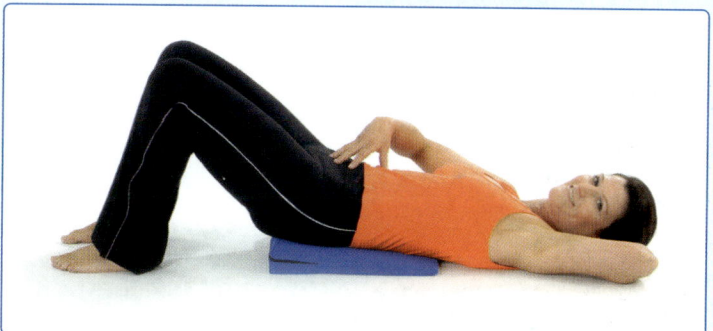

Wahrnehmung:

- Lungenvolumen verkleinert sich
- Bauchdecke senkt sich und der Unterbauch spannt sich an
- Unterer Rücken streckt sich
- Alle Beckenbodenschichten sind angespannt
- Knie, Beckenkamm und Brustbein bilden eine Ebene

- Die Hände können auf die Darmbeinschaufeln gelegt werden, um ein Abkippen des Beckens zu bemerken (= Verlust der Beckenbodenspannung).

Übung 1.16: Schulter-Fuß-Lage mit Einbeziehen der Fußstellungen

Übungszeit: 2 Minuten

Übungsziele:
- Entspannung und Entlastung des Beckenbodens
- Kräftigung des Harnröhrenschließmuskels

Ausgangsposition:
- Schulter-Fuß-Lage mit zehenspitzenbetonter Fußstellung

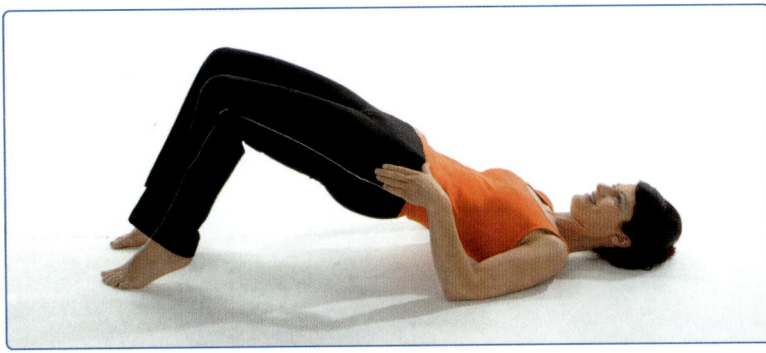

Übungsablauf:
- Abwechselnd den Ringmuskel an- und entspannen
- Wahrnehmen der Auswirkung der zehenspitzenbetonten Fußstellung auf den Harnröhrenschließmuskel

Anmerkungen für die Kursleiterin:
- Diese Übung ist eine Entlastungübung für Beckenboden und Blase! Sie ist auch für Frauen mit **Belastungsinkontinenz** geeignet!

Übungszeit: 2 Minuten

Übungsziele:
- Entlastung und Entspannung des Beckenbodens
- Kräftigung des Afterschließmuskels

Ausgangsposition:
- Schulter-Fuß-Lage mit fersenbetonter Fußstellung

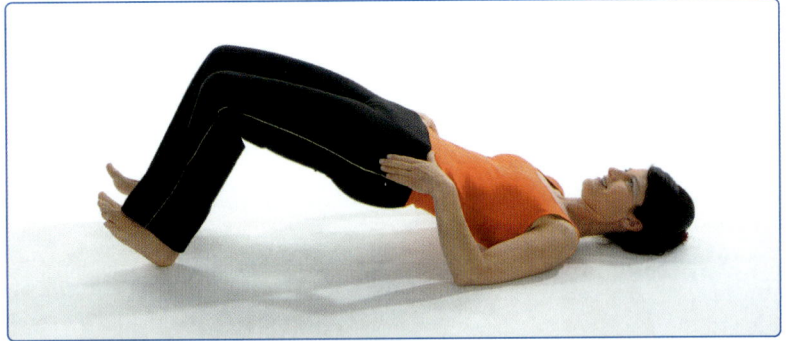

Übungsablauf:
- Abwechselnd den Afterschließmuskel an- und entspannen
- Wahrnehmen der Auswirkung der fersenbetonten Fußstellung auf den Afterschließmuskel

Übung 1.17: „Der Igel"

Übungszeit: 2 Minuten
Übungsziel: Entspannung und Dehnung der Gesäß- und Rückenmuskulatur

Ausgangsposition:
- Entspannter Fersensitz
- Die Arme hängen locker neben dem Oberkörper

Übungsablauf während der Einatmung:
- Entspanntes Sitzen im Fersensitz

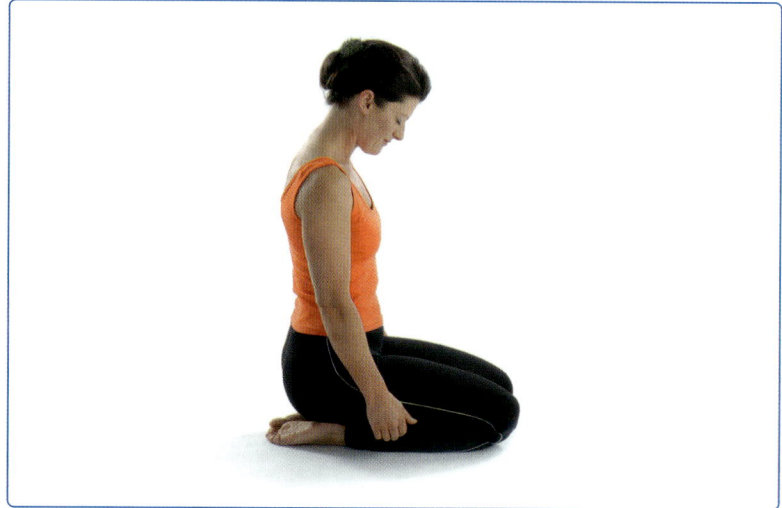

Übungsablauf während der Ausatmung:
- Den Oberkörper langsam nach vorne beugen
- Die Stirn bewegt sich in Richtung Unterlage
- Die Arme hinter dem Gesäß ablegen
- In dieser Position ca. 20–30 Sekunden verharren, tief Ein- und Ausatmen und die Dehnung wahrnehmen.

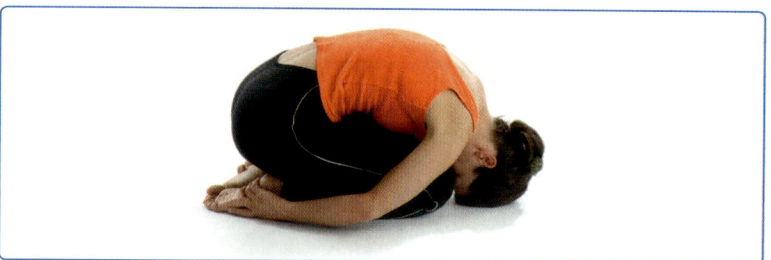

Wahrnehmung:
- Dehnung der Gesäßmuskulatur
- Dehnung der Rückenmuskulatur

Anmerkungen für die Kursleiterin:
- Diese Entspannungsübung wird von den Kursteilnehmerinnen nach den relativ anstrengenden Übungen in Schulter-Fuß-Lage als besonders angenehm empfunden.
- Die Frau sollte bei dieser Übung mit dem Gesäß Kontakt zu den Fersen haben.
- Vorsicht bei Kursteilnehmerinnen mit **Knieproblemen** oder **Harninkontinenz.** Sie sollten diese Übung nur ansatzweise mitmachen (weil dabei Druck auf Bauchraum, Beckenboden und Kniegelenke entsteht.)

Übung 1.18: Ausgangsstellung Vierfüßlerstand (Basisübung)

Anmerkungen für die Kursleiterin
- Diese Übung entspricht der „Beckenschaukel" im Vierfüßlerstand.

Diese Ausgangsstellung ist eine Entlastungsübung und gut geeignet
- für einfache Beckenbodenübungen ohne Druckbelastung der Bauchorgane (z. B. Beckenschaukel)
- zum Trainieren der gesamten Bauchmuskulatur ohne Beanspruchung der Nackenmuskulatur
- als Ausgangslage zum Trainieren der Gesäßmuskulatur
- als Ausgangslage für Entlastungsübungen

Übungszeit: 2 Minuten

Übungsziele:
- Wahrnehmung des Zusammenspiels zwischen Beckenboden und Gesäßmuskulatur
- An- und Entspannung des Beckenbodens
- Kräftigung und Dehnung der Bauch-, Rücken, Gesäß- und Hüftmuskulatur

Ausgangsposition:
- Die Knie befinden sich unter der Hüfte
- Die Hände befinden sich unter den Schultern

Übungsablauf während der Einatmung:
- Tief durch die Nase einatmen
- Das große Becken kippt nach unten (Steißbein zeigt nach hinten)

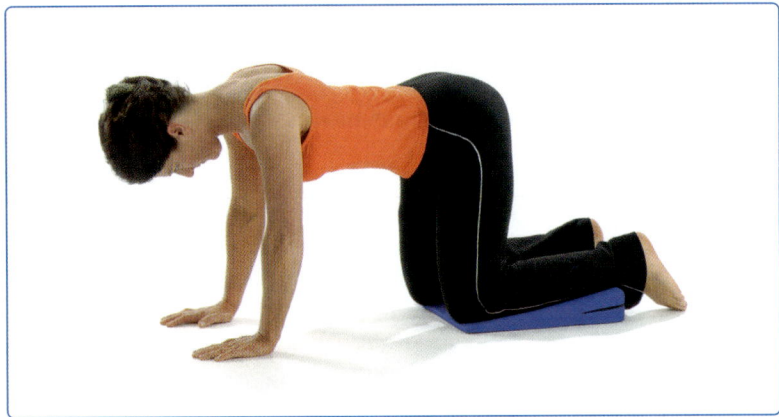

Wahrnehmung:
- Alle Bauchorgane „rutschen" Richtung Beckenboden
- Hohlkreuzhaltung entsteht
- Alle Beckenbodenschichten sind entspannt

Übungsablauf während der Ausatmung:

- Durch den leicht geöffneten Mund ausatmen
- Zuerst die Schließmuskeln aktivieren
- Die Sitzbeinhöcker zueinander ziehen
- Dabei das große Becken nach oben kippen (Schambein zieht zum Kinn)
- Zuletzt den „inneren Aufzug" nach innen, oben ziehen („Ei halten")

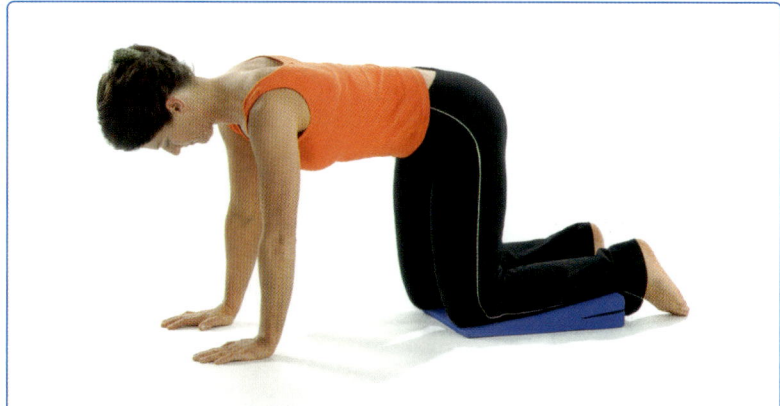

Wahrnehmung:

- Lungenvolumen verkleinert sich
- Unterer Rücken streckt sich
- Bauchdecke spannt sich an
- Unterer Rücken streckt sich
- Alle Beckenbodenschichten sind angespannt
- Kopf, Rücken und Gesäß bilden eine Ebene

1. Übungseinheit

Übung 1.19: „Die Katze"

Übungszeit: 2 Minuten

Übungsziele:

- An- und Entspannen des Beckenbodens
- Wahrnehmung und Kräftigung der Bauch-, Rücken, Gesäß- und Hüftbeugermuskulatur

Ausgangsposition:

- Vierfüßlerstand
- Die Knie befinden sich unter der Hüfte
- Die Hände befinden sich unter den Schultern

Übungsablauf während der Einatmung:

- Tief durch die Nase einatmen
- Das kleine Becken nach hinten kippen (Steißbein zeigt nach hinten, oben)

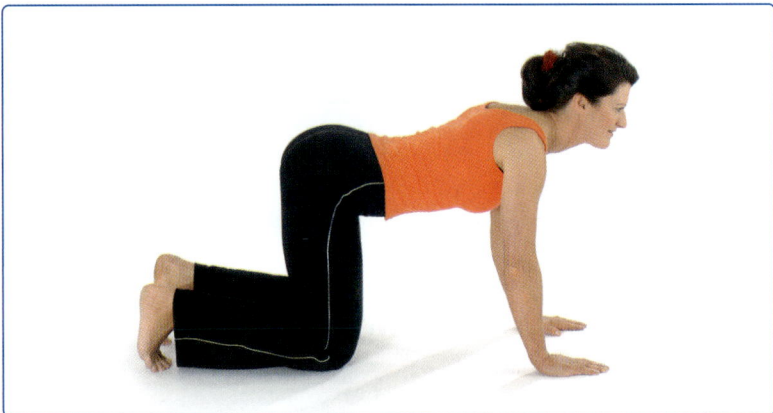

Wahrnehmung:

- Hohlkreuzhaltung entsteht
- Alle Beckenbodenschichten sind entspannt („Ei legen")

Übungsablauf während der Ausatmung:

- Durch den leicht geöffneten Mund ausatmen
- Zuerst die Schließmuskeln aktivieren
- Die Sitzbeinhöcker zueinander ziehen
- Dabei das große Becken nach oben kippen (Schambein zieht zum Kinn)
- Wirbel für Wirbel die Wirbelsäule nach oben drücken (Rundrücken machen)
- Das Kinn zur Brust ziehen
- Den „inneren Aufzug" während der Übung Stockwerk für Stockwerk nach innen, oben ziehen („Ei halten")

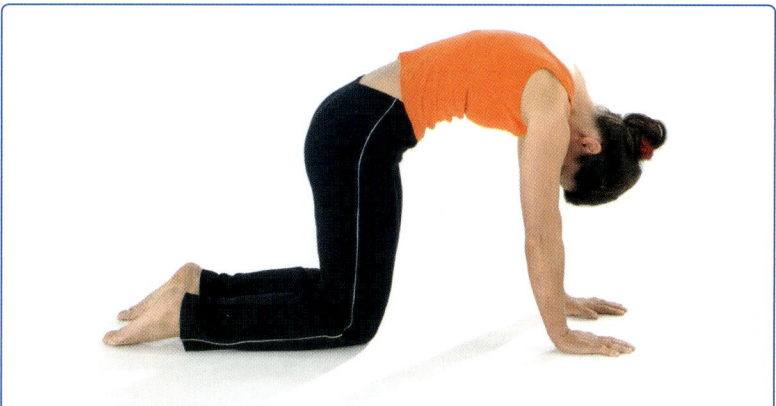

Wahrnehmung:

- Rücken krümmt sich
- Bauchmuskulatur zieht sich stark zusammen
- Kinn zeigt zum Schambein
- Alle Beckenbodenschichten sind angespannt

1. Übungseinheit

Übung 1.20: „Die Katze hebt ein Bein"

Übungszeit: 2 Minuten

Ausgangsposition:
- leicht angespannter Vierfüßlerstand

Übungsablauf während der Einatmung:
- Tief durch die Nase einatmen
- Das kleine Becken nach hinten kippen (Steißbein zeigt nach hinten, oben)

Übungsablauf während der Ausatmung:
- Durch den leicht geöffneten Mund ausatmen
- Die Schließmuskeln nachspannen
- Vor allem die Sitzbeinhöckerspannung zusammenhalten
- Dabei das Becken gerade halten!
- Der „innere Aufzug" hält der Anspannung stand („Ei halten")
- Bei festem Beckenboden und stabiler Körperhaltung kann nun ein Knie ein wenig von der Unterlage angehoben werden

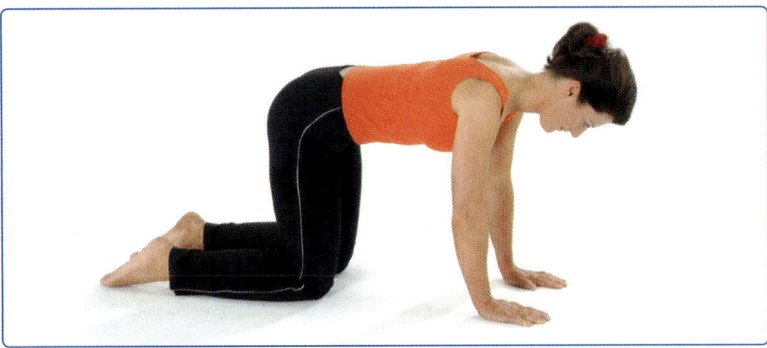

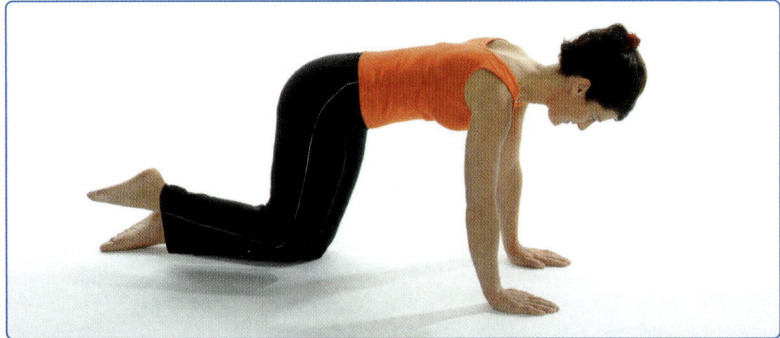

Wahrnehmung:
- Alle Beckenbodenschichten sind leicht aktiviert („Ei halten")
- Rücken ist gerade

Wahrnehmung:
- Unterer Rücken bleibt gerade
- Bauchdecke hält die Spannung
- Alle Beckenbodenschichten halten der Übung stand

Anmerkungen für die Kursleiterin:
- Diese Übung darf nur durchgeführt werden, wenn das Becken gerade und die erforderliche Beckenbodenspannung gehalten werden kann.

Übung 1.21: Vierfüßlerstand mit Einbeziehen der Fußstellungen

Ausgangsposition:
- Vierfüßlerstand mit fersenbetonter Fußstellung

Ausgangsposition:
- Vierfüßlerstand mit zehenspitzenbetonter Fußstellung

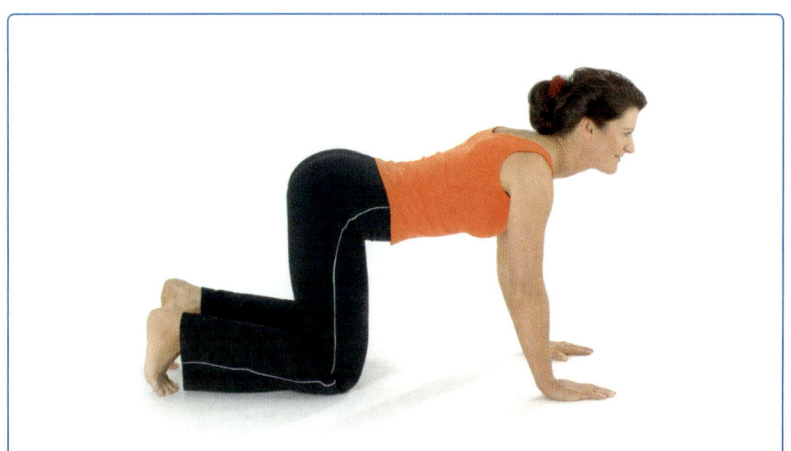

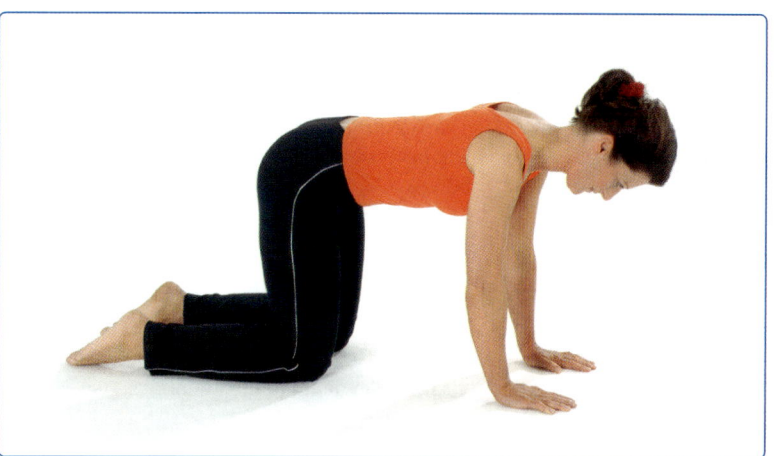

Anmerkung für die Kursleiterin:
- Bei einer **fersenbetonten** Fußstellung ist die Anspannung des **After**schließmuskels deutlich leichter durchzuführen!

Anmerkung für die Kursleiterin:
- Bei einer **zehenspitzenbetonten** Fußstellung ist die Anspannung des **Harnröhren**schließmuskels deutlich leichter!

1. Übungseinheit

Übung 1.22: Ausgangsstellung Knie-Ellenbogen-Lage (Basisübung)

Anmerkungen für die Kursleiterin:

- Diese Übung entspricht der „Beckenschaukel" in Knie-Ellenbogen-Lage.
- Durch die Verlagerung des Schwerpunktes wird der Beckenboden entlastet, da die Bauchorgane in Richtung Zwerchfell rutschen. Diese Entlastungsübung eignet sich vor allem für Kursteilnehmerinnen mit Problemen im hinteren Beckenbodenbereich (Hämorrhoiden, Darmsenkung)
- Bei einer Hohlkreuzhaltung kann jedoch ein Druck auf die Blase entstehen! Diese Übung ist deshalb **nicht bei Harninkontinenz** geeignet!
- Vorsicht auch bei **Bluthochdruck**.

Übungszeit: 2 Minuten
Übungsziel: Entspannung und Entlastungsübung des Beckenbodens

Ausgangsposition:

- Vierfüßlerstand, von dort wird das Gewicht auf die Ellenbogen verlagert
- Die Knie befinden sich unter dem Becken
- Die Ellenbogen befinden sich unter den Schultern
- Kopf, Schultern und Gesäß bilden eine Ebene
- Ein untergelegtes Kissen unterstützt die Entlastungsübung

Übungsablauf während der Einatmung:

- Tief durch die Nase einatmen
- Das kleine Becken nach hinten kippen (Steißbein zeigt nach hinten, oben)

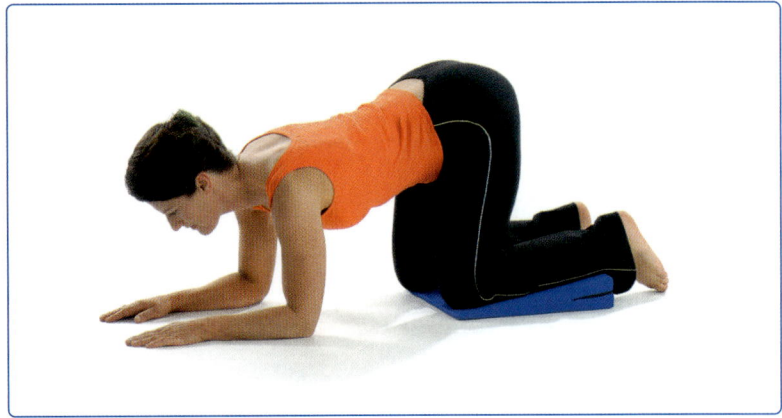

Wahrnehmung:

- Hohlkreuzhaltung entsteht
- Alle Beckenbodenschichten sind entspannt

Übungsablauf während der Ausatmung:

- Durch den leicht geöffneten Mund ausatmen
- Zuerst die Schließmuskeln aktivieren
- Die Sitzbeinhöcker zueinander ziehen
- Dabei das große Becken nach oben kippen (Schambein zieht zum Kinn)
- Zuletzt den „inneren Aufzug" nach innen, oben ziehen

Übungsvariante: Fersenbetonte Fußstellung

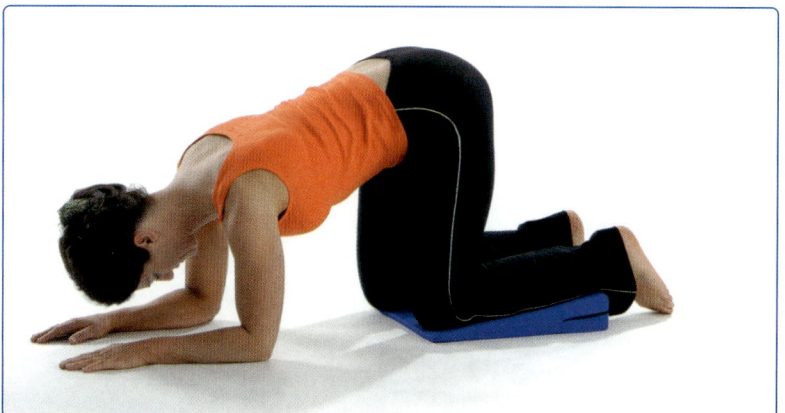

Wahrnehmung:

- Unterer Rücken streckt sich
- Bauchdecke spannt sich an
- Alle Beckenbodenschichten sind angespannt, aber druckentlastet

Übung 1.23: „Das Krokodil"

Übungszeit: 3 Minuten

Übungsziele:

- Halten der Beckenbodenspannung während der Ausatmung
- Kräftigung der Bauch-, Rücken-, Gesäß- und Beinmuskulatur unter angepasster Anspannung der Beckenbodenmuskulatur

Ausgangsposition:

- Ellenbogen-Knie-Stand
- Die Knie befinden sich unter der Hüfte
- Die Ellenbogen befinden sich unter den Schultern
- Kopf, Schultern und Gesäß bilden eine Ebene
- Ein unter die Knie gelegtes Kissen verstärkt die Umkehrwirkung und entlastet die Knie

Übungsablauf während der Einatmung:

- Tief durch die Nase einatmen
- Das kleine Becken nach hinten kippen (Steißbein zeigt nach hinten)

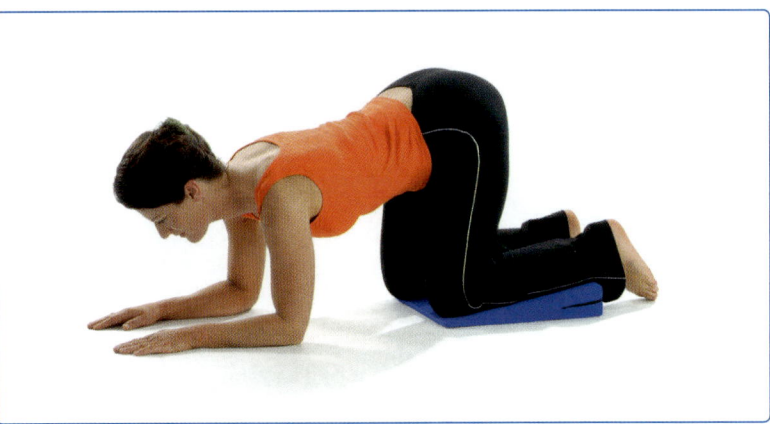

Wahrnehmung:

- Hohlkreuzhaltung entsteht
- Alle Beckenbodenschichten sind entspannt („Ei legen")
- Körperhaltung ist „wackelig"

Übungsablauf während der Ausatmung:

- Durch den leicht geöffneten Mund ausatmen
- Zuerst die Schließmuskeln aktivieren
- Die Sitzbeinhöcker zueinander ziehen
- Dabei das große Becken nach oben kippen (Schambein zieht zum Kinn)
- Den „inneren Aufzug" nach innen, oben ziehen („Ei halten")
- Dabei den Rücken zum Katzenbuckel krümmen
- Gleichzeitig ein Knie von der Unterlage anheben und zum Kopf ziehen

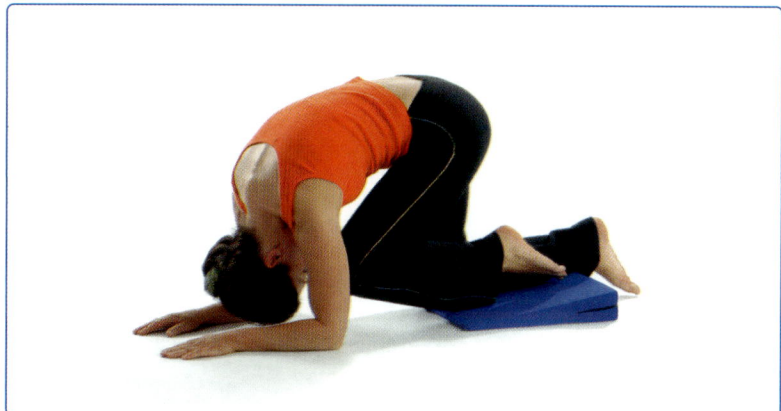

Wahrnehmung:

- Rücken streckt sich
- Bauchmuskulatur spannt sich an
- Körperhaltung ist stabil
- Kinn zieht zum Knie
- Beckenboden ist angespannt und sollte der Bewegung standhalten
- Anspannung vor allem der mittleren Beckenbodenschicht (das Becken kippt nicht ab!)

Anmerkungen für die Kursleiterin:

- Wichtig ist ein fließender Übungsablauf zwischen der Einatmungs- und Ausatmungsphase.
- Die **Beckenbodenanspannung** soll trotz des dynamischen, fließenden Übungsablaufs **beibehalten** werden (das Becken darf nicht abkippen). Zur Kontrolle kann die Kursleiterin ihre Hand auf das Kreuzbein der Frau legen.

Übung 1.24: Ausgangsstellung Bauchlage (Basisübung)

Anmerkungen für die Kursleiterin:

- Diese Übung entspricht der „Beckenschaukel" in Bauchlage.
- Die enorme Beanspruchung in der Schwangerschaft und die daraus folgende Überbelastung der Rückenmuskulatur erfordert eine **gezielte Dehnung** der Rückenmuskulatur und eine **Kräftigung der gegenüberliegenden Bauchmuskulatur**, in enger Verbindung mit den Muskelschichten des Beckenbodens.
- Durch das **Kippen des Beckens** spannt sich der Beckenboden an und die Rückenmuskulatur wird gedehnt.
- Die Dehnung der Rückenmuskulatur sollte während der **Ausatmung** erfolgen.
- Während der Ausatmungs- bzw. Anspannungsphase bleibt der **Mund leicht geöffnet,** da sich sonst jeglicher Druck auf den Bauch- und Beckenbodenbereich auswirkt!
- Die Dehnung der Rückenmuskulatur im LWS-Bereich entlastet die Wirbelkörper und eignet sich vor allem bei Kursteilnehmerinnen mit verhärteter und verkürzter Rückenmuskulatur (v. a. bei **Übergewicht** oder nach **Mehrlingsschwangerschaften**).
- Konsequente Dehnung durch Anspannung der Bauch- und Beckenbodenmuskulatur!
- Vorsicht bei Kursteilnehmerinnen mit Zustand nach **Sectio** caesarea. Sie können Übungen in Bauchlage nur bedingt durchführen (Belastung der Narbe)
- Bei allen Übungen, bei welchen **Extremitäten eingesetzt** oder der **Kopf** oder ein Arm von der Unterlage angehoben werden, muss die Teilnehmerin die entsprechende Beckenbodenanspannung halten.
- Das Becken darf **nicht seitlich abkippen** und es darf kein starkes Hohlkreuz entstehen!
- Zur **Eigenkontrolle** kann die Teilnehmerin ihre Handflächen auf den LWS-Bereich legen.

- Die Halswirbelsäule sollte in der Verlängerung der Wirbelsäule sein (die Stirn ruht auf den Handrücken oder aufgestellten Fäusten).
- Ein unter den Rippenbogen gelegtes Kissen entlastet den Druck auf die Brust (stillende Mütter!).

Diese Ausgangsstellung ist gut geeignet für einfache Beckenbodenübungen
- als Ausgangslage zum Trainieren der Rückenmuskulatur
- als Ausgangslage zum Trainieren der Gesäßmuskulatur
- als Ausgangslage für die Entlastungsübungen (Knie-Ellenbogen-Lage, Vierfüßlerstand)

Übungszeit: 2 Minuten

Übungsziele:
- An- und Entspannung der Beckenbodenmuskulatur
- Wahrnehmung des Zusammenspiels zwischen Beckenboden und Rücken-, Bauch-, Gesäß- und Beinmuskulatur
- Kräftigung der unteren Bauch-, der Rücken-, Gesäß- und Beckenmuskulatur

Ausgangsposition:
- Liegen in Bauchlage
- Seitlich angewinkelte Arme
- Die Stirn liegt auf den Handrücken
- Ausgestreckte Beine
- Ein untergelegtes Kissen entlastet den Druck auf die Brust (Stillende Mütter)

Übungsablauf während der Einatmung:

- Tief durch die Nase einatmen
- Das kleine Becken mit Steißbein nach oben bewegen
- Das große Becken und das Schambein bewegen sich zur Unterlage

Übungsablauf während der Ausatmung:

- Durch den leicht geöffneten Mund ausatmen
- Zuerst die Schließmuskeln aktivieren
- Die Sitzbeinhöcker zueinander ziehen, dabei das große Becken zur Unterlage kippen (Steißbein zieht zur Unterlage)
- Zuletzt den „inneren Aufzug" nach innen, oben ziehen („Ei halten")

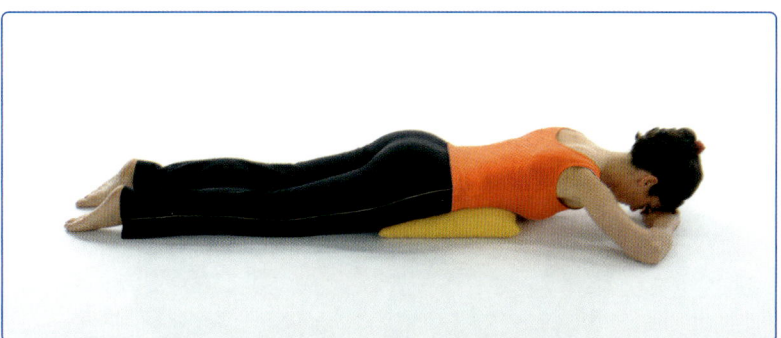

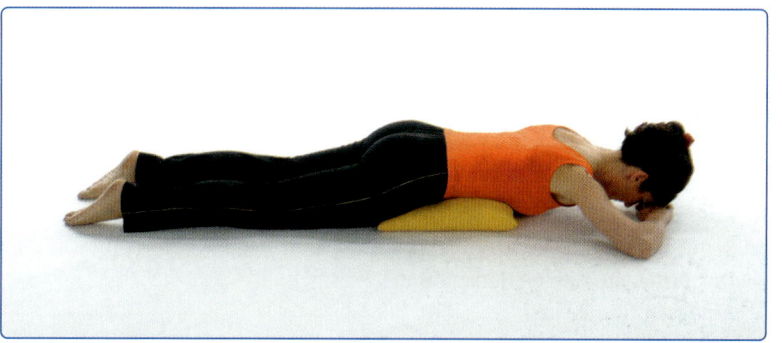

Wahrnehmung:

- Lungenvolumen vergrößert sich
- Entspannte Bauchdecke bewegt sich zur Unterlage
- Leichte Hohlkreuzhaltung entsteht
- Alle Beckenbodenschichten sind entspannt („Ei legen")
- Becken ist weit

Wahrnehmung:

- Lungenvolumen verkleinert sich
- Kleines Becken mit Steißbein kippt nach unten (Schambein zur Unterlage)
- Angespannte Bauchdecke hebt sich etwas von der Unterlage
- Unterer Rücken streckt sich
- Alle Beckenbodenschichten sind angespannt

Übung 1.25: „Die Wespe"

Übungszeit: 1 Minute
Übungsziele:

- Wahrnehmung der An- und Entspannung der Beckenbodenmuskulatur
- Kräftigung der unteren Bauch-, der Rücken- Gesäß- und Becken- und Beinmuskulatur
- Anpassung der Beckenbodengrundspannung an den Schwierigkeitsgrad der Übung

Ausgangsposition:

- Liegen in Bauchlage
- Seitlich angewinkelte Arme
- Die Stirn liegt auf den Handrücken
- Ausgestreckte Beine
- Ein untergelegtes Kissen entlastet den Druck auf die Brust (Stillende Mütter)

Übungsablauf während konstanter Beckenbodenanspannung und Atmung:

- Bei angepasster Beckenbodenanspannung abwechselnd die Unterschenkel nacheinander anwinkeln und wieder ablegen

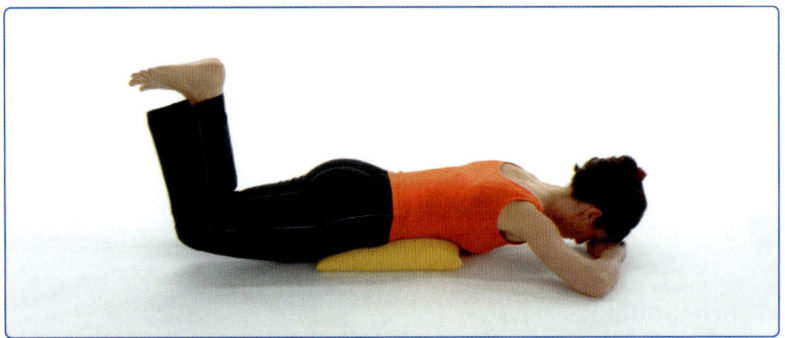

Wahrnehmung:

- Unterer Rücken bleibt gestreckt
- Bauchdecke ist angespannt
- Alle Beckenbodenschichten sind angespannt
- Wenig oder keine Belastung der LWS

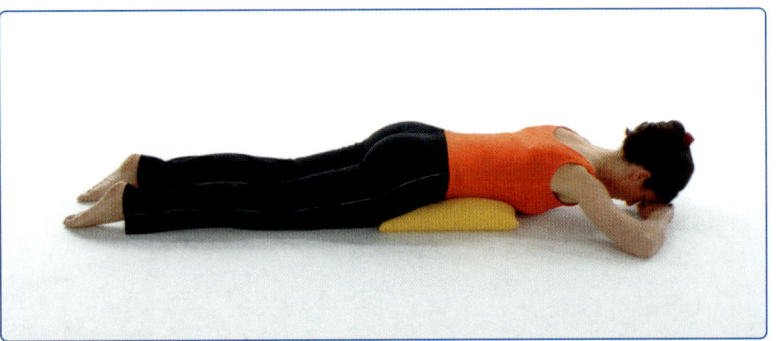

Anmerkungen für die Kursleiterin:

- Bei einem angespannten Beckenboden ist die **Wirbelsäule** im LWS-Bereich gestreckt. Die Belastung der Wirbelkörper in diesem Bereich ist trotz der angehobenen Beine sehr gering!

Kontrolle:

- Die innere Beckenbodenschicht (den „inneren Aufzug") langsam lösen. Dabei bewegt sich die LWS in die Hohlkreuzhaltung und die Bauchdecke bewegt sich in Richtung Unterlage
- Die „Sitzhöckerschicht" langsam lösen, die Stabilität im Oberkörper- und Beinbereich nimmt ab.

Übungsvariante: „Wespe mit Beingrätsche"

Übungsablauf während der Ausatmung:

- Durch den leicht geöffneten Mund ausatmen
- Zuerst die Schließmuskeln aktivieren
- Die Sitzbeinhöcker zueinander ziehen
- Dabei das große Becken nach oben kippen (Schambein zur Unterlage)
- Zuletzt den „inneren Aufzug" nach innen, oben ziehen („Ei halten")
- Nacheinander die Unterschenkel anwinkeln

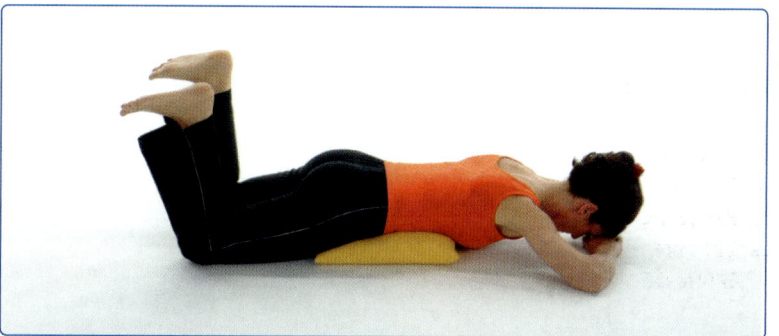

Übung 1.26: Ausgangsstellung Ellenbogen-Bauch-Lage (Basisübung)

Übungszeit: 2 Minuten

Übungsziele:

- Wahrnehmung der An- und Entspannung der Beckenbodenmuskulatur
- Kräftigung der unteren Bauch-, der Rücken-, Gesäß- und Beckenmuskulatur
- Bei angespanntem Beckenboden ist die LWS entlastet!

Ausgangsposition:

- Liegen in „halber" Bauchlage
- Seitlich angewinkelte Arme
- Ausgestreckte Beine
- Der Oberkörper ist aufgerichtet
- Das Gewicht des Oberkörpers ruht auf den Unterarmen
- Die Ellenbogen befinden sich unter dem Schultergelenk

Übungsablauf während der Einatmung:

- Tief durch die Nase einatmen
- Das große Becken bewegt sich zur Unterlage (Steißbein nach hinten, oben)

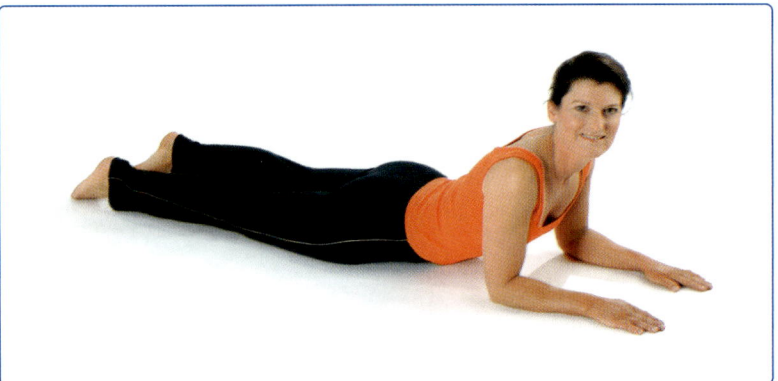

Wahrnehmung:

- Lungenvolumen vergrößert sich
- Entspannte Bauchdecke bewegt sich zur Unterlage
- Leichte Hohlkreuzhaltung entsteht
- Alle Beckenbodenschichten sind entspannt („Ei legen")
- Becken ist weit
- Druck auf die LWS!

Übungsablauf während der Ausatmung:

- Durch den leicht geöffneten Mund ausatmen
- Zuerst die Schließmuskeln aktivieren
- Die Sitzbeinhöcker zueinander ziehen
- Das große Becken bewegt sich noch oben (Schambein zur Unterlage)
- Zuletzt den „inneren Aufzug" nach innen, oben ziehen („Ei halten")

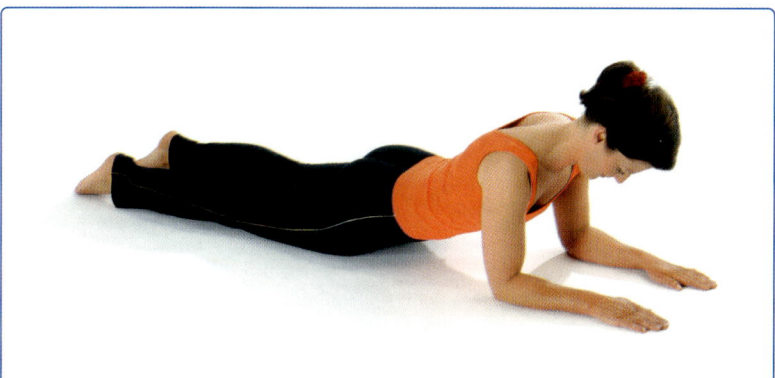

Anmerkungen für die Kursleiterin:

- Diese Übung entspricht der „Beckenschaukel" in Ellenbogen-Bauch-Lage.
- Vorsicht bei Kursteilnehmerinnen mit **Zustand nach Sectio** caesarea oder Problemen im LWS-Bereich.
- Die HWS sollte in Verlängerung der Wirbelsäule liegen.
- Bei der Beckenbodenanspannung kommt es nur zu einer geringen Belastung der Bauchorgane und des LWS-Bereichs.
- Durch die Anspannung der „Sitzbeinhöckerschicht" entsteht über die Aktivierung der Bauch- und Rückenmuskulatur die Schulterblattspannung. Diese bewirkt Stabilität in Oberkörper, Schulter- und Armbereich. Auf dem Schulter- und Ellenbogengelenk lastet jetzt nur ein geringes Gewicht.

Wahrnehmung:

- Lungenvolumen verkleinert sich
- Kleines Becken mit Steißbein kippt nach unten
- Angespannte Bauchdecke hebt sich etwas von der Unterlage
- Unterer Rücken streckt sich
- Alle Beckenbodenschichten sind angespannt
- Verringerung des Drucks auf die LWS!
- Geringerer Druck auf Ellenbogen und Schultergelenken

1. Übungseinheit

Übung 1.27: Ausgangsstellung Seitenlage (Basisübung)

Übungszeit: 2 Minuten

Übungsziele:

- Wahrnehmung der An- und Entspannung der Beckenbodenmuskulatur
- Kräftigung der unteren Bauch-, der Rücken- Gesäß- und Beinmuskulatur
- Beckenbodenanspannung

Ausgangsposition:

- Liegen in Seitenlage
- Angewinkelte Beine
- Der Kopf liegt auf dem angewinkelten Unterarm
- Der andere Arm stützt sich vor dem Oberkörper auf
- Fersen, Gesäß, Schultern und Kopf bilden eine Linie

Übungsablauf während der Einatmung:

- Tief durch die Nase einatmen
- Das große Becken bewegt sich nach vorne (Steißbein nach hinten)

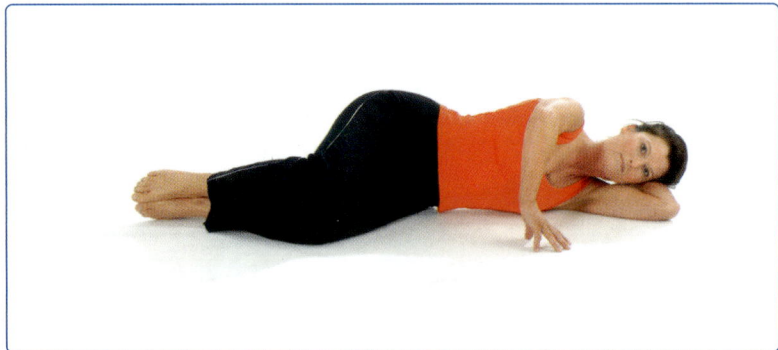

Wahrnehmung:

- Lungenvolumen vergrößert sich
- Entspannte, vorgewölbte Bauchdecke
- Leichte Hohlkreuzhaltung entsteht
- Alle Beckenbodenschichten sind entspannt („Ei legen")
- Becken ist weit
- Taille liegt entspannt auf der Unterlage

Übungsablauf während der Ausatmung:

- Durch den leicht geöffneten Mund ausatmen
- Zuerst die Schließmuskeln aktivieren
- Die Sitzbeinhöcker zueinander ziehen
- Zuletzt den „inneren Aufzug" nach innen, oben ziehen („Ei halten")

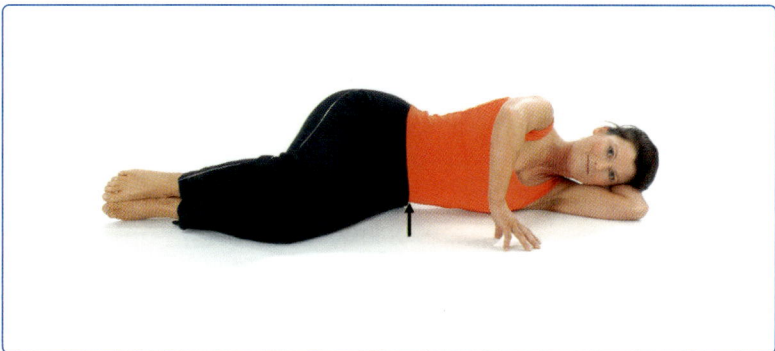

Wahrnehmung:

- Lungenvolumen verkleinert sich
- Großes Becken kippt nach hinten (Schambein zum Kinn)
- Bauchdecke spannt sich an
- Unterer Rücken streckt sich
- Alle Beckenbodenschichten sind angespannt
- Taille hebt sich von der Unterlage ab! („Taillendreieck" entsteht)
- Gesamtkörperspannung!

Anmerkungen für die Kursleiterin:

- Diese Übung entspricht der „Beckenschaukel" in Seitenlage.
- Die unterschiedliche Bauchspannung und die Lage der Taille zur Unterlage bei einem angespannten und entspannten Beckenboden kann durch die nachfolgenden Übungsvariationen wahrgenommen werden.
- Bei der Anspannung des Beckenbodens entsteht nur eine geringe Belastung der Bauchorgane und der Wirbelsäule (LWS-Bereich beim Anheben des Beins, HWS-Bereich beim Anheben von Kopf und Arm)

1. Übungseinheit

Übung 1.28: Beckenschaukel mit Anheben des oben liegenden Beines

Übungszeit: 2 Minuten
Übungsziel: Das Zusammenspiel zwischen Beckenboden, Beinmuskulatur und Schulterblattspannung wahrnehmen

Ausgangsposition:
- Liegen in Seitenlage
- angewinkelte Beine
- Der Kopf liegt auf dem angewinkelten Unterarm
- Der andere Arm liegt zur Kontrolle auf dem unteren Bauchraum
- Fersen, Gesäß, Schultern und Kopf bilden eine Linie

Anmerkungen für die Kursleiterin:
- Kursteilnehmerinnen mit **Zustand nach Sectio** caesarea haben bei dieser Übung Schwierigkeiten, ihren Beckenboden zu halten. Durch das Einbeziehen der **Fußstellungen** (zehenspitzen-, fersenbetont) können auch sie einen Bezug zwischen Bauchmuskulatur und Beckenboden wahrnehmen.

Übungsablauf während der Ausatmung:
- Mit der gesamten Beckenbodenanspannung das obere Bein anheben

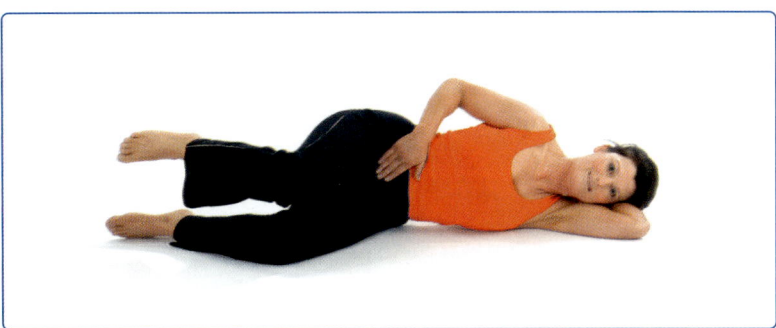

Wahrnehmung:
- Bein kann mit wenig Anstrengung gehalten werden
- Taillierdreieck bleibt bestehen
- Beim abrupten Lösen der Beckenbodenspannung wird das Bein schwer, die Taille senkt sich ab, die Körperstabilität nimmt ab!

Übung 1.29: Beckenschaukel mit Anheben des Kopfes

Übungszeit: 2 Minuten
Übungsziel: Wahrnehmung des Zusammenspiels zwischen Beckenboden und HWS

Ausgangsposition:

- Liegen in Seitenlage (s. Übung 1.27)

Übungsablauf während der Ausatmung:

- Mit der gesamten Beckenbodenanspannung den Kopf mit dem Unterarm ein wenig von der Unterlage anheben

Wahrnehmung:

- Kopf und Arm können mit geringer Anstrengung gehalten werden
- Körperspannung bleibt bestehen
- Beim abrupten Lösen der Beckenbodenanspannung wird der Kopf mit dem Arm schwer und die Taille senkt sich ab. Die Körperstabilität lässt nach

Übung 1.30: Ausgangsstellung Stehen (Basisübung)

Anmerkungen für die Kursleiterin:
- Diese Übung entspricht der „Beckenschaukel" im Stehen.
- Die Ausgangsstellung Stehen sollte von den Kursteilnehmerinnen **auch im Alltag** zum Training und zum Schutz vor einer Beckenbodenbelastung angewandt werden, z.B. beim Stehen an der Küchenzeile, in der Warteschlange, an der Ampel, beim Telefonieren oder Zähneputzen.
- Als **Hilfsmodell** kann man sich einen verlängerten Schwanz vorstellen, auf den man sich absetzt.
- Die Knie sollten bei dieser Übung nicht über den Mittelfuß hinaus vorgeschoben werden.

Übungszeit: 2 Minuten
Übungsziele:
- An- und Entspannung des Beckenbodens
- Wahrnehmen des Zusammenspiels zwischen Beckenboden und Bauch-, Rücken-, Gesäß-, Schulter- und Beinmuskulatur

Ausgangsposition:
- Aufrechtes Stehen
- Die Beine stehen hüftbreit parallel
- Eine Hand liegt auf dem Bauch, die andere auf dem Rücken im LWS-Bereich

Übungsablauf während der Einatmung:
- Tief durch die Nase einatmen
- Das große Becken nach vorne kippen (Steißbein zeigt nach hinten)
- Alle Beckenbodenschichten locker lassen („Ei legen")

Wahrnehmung:
- Körperhaltung ist entspannt
- Beckenboden ist entspannt
- Unterbauch ist entspannt (wölbt sich nach vorne)
- Becken ist weit (Steißbein zeigt nach hinten)
- Leichte Hohlkreuzhaltung

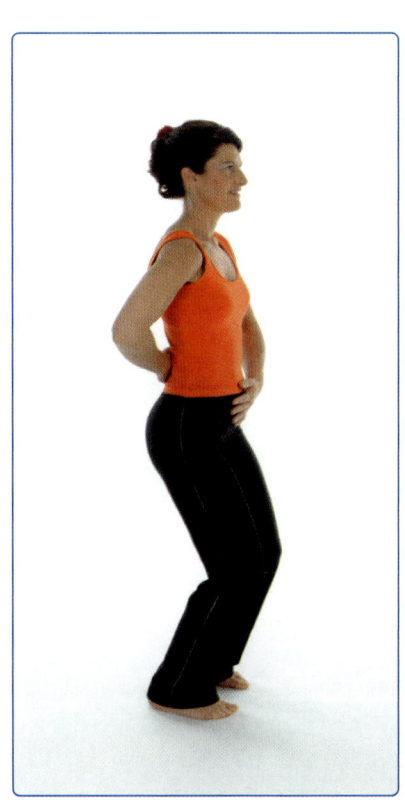

Übungsablauf während der Ausatmung:

- Tief durch den leicht geöffneten Mund ausatmen, dabei
- nacheinander die Schließmuskeln aktivieren
- die Sitzbeinhöcker zusammenziehen
- das große Becken nach hinten kippen (Steißbein nach vorne ziehen)
- den „inneren Aufzug" in Richtung Bauchraum ziehen („Ei halten")

Wahrnehmung:

- Kleines Becken kippt nach oben (Steißbein zieht zum Kinn)
- Unterer Rücken streckt sich
- Beinspannung entsteht
- Alle Beckenbodenschichten sind angespannt
- Knie sind über den Zehenspitzen
- Körperhaltung ist angespannt

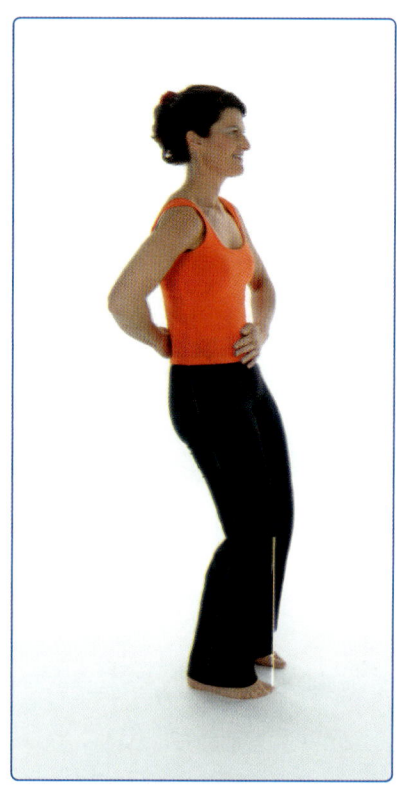

Übung 1.31: „Der Einbeinstand"

Übungsziel: Beckenbodenspannung vor allem der mittleren Beckenbodenschicht trotz des Einbeinstands halten (Becken kippt nicht ab)

Übungsablauf während der Ausatmung:

- Ein Bein von der Unterlage anheben

Wahrnehmung:

- Bei angespanntem Beckenboden (vor allem der mittleren Schicht) kippt das Becken nicht ab!
- Gelenk- und bandscheibenschonend!

Anmerkungen für die Kursleiterin:

Kontrolle: Während des Einbeinstandes die Beckenbodenschichten entspannen (= wie bei einem zu schwachen Beckenboden)

- Becken kippt ab
- Körperspannung nicht mehr vorhanden
- Belastung und Druck auf Gelenke (Hüft, Knie, Fuß) und LWS spürbar

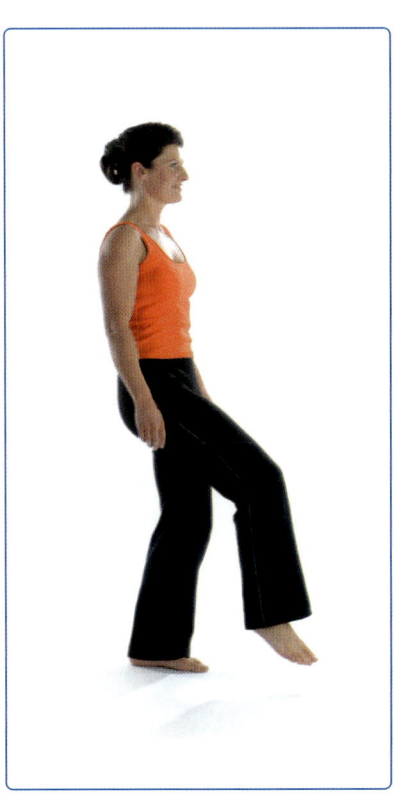

Übung 1.32: O-Bein-Stellung (Basisübung)

Übungszeit: 1 Minute
Übungsziel: Wahrnehmung der Beckenbodenanspannung bei unterschied-lichen Beinstellungen

Ausgangsposition:
- Aufrechtes Stehen
- Die Knie sind auseinander

Wahrnehmung:
- Beckenboden fühlt sich vorne weit an, ist entspannt
- Beckenboden fühlt sich hinten enger an
- Afterregion ist angespannt
- Das Körpergewicht wird auf der Fußaußenkante getragen (Hohl-, Spreiz-fuß)
- Belastung und Druck auf Gelenke (Hüft, Knie, Fuß) und LWS spürbar

Dies ist eine typische Männerhaltung!

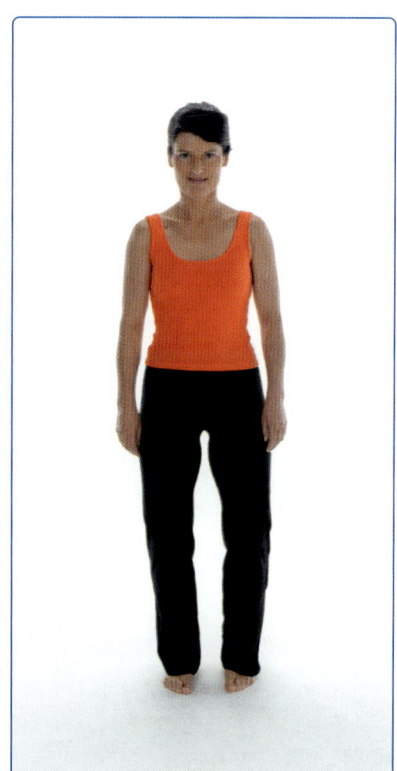

Übung 1.33: X-Bein-Stellung (Basisübung)

Übungszeit: 1 Minute
Übungsziel: Wahrnehmung der Beckenbodenanspannung bei unterschied-
lichen Beinstellungen

Ausgangsposition:
- Aufrechtes Stehen
- Die Knie sind zusammengeführt („X-Beine")

Wahrnehmung:
- Beckenboden vorne enger und angespannt
- Beckenboden hinten weit, Harnröhrenschließmuskel entspannt
- Das Körpergewicht ruht auf dem Innenfuß (Plattfuß)
- Belastung und Druck auf Gelenke (Hüft, Knie, Fuß) und LWS spürbar

Dies ist eine typische Frauenhaltung.

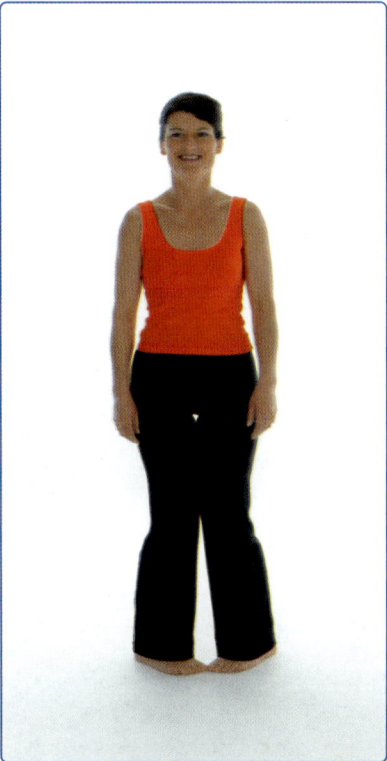

2. Übungseinheit: Mutter-Kind-Stunde

Übungsziele:
- Beckenbodenanspannung bei Belastung

Übungsübersicht:
1. Übungen in Rückenlage (Übung 2.1–2.8)
2. Übungen mit Einsatz der Arm- und Schultermuskulatur (Übung 2.9)
3. Übungen in Schulter-Fuß-Lage (Übung 2.10–2.12)
4. Übungen im Vierfüßlerstand (Übung 2.13–2.14)
5. Übungen im Ellenbogen-Knie-Stand (Übung 2.15)
6. Übungen in Ellenbogen-Bauch-Lage (Übung 2.16)
7. Alltagsübungen (Übung 2.17–2.20)

Die bei den Kursteilnehmerinnen sehr beliebte „Mutter-Kind-Stunde" hat das Ziel, die in der ersten Unterrichtseinheit erlernten Übungen zu festigen. Natürlich gilt die Aufmerksamkeit und die Konzentration der Mütter in dieser Unterrichtseinheit nicht nur dem Beckenboden, sondern auch dem Kind. Die Wiederholung der Übungen in einem „Ablenkungszustand" fördert aber die Routine für zuhause.

Außerdem zeigt diese Unterrichtseinheit die vielfältigen Möglichkeiten auf, wie man den Beckenboden **auch in Alltagssituationen** trainieren kann und wie viel Zeit so für das Training vorhanden ist (trotz der ständigen Ausrede „Ich habe keine Zeit, ich habe ja ein Baby").

Erfahrungsgemäß werden die **„Hausaufgaben"** bzw. die Basisübungen dieser Stunde von den Müttern am liebsten und am häufigsten zuhause durchgeführt. Außerdem machen die Übungen mit dem Kind allen Beteiligten besonderen Spaß. **Übungszeit zu zweit ist Trainingszeit für den Beckenboden!**

In den Mutter-Kind-Übungsstunden können auch muskuläre Dysbalancen des **Kindes** berücksichtigt werden. Ein Kind, das z.B. sehr häufig auf dem Bauch liegt, entwickelt gerne eine Schwäche der Bauchmuskulatur. Dieses Kind kann bei den Mutter-Kind-Übungen bevorzugt in die Rückenlage gebracht werden. Dabei wird die Bauchmuskulatur spielerisch aktiviert und mittrainiert.

Hausaufgaben
- **Im Alltag** mit dem Kind die beckenbodenentlastenden Ausgangsstellungen einbeziehen, z.B. das beckenbodenentlastende Heben.
- Übungen in Ellenbogen-Knie-Stand, z.B. „Ich hab dich zum Fressen gern".

Tipp:
Zeit für Beckenbodentraining gibt es zuhause auch während der unruhigeren Phasen des Kindes! Das Kind saugt am Finger, während die Mutter Beckenbodenübungen macht!

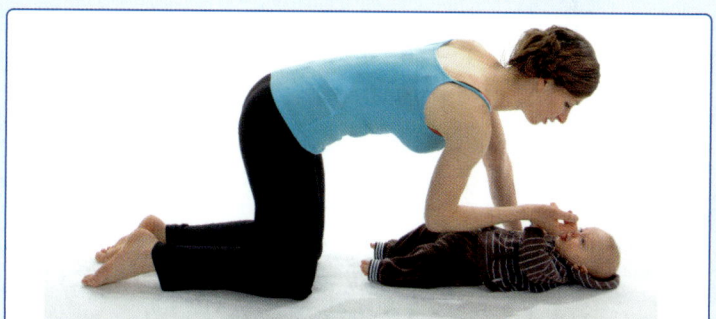

Übung 2.1: „Die spielenden Biber" (Basisübung)

Übungszeit: 2 Minuten
Übungsziele (Mutter):
- An- und Entspannung des Beckenbodens
- Kräftigung der unteren Bauchmuskulatur
- Dehnung der unteren Rückenmuskulatur

Ausgangsposition der Mutter:
- Liegen in Rückenlage mit hüftbreit aufgestellten Beinen
- Die Hände halten das Kind
- Ein unter die Hüfte gelegtes Keilkissen erleichtert die Übung

Mögliche Ausgangspositionen und Übungsziele des Kindes:
a) Liegen in Bauchlage auf Mutters Bauch (Trainieren der Rückenmuskulatur)
b) Sitzen auf Mutters Bauch (Trainieren der Bauchmuskulatur)
c) Liegen auf Mutters Oberschenkel (Trainieren der Rückenmuskulatur)

Übungsablauf während der Einatmung:
- Tief durch die Nase einatmen
- Das kleine Becken zur Unterlage kippen (Steißbein zeigt in Richtung Unterlage)

Wahrnehmung:
- Lungenvolumen vergrößert sich
- Bauchdecke hebt und entspannt sich
- Bauchorgane „rutschen" in Richtung Beckenboden („Ei legen")
- Hohlkreuzhaltung entsteht
- Alle Beckenbodenschichten sind entspannt

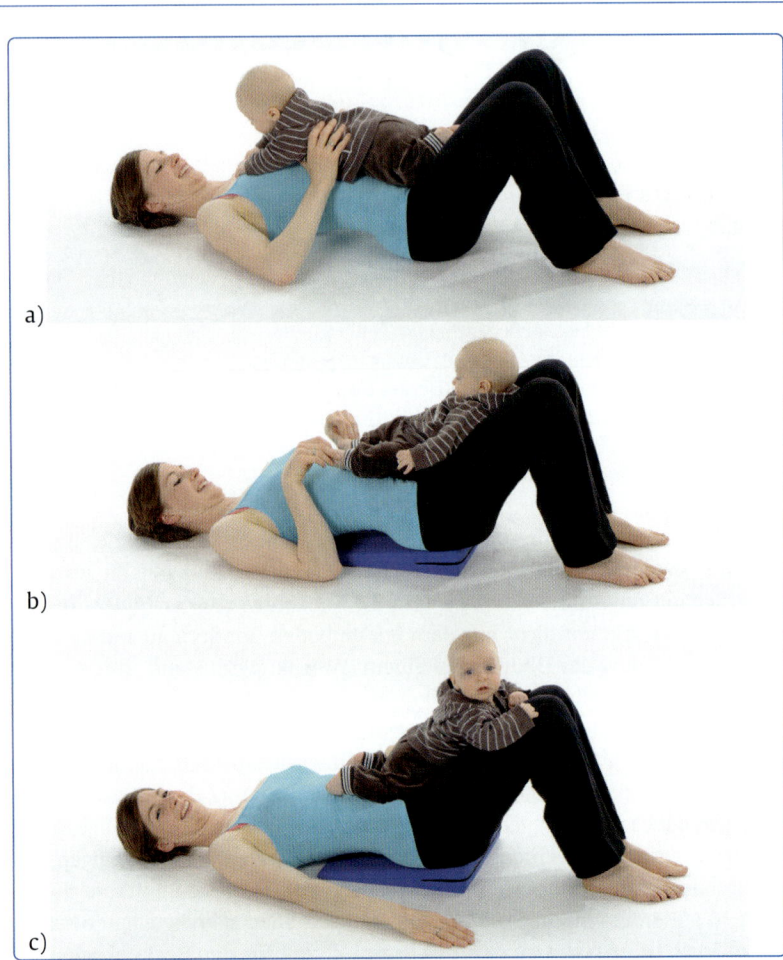

a)

b)

c)

Übungsablauf während der Ausatmung:

- Durch den leicht geöffneten Mund ausatmen
- Zuerst die Schließmuskeln aktivieren
- Die Sitzbeinhöcker zueinander ziehen
- Dabei das große Becken zur Unterlage kippen (Schambein zieht zum Kinn)
- Zuletzt den „inneren Aufzug" nach innen, oben ziehen

Wahrnehmung:

- Lungenvolumen verkleinert sich
- Bauchdecke senkt sich und Unterbauch spannt sich an
- Unterer Rücken streckt sich
- Alle Beckenbodenschichten sind angespannt

Anmerkung für die Kursleiterin:

- „Beckenschaukel" mit Kind
- Dies ist die einfachste Grundübung zum Trainieren der Beckenboden-, Becken-, Bauch-, Rücken- und Gesäßmuskulatur
- und eine gute Ausgangsübung zum Trainieren der korrekten Atmung
- Die „Beckenschaukel" kann auch in jeder anderen Körperlage durchgeführt werden.

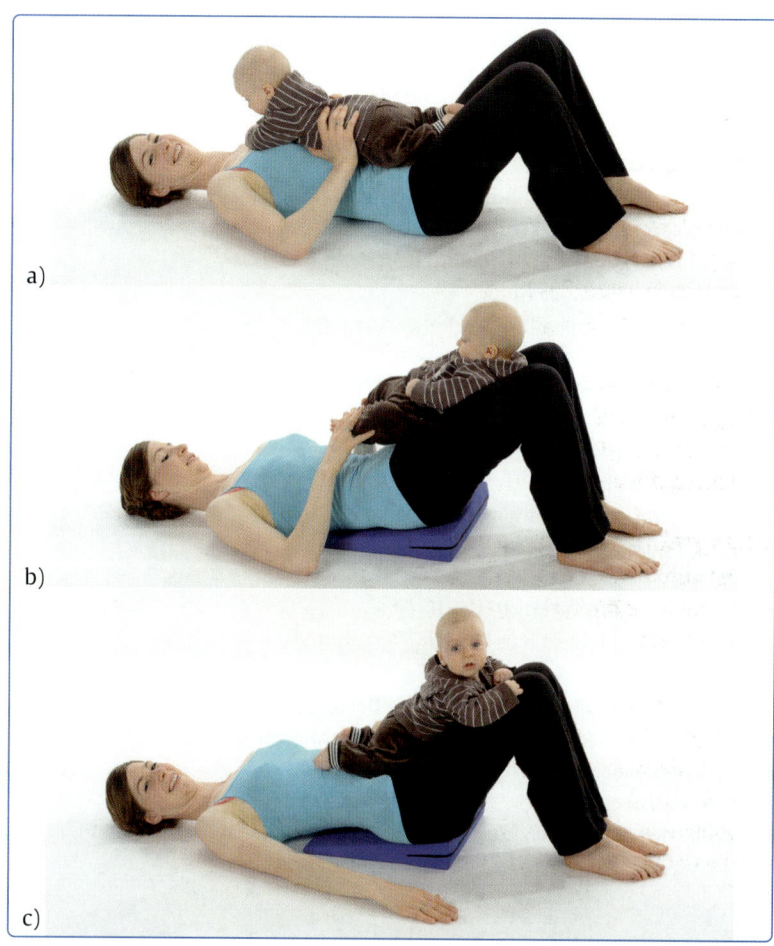

a)

b)

c)

Übung 2.2: „Spielende Biber" mit fersenbetonter Fußstellung

Übungszeit: 2 Minuten
Übungsziel: Wahrnehmung des Zusammenspiels zwischen Beckenboden und Fußstellung

Ausgangsposition der Mutter:
- Liegen in Rückenlage mit hüftbreit aufgestellten Beinen
- Die Fersen sind aufgestellt
- Das Kind liegt oder sitzt auf dem Bauch der Mutter
- Die Hände halten das Kind

Übungsablauf während der Einatmung:
- Tief durch die Nase einatmen
- Das kleine Becken zur Unterlage kippen (Steißbein zeigt in Richtung Unterlage)
- After- und Harnröhrenschließmuskel entspannen

Wahrnehmung:
- Lungenvolumen vergrößert sich
- Zwerchfell schiebt sich in Richtung Bauchraum
- Bauchdecke hebt sich
- Bauchorgane „rutschen" in Richtung Beckenboden („Ei legen")
- Großes Becken kippt nach oben (Schambein zeigt weg vom Kind)
- Hohlkreuzhaltung entsteht
- Becken ist weit
- Alle Beckenbodenschichten sind entspannt.

Übungsablauf während der Ausatmung:
- Tief durch den leicht geöffneten Mund ausatmen
- After- und Harnröhrenschließmuskel nacheinander aktivieren
- Die Anspannung 2 Sekunden halten

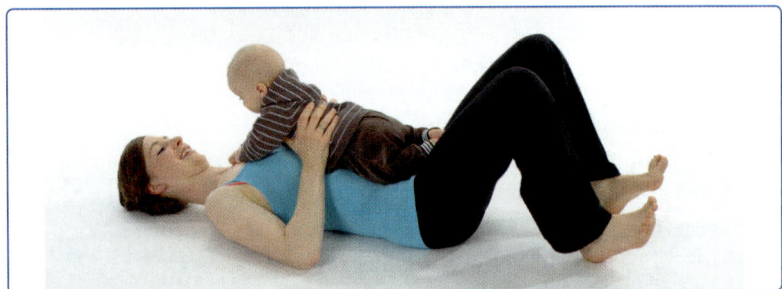

Wahrnehmung:
- Lungenvolumen verkleinert sich
- Zwerchfell schiebt sich in Richtung Lunge
- Bauchdecke senkt sich
- Bauchorgane bewegen sich in Richtung Lungenraum
- Druckentlastung des Beckenbodens
- Kleines Becken kippt nach oben (Schambein zieht zum Kind)
- Unterer Rücken streckt sich
- Becken ist enger („Ei halten")

Anmerkungen für die Kursleiterin:
- Bei einer **fersen**betonten Fußstellung ist die Anspannung des **After**schließmuskels deutlich leichter durchzuführen!

Übung 2.3: „Spielende Biber" mit zehenspitzenbetonter Fußstellung

Übungszeit: 2 Minuten
Übungsziel: Wahrnehmung des Zusammenspiels zwischen Beckenboden und Fußstellung

Ausgangsposition der Mutter:
- Liegen in Rückenlage mit hüftbreit aufgestellten Beinen
- Die Zehen/Ballen sind aufgestellt (Ballenstand)
- Die Hände liegen auf dem Bauchraum

Übungsablauf während der Einatmung:
- Tief durch die Nase einatmen
- Das kleine Becken zur Unterlage kippen (Steißbein zeigt Richtung Unterlage)
- After- und Harnröhrenschließmuskel entspannen

Wahrnehmung:
- Lungenvolumen vergrößert sich
- Zwerchfell schiebt sich in Richtung Bauchraum
- Bauchdecke hebt sich
- Bauchorgane „rutschen" in Richtung Beckenboden („Ei legen")
- Großes Becken kippt nach oben (Schambein zeigt weg vom Kind)
- Hohlkreuzhaltung entsteht
- Becken ist weit
- Alle Beckenbodenschichten sind entspannt.

Übungsablauf während der Ausatmung:
- Tief durch den leicht geöffneten Mund ausatmen
- After- und Harnröhrenschließmuskel nacheinander aktivieren
- Die Anspannung 2 Sekunden halten

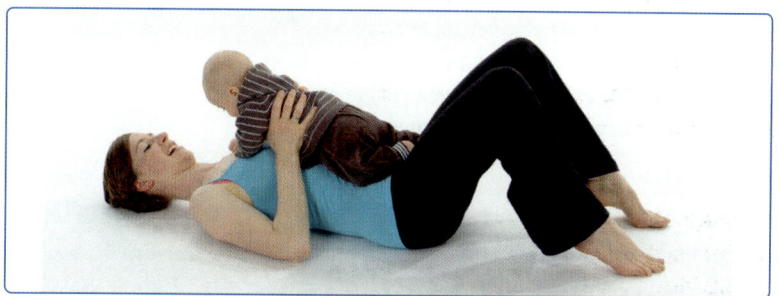

Wahrnehmung:
- Lungenvolumen verkleinert sich
- Zwerchfell schiebt sich in Richtung Lunge
- Bauchdecke senkt sich
- Bauchorgane bewegen sich in Richtung Lungenraum
- Druckentlastung des Beckenbodens
- Kleines Becken kippt nach oben (Schambein zieht zum Kind)
- Unterer Rücken streckt sich
- Becken ist enger („Ei halten")

Anmerkungen für die Kursleiterin:
- Bei einer **zehen**spitzenbetonten Fußstellung ist die Anspannung des **Harnröhren**schließmuskels deutlich leichter durchzuführen.

2. Übungseinheit

Übung 2.4: „Köpfchen in die Höhe"

Übungszeit: 2 Minuten

Übungsziele der Mutter:
- Kräftigung der oberen Bauchmuskulatur
- Beckenbodenanspannung während der Belastung erhalten

Ausgangsposition der Mutter:
- Liegen in Rückenlage mit hüftbreit aufgestellten Beinen
- Die Zehen/Ballen sind aufgestellt (Ballenstand)
- Die Hände liegen auf dem Bauchraum

Übungsablauf während der Einatmung:
- Tief durch die Nase einatmen
- Das kleine Becken zur Unterlage kippen (Steißbein zeigt Richtung Unterlage)

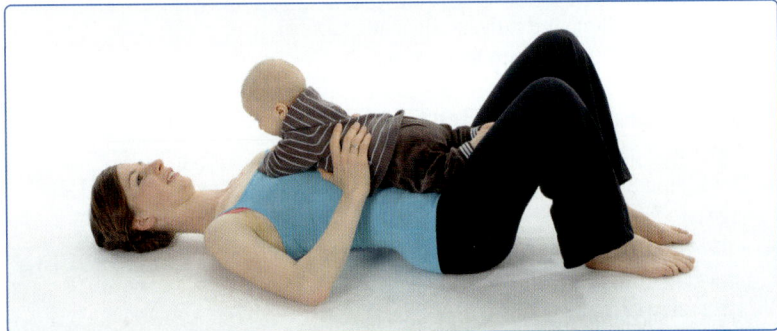

Wahrnehmung:
- Lungenvolumen vergrößert sich
- Bauchdecke hebt und entspannt sich
- Bauchorgane „rutschen" in Richtung Beckenboden („Ei legen")
- Hohlkreuzhaltung entsteht
- Alle Beckenbodenschichten sind entspannt

Übungsablauf während der Ausatmung:

- Durch den leicht geöffneten Mund ausatmen
- Zuerst die Schließmuskeln aktivieren
- Die Sitzbeinhöcker zueinander ziehen
- Dabei das große Becken zur Unterlage kippen (Schambein zieht zum Kinn)
- Zuletzt den „inneren Aufzug" nach innen, oben ziehen („Ei halten")
- Den Kopf **gerade** von der Unterlage anheben (gerade Bauchmuskulatur)
- Den Kopf seitlich drehen und von der Unterlage anheben

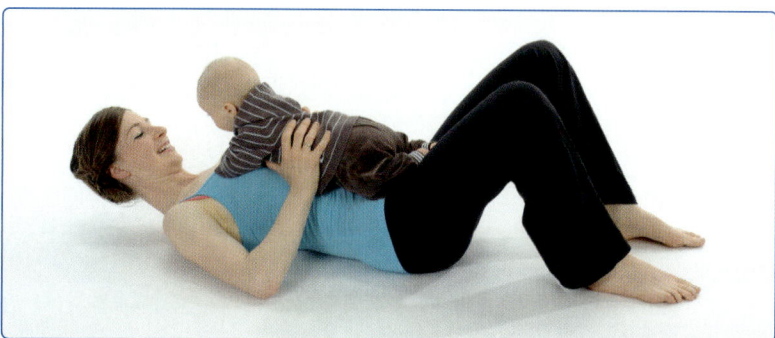

Wahrnehmung:

- Lungenvolumen verkleinert sich
- Bauchdecke senkt sich und Unterbauch spannt sich an
- Unterer Rücken streckt sich
- Alle Beckenbodenschichten sind angespannt

Anmerkungen für die Kursleiterin:

- Ein unter das Becken gelegtes Kissen entlastet den Beckenboden und die Bauchorgane
- Die Beckenschaukel ist Grundübung für die korrekte Atmung zur Schonung des Beckenbodens
- Die Beckenschaukel ist eine Ausgangsübung zum Trainieren der Bauchmuskulatur (siehe auch Übung 1.8)
- **Zur Entspannung** können Entspannungsübungen aus der 1. Unterrichtseinheit, diesmal mit Kind, angeschlossen werden, z.B. die Übung „Reck und streck dich" oder „Seitliche Dehnung".

2. Übungseinheit

Übung 2.5: „Der Bauchflieger" (Basisübung)

Übungszeit: 2 Minuten

Übungsziele (Mutter):

- Wahrnehmen des Zusammenspiels zwischen Beckenboden und Bauchmuskulatur
- Kräftigung der unteren Bauchmuskulatur (Kopf unten)
- Kräftigung der gesamten Bauchmuskulatur (Kopf angehoben)
- Dehnung der unteren Rückenmuskulatur

Ausgangsposition der Mutter:

- Liegen in Rückenlage mit hüftbreit aufgestellten Beinen
- Die Beine werden locker nacheinander von der Unterlage angehoben
- Die Füße sind leicht gespreizt, um dem Kind einen festen Sitz zu geben
- Die Hände halten das Kind
- Ein unter das Becken gelegtes Kissen entlastet den Beckenboden und verhindert eine Überbelastung der Bauch- und Rückenmuskulatur!

Ausgangsposition und Übungsziele des Kindes:

- Das Kind sitzt in Bauchlage auf dem Fußrist der Mutter (Trainieren der Rückenmuskulatur)

Übungsablauf während der Einatmung:

- Tief durch die Nase einatmen
- Das kleine Becken zur Unterlage kippen (Steißbein zeigt Richtung Unterlage)

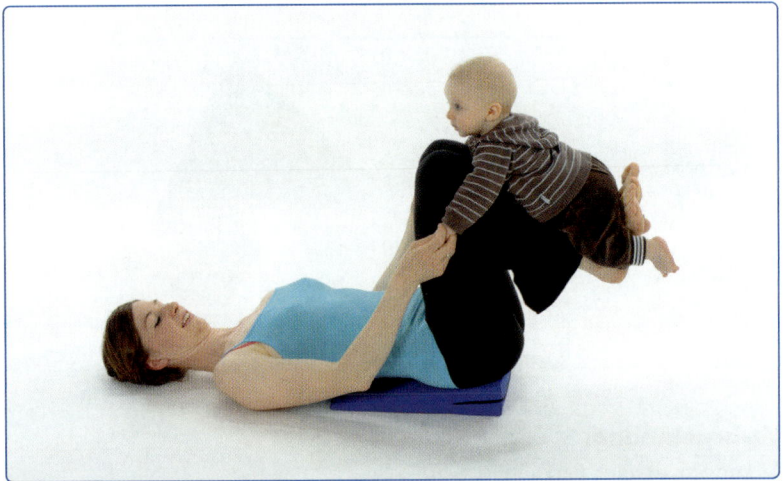

Wahrnehmung:

- Lungenvolumen vergrößert sich
- Bauchdecke hebt und entspannt sich
- Bauchorgane „rutschen" in Richtung Beckenboden („Ei legen")
- Hohlkreuzhaltung entsteht
- Alle Beckenbodenschichten sind entspannt

Übungsablauf während der Ausatmung:

- Durch den leicht geöffneten Mund ausatmen
- Zuerst die Schließmuskeln aktivieren
- Die Sitzbeinhöcker zueinander ziehen
- Dabei das große Becken zur Unterlage kippen (Schambein zieht zum Kinn)
- Zuletzt den „inneren Aufzug" nach innen, oben ziehen („Ei halten")
- Die Beine anheben und das Kind nach oben befördern

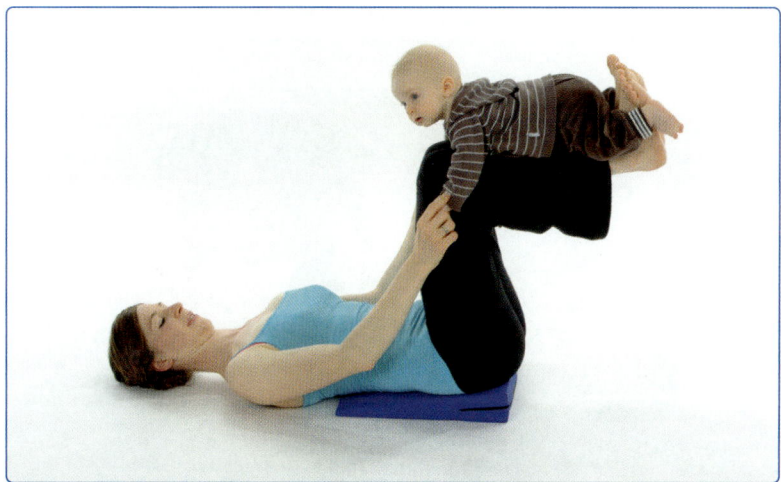

Wahrnehmung:

- Lungenvolumen verkleinert sich
- Bauchdecke senkt sich und Unterbauch spannt sich an
- Unterer Rücken streckt sich
- Alle Beckenbodenschichten sind angespannt

Übungsvariante:

- Das Kind in verschiedene Richtungen fliegen lassen!

Anmerkungen für die Kursleiterin:

- **Wichtig**: Wenn eine Frau die notwendige Beckenbodenspannung bei dieser Übung noch nicht halten kann, sollte sie die Übung abbrechen.
- Die Knie nicht über den Bauch bringen (der 90-Grad-Winkel sollte erhalten bleiben, sonst entsteht Druck auf die Bauchorgane, vor allem die Harnblase).

Übung 2.6: „Pilot küsst Passagier"

Übungszeit: 3-mal auf jede Seite
Übungsziele:
- Halten der Beckenbodenspannung während der Übung
- Kräftigung der oberen schrägen Bauchmuskulatur

Ausgangsposition der Mutter:
- Liegen in Rückenlage mit hüftbreit aufgestellten Beinen
- Die Beine werden locker nacheinander von der Unterlage angehoben
- Die Füße sind leicht gespreizt, um dem Kind einen festen Sitz zu geben
- Die Hände halten das Kind
- Ein unter das Becken gelegtes Kissen entlastet den Beckenboden und verhindert eine Überbelastung der Bauch- und Rückenmuskulatur!

Ausgangsposition und Übungsziele des Kindes:
- Das Kind sitzt in Bauchlage auf dem Fußrist der Mutter (Trainieren der Rückenmuskulatur)

Übungsablauf während der Einatmung:
- Tief durch die Nase einatmen
- Das kleine Becken zur Unterlage kippen (Steißbein zeigt Richtung Unterlage)

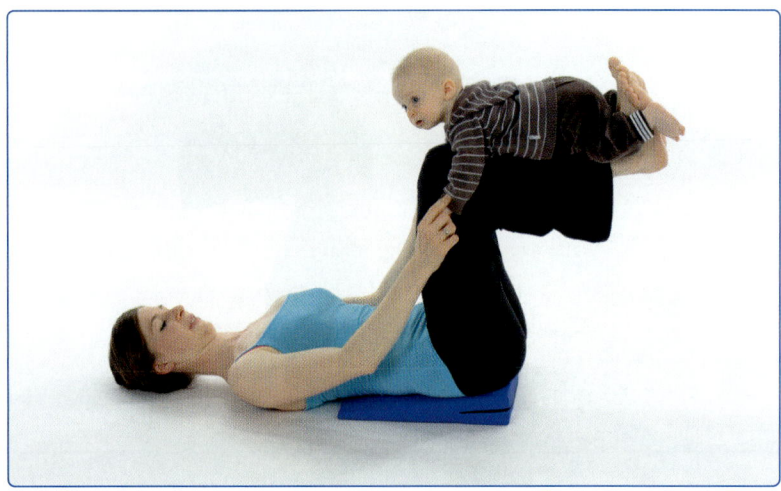

Wahrnehmung:
- Lungenvolumen vergrößert sich
- Bauchdecke hebt und entspannt sich
- Bauchorgane „rutschen" in Richtung Beckenboden („Ei legen")
- Hohlkreuzhaltung entsteht
- Alle Beckenbodenschichten sind entspannt

Übungsablauf während der Ausatmung:

- Durch den leicht geöffneten Mund ausatmen
- Zuerst die Schließmuskeln aktivieren
- Die Sitzbeinhöcker zueinander ziehen
- Dabei das große Becken zur Unterlage kippen (Schambein zieht zum Kinn)
- Zuletzt den „inneren Aufzug" nach innen, oben ziehen („Ei halten")
- Die Beine anheben und das Kind nach oben befördern
- Den zur Seite gedrehten Kopf etwas von der Unterlage anheben
- Die Mutter kann ihr Baby jetzt auch küssen (geringer Bauchdruck)

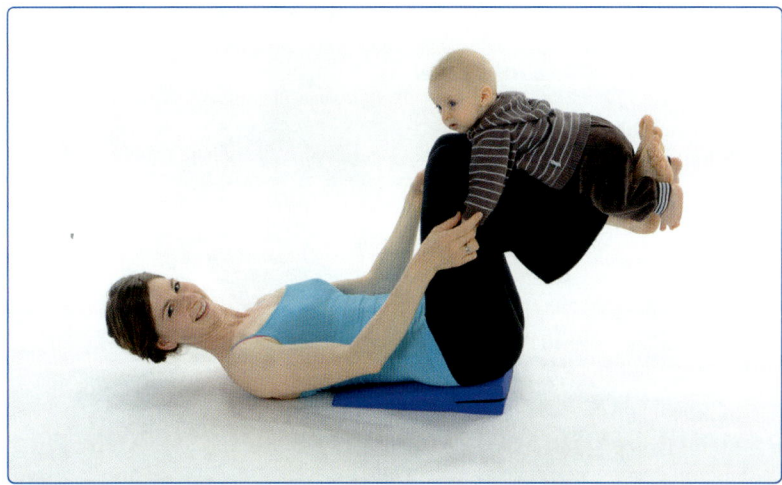

Wahrnehmung:

- Lungenvolumen verkleinert sich
- Bauchdecke senkt sich und Unterbauch aktiviert sich
- Unterer Rücken streckt sich
- Alle Beckenbodenschichten sind angespannt

Anmerkungen für die Kursleiterin:

- Diese Übung ist **nicht für das frühe Wochenbett** geeignet!
- Das Anheben beider Beine ist nur bei einem sehr guten Beckenbodengrundtonus und funktionsfähiger unterer gerader Bauchmuskulatur möglich. Wenn eine Frau die notwendige Beckenbodenspannung bei dieser Übung noch nicht halten kann, sollte sie die Übung abbrechen.
- **Kontrolle**: Wenn die Frau die Beckenbodenspannung nicht halten kann, fällt sie in eine Hohlkreuzhaltung und die untere Bauchdecke wölbt sich vor (Druckbelastung). Diese Frau darf nur ein Bein oder die Ferse anheben!
- Vorsicht bei Kursteilnehmerin mit Zustand nach **Sectio caesarea** oder mit **Problemen im LWS-Bereich!**
- Die Knie nicht über den Bauch bringen (der 90-Grad-Winkel sollte erhalten bleiben, sonst entsteht Druck auf die Bauchorgane, vor allem die Harnblase).

Übung 2.7: „Der Sturzflieger"

Übungszeit: 2 Minuten
Übungsziele (Mutter):
- Halten der Beckenbodenspannung während der Übung
- Kräftigung der unteren Bauchmuskulatur (Kopf auf Unterlage)
- Kräftigung der gesamten Bauchmuskulatur (Kopf angehoben)
- Dehnung der unteren Rückenmuskulatur

Ausgangsposition der Mutter:
- Liegen in Rückenlage mit hüftbreit aufgestellten Beinen
- Beine sind locker von der Unterlage angehoben
- Füße sind leicht gespreizt, um dem Kind Halt zu geben
- Die Hände halten das Kind
- Ein unter das Becken gelegtes Kissen entlastet den Beckenboden und verhindert eine Überbelastung der Bauch- und Rückenmuskulatur.

Ausgangsposition und Übungsziele des Kindes:
- Das Kind sitzt in Bauchlage auf dem Fußrist der Mutter (Trainieren der Rückenmuskulatur, des Gleichgewichtssinns und des Abrollens über den Kopf)

Übungsablauf während der Einatmung:
- Tief durch die Nase einatmen
- Das kleine Becken zur Unterlage kippen (Steißbein zeigt Richtung Unterlage)

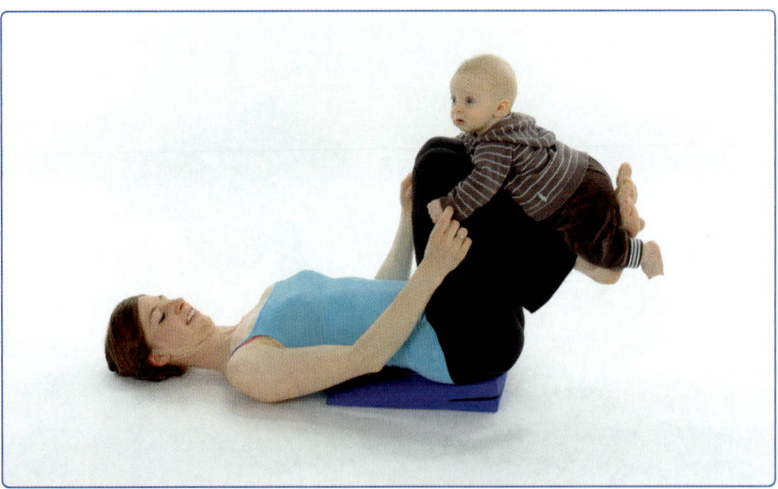

Wahrnehmung:
- Lungenvolumen vergrößert sich
- Bauchdecke hebt und entspannt sich
- Bauchorgane „rutschen" in Richtung Beckenboden („Ei legen")
- Hohlkreuzhaltung entsteht
- Alle Beckenbodenschichten sind entspannt
- Das Kind liegt locker auf den Unterschenkeln

Übungsablauf während der Ausatmung:

- Durch den leicht geöffneten Mund ausatmen
- Zuerst die Schließmuskeln aktivieren
- Die Sitzbeinhöcker zueinander ziehen
- Dabei das große Becken zur Unterlage kippen (Schambein zieht zum Kinn)
- Zuletzt den „inneren Aufzug" nach innen, oben ziehen („Ei halten")
- Die Beine anheben und das Kind nach oben befördern
- Anschließend das Kind in Richtung Oberkörper rutschen lassen

Anmerkungen für die Kursleiterin:

- Die Knie nicht über den Bauch bringen (der 90-Grad-Winkel sollte erhalten bleiben, sonst entsteht Druck auf die Bauchorgane, vor allem auf die Harnblase).
- Kursteilnehmerinnen mit etwas älteren Säuglingen, die ihr Köpfchen schon selbst halten, können das Baby auch mit einer Art Purzelbaum seitlich über ihre Schulterpartie in Richtung Kopf abrollen. Die Kinder krabbeln dann wieder zurück zu den Beinen und wollen die Übung gleich noch mal machen! (Die Kinder lernen dabei, über den Kopf abzurollen und zu reagieren.)

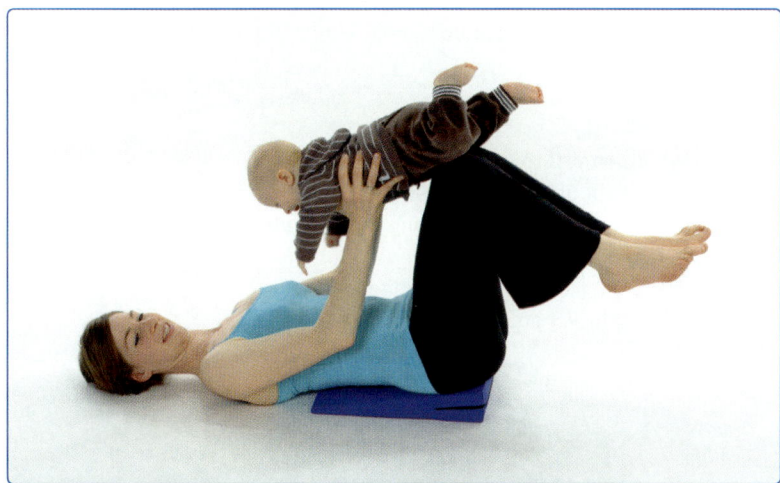

Wahrnehmung:

- Lungenvolumen verkleinert sich
- Bauchdecke senkt sich und Unterbauch spannt sich an
- Unterer Rücken streckt sich
- Alle Beckenbodenschichten sind angespannt

Übung 2.8: „Schwänzchen in die Höh'"

Übungszeit: 2 Minuten

Übungsziele (Mutter):
- Halten der Beckenbodenspannung während der Übung
- Kräftigung der unteren Bauchmuskulatur (Kopf auf der Unterlage/Steißbein nach oben)
- Kräftigung der gesamten Bauchmuskulatur (Kopf ist angehoben)

Ausgangsposition der Mutter:
- Liegen in Rückenlage
- Die Beine sind überkreuzt und im Winkel von 90 Grad von der Unterlage angehoben
- Das Kind liegt in Bauchlage auf dem Oberkörper der Mutter
- Ein unter das Becken gelegte Kissen entlastet den Beckenboden und verhindert eine Überbelastung der Bauch- und Rückenmuskulatur!

Ausgangsposition und Übungsziele des Kindes:
- Das Kind liegt auf Mutters Bauch (Kräftigung der Rückenmuskulatur)

Übungsablauf während der Einatmung:
- Tief durch die Nase einatmen
- Das kleine Becken zur Unterlage kippen (Steißbein zeigt Richtung Unterlage)
- Nacheinander die Beine von der Unterlage anheben und überkreuzen (90-Grad-Winkel)
- Die Knie befinden sich nicht über dem Bauchraum (kein Druck auf den Bauchraum)

Wahrnehmung:
- Lungenvolumen vergrößert sich
- Bauchdecke hebt und entspannt sich
- Bauchorgane „rutschen" in Richtung Beckenboden („Ei legen")
- Hohlkreuzhaltung entsteht
- Alle Beckenbodenschichten sind entspannt
- Das Kind liegt locker auf den Unterschenkeln

Übungsablauf während der Ausatmung:

- Durch den leicht geöffneten Mund ausatmen
- Zuerst die Schließmuskeln aktivieren
- Die Sitzbeinhöcker zueinander ziehen
- Dabei das große Becken zur Unterlage kippen (Schambein zieht zum Kinn)
- Zuletzt den „inneren Aufzug" nach innen, oben ziehen („Ei halten")
- Das Steißbein(schwänzchen) kurz nach oben schieben

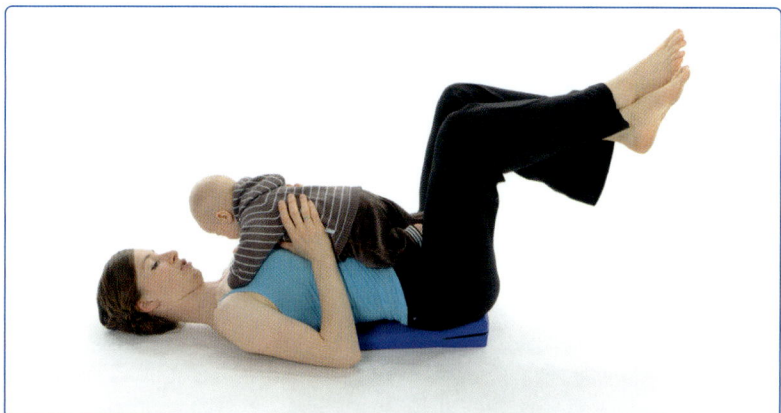

Wahrnehmung:

- Lungenvolumen verkleinert sich
- Bauchdecke senkt sich und Unterbauch spannt sich an
- Unterer Rücken streckt sich
- Alle Beckenbodenschichten sind angespannt
- Untere Bauchmuskulatur spannt sich an

Anmerkungen für die Kursleiterin:

- Die Knie nicht über den Bauch bringen (den 90-Grad-Winkel erhalten, sonst entsteht Druck auf die Bauchorgane, vor allem die Harnblase).
- Ein unter die Beine gelegter Stuhl oder Gymnastikball erleichtert die Beinhaltung!

Übung 2.9: „Kindchen in die Höh"

Übungszeit: 2 Minuten

Übungsziele (Mutter):

- Halten der Beckenbodenspannung während der Übung
- Kräftigung der unteren Bauchmuskulatur (Kopf unten)
- Kräftigung der gesamten Bauchmuskulatur (Kopf angehoben)
- Kräftigung der Arm- und Schulterregion
- Dehnung der unteren Rückenmuskulatur

Ausgangsposition Mutter:

- Liegen in Rückenlage
- Die Beine sind überkreuzt und im Winkel von 90 Grad von der Unterlage angehoben
- Die Hände halten das Kind
- Ein unter das Becken gelegtes Kissen entlastet den Beckenboden und verhindert eine Überbelastung der Bauch- und Rückenmuskulatur

Ausgangsposition und Übungsziele des Kindes:

- Das Kind liegt in Bauchlage auf Mutters Bauch (Kräftigung der Rückenmuskulatur und Trainieren des Gleichgewichtssinns)

Übungsablauf während der Einatmung:

- Tief durch die Nase einatmen
- Das kleine Becken zur Unterlage kippen (Steißbein zeigt Richtung Unterlage)
- Nacheinander die Beine von der Unterlage anheben und überkreuzen (90-Grad-Winkel beachten)
- Die Knie befinden sich nicht über dem Bauchraum (kein Druck auf die Bauchorgane)

Wahrnehmung:

- Lungenvolumen vergrößert sich
- Bauchdecke hebt und entspannt sich
- Bauchorgane „rutschen" in Richtung Beckenboden („Ei legen")
- Hohlkreuzhaltung entsteht
- Alle Beckenbodenschichten sind entspannt
- Das Kind liegt locker auf den Unterschenkeln

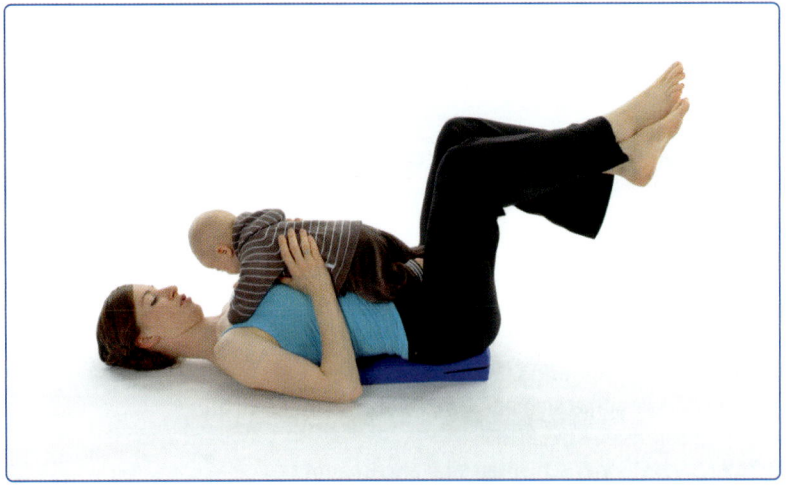

Übungsablauf während der Ausatmung:

- Durch den leicht geöffneten Mund ausatmen
- Zuerst die Schließmuskeln aktivieren
- Die Sitzbeinhöcker zueinander ziehen
- Dabei das große Becken zur Unterlage kippen (Schambein zieht zum Kinn)
- Zuletzt den „inneren Aufzug" nach innen, oben ziehen („Ei halten")
- Das Kind mit den Armen nach oben heben

Übungsvariante:

- Das Kind in verschiedene Richtungen fliegen lassen.

Anmerkungen für die Kursleiterin:

- Die Knie nicht über den Bauch bringen (den 90-Grad-Winkel erhalten, sonst entsteht Druck auf die Bauchorgane, vor allem auf die Harnblase).
- Ein unter die Beine gelegter Stuhl oder Gymnastikball erleichtert die Beinhaltung!

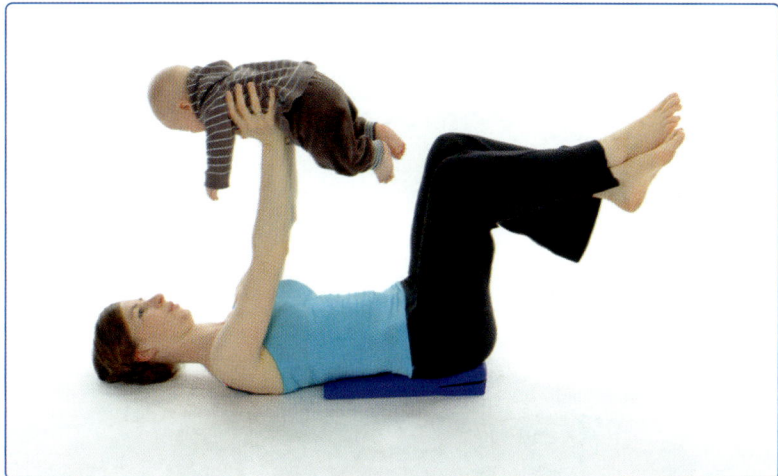

Wahrnehmung:

- Lungenvolumen verkleinert sich
- Bauchdecke senkt sich und Unterbauch spannt sich an
- Unterer Rücken streckt sich
- Alle Beckenbodenschichten sind angespannt

2. Übungseinheit

Übung 2.10: Große Beckenschaukel (Basisübung)

Übungszeit: 2 Minuten

Übungsziele (Mutter):
- Entspannung und Entlastung des Beckenbodens
- Halten der Beckenbodenspannung während des Anhebens des Beckens
- Kräftigung der unteren Bauchmuskulatur
- Dehnung der unteren Rückenmuskulatur

Ausgangsposition der Mutter:
- Liegen in Rückenlage mit hüftbreit aufgestellten Beinen
- Die Hände halten das Kind
- Ein unter die Hüfte gelegtes Keilkissen erleichtert die Übung

Mögliche Ausgangspositionen und Übungsziele des Kindes:
a) Kniend in Bauchlage auf Mutters Oberschenkel (Trainieren der Rückenmuskulatur)
b) Sitzend auf Mutters Bauch (Trainieren der Bauchmuskulatur)

Übungsablauf während der Einatmung:
- Tief durch die Nase einatmen
- Das kleine Becken zur Unterlage kippen (Steißbein zeigt Richtung Unterlage)

Wahrnehmung:
- Lungenvolumen vergrößert sich
- Bauchdecke hebt und entspannt sich
- Bauchorgane „rutschen" in Richtung Beckenboden
- Hohlkreuzhaltung entsteht
- Alle Beckenbodenschichten sind entspannt

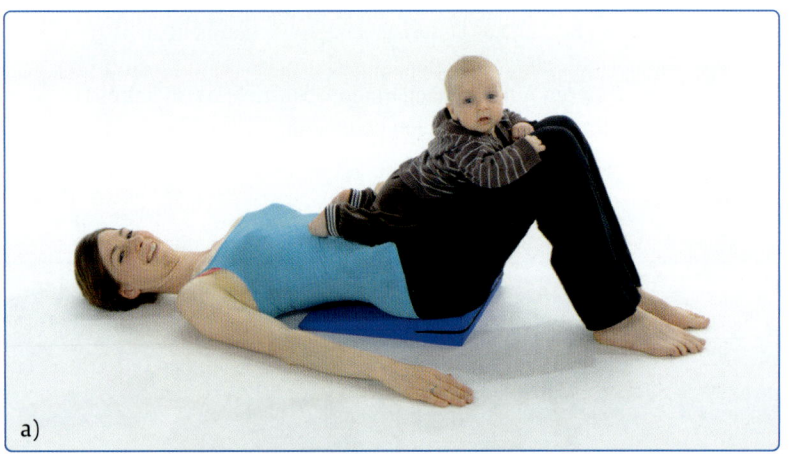
a)

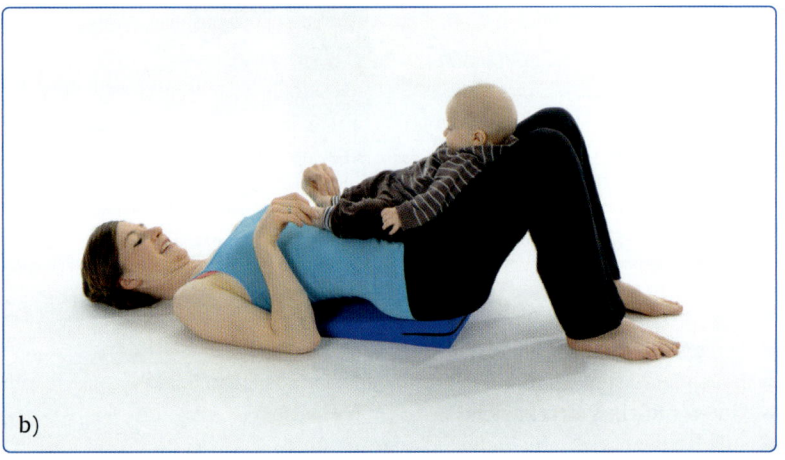
b)

Übungsablauf während der Ausatmung:

- Durch den leicht geöffneten Mund ausatmen
- Zuerst die Schließmuskeln aktivieren
- Die Sitzbeinhöcker zueinander ziehen
- Dabei das große Becken zur Unterlage kippen (Schambein zieht zum Kinn)
- Zuletzt den „inneren Aufzug" nach innen, oben ziehen („Ei halten")
- Das Becken rollend von der Unterlage anheben

Wahrnehmung:

- Lungenvolumen verkleinert sich
- Bauchdecke senkt sich und Unterbauch aktiviert sich
- Unterer Rücken streckt sich, alle Beckenbodenschichten sind angespannt
- Das Becken hat keine Auflage mehr. Das Kind wird mit angehoben

Anmerkungen für die Kursleiterin:

- **Entlastungsübung** (noch verstärkt durch Unterlegen eines hohen Kissens)
- Dies ist die einfachste Grundübung zum Trainieren der Beckenboden-, Becken-, Bauch-, Rücken- und vor allem der Gesäßmuskulatur.
- Das Becken darf nicht seitlich abkippen! Zur Kontrolle des Beckenstands werden die Fingerspitzen an den vorderen Darmbeinkamm angelegt.

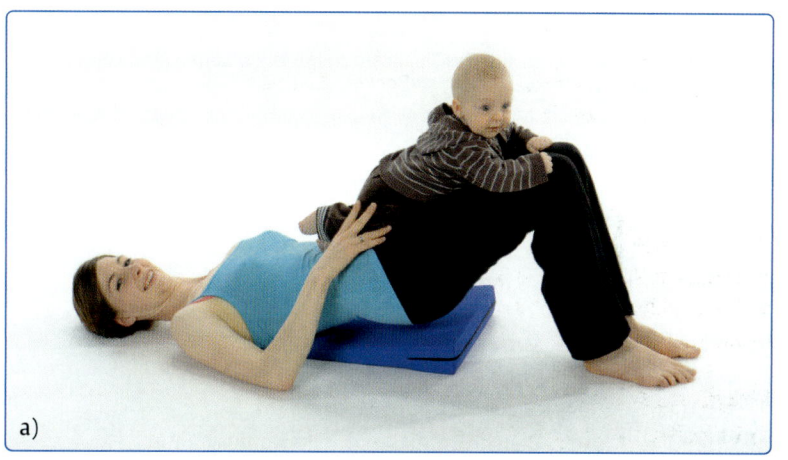

a)

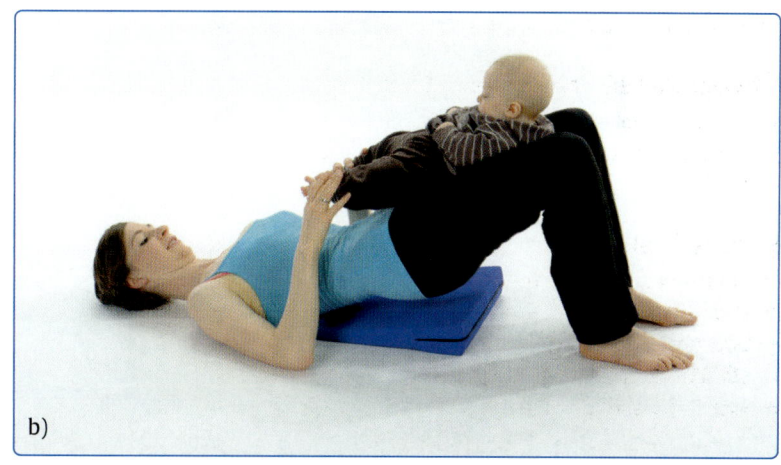

b)

Übung 2.11: Große Beckenschaukel mit fersenbetonter Fußstellung

Übungszeit: 1 Minute
Übungsziel: Wahrnehmung des Zusammenspiels zwischen Beckenboden und Fußstellungen

Ausgangsposition der Mutter:
- Liegen in Rückenlage mit hüftbreit aufgestellten Beinen
- Die Fersen sind aufgestellt
- Das Kind liegt oder sitzt auf dem Bauch der Mutter
- Die Hände halten das Kind

Mögliche Ausgangspositionen des Kindes:
a) Kniend in Bauchlage auf Mutters Oberschenkel (Trainieren der Rückenmuskulatur)
b) Sitzend auf Mutters Bauch (Trainieren der Bauchmuskulatur)

Übungsablauf während der Einatmung:
- Tief durch die Nase einatmen
- Das kleine Becken zur Unterlage kippen (Steißbein zeigt in Richtung Unterlage)
- Den After- und Harnröhrenschließmuskel entspannen

Wahrnehmung:
- Lungenvolumen vergrößert sich
- Zwerchfell schiebt sich in Richtung Bauchraum
- Bauchdecke hebt sich
- Bauchorgane „rutschen" in Richtung Beckenboden („Ei legen")
- Großes Becken kippt nach oben (Schambein zeigt weg vom Kind)
- Hohlkreuzhaltung entsteht
- Becken ist weit
- Alle Beckenbodenschichten sind entspannt.

Übungsablauf während der Ausatmung:

- Tief durch den leicht geöffneten Mund ausatmen
- Den After- und Harnröhrenschließmuskel nacheinander aktivieren
- Die Anspannung 2 Sekunden halten

Anmerkungen für die Kursleiterin:

- Bei einer **fersen**betonten Fußstellung ist die Anspannung des **After**schließmuskels deutlich leichter durchzuführen!

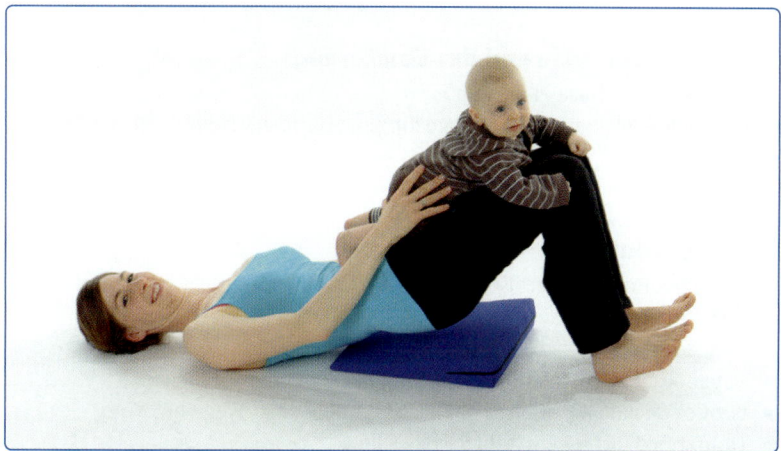

Wahrnehmung:

- Lungenvolumen verkleinert sich
- Zwerchfell schiebt sich in Richtung Lunge
- Bauchdecke senkt sich
- Bauchorgane bewegen sich in Richtung Lungenraum
- Kleines Becken kippt nach oben (Schambein zieht zum Kind)
- Becken ist enger
- Unterer Rücken streckt sich

Übung 2.12: Große Beckenschaukel mit zehenspitzenbetonter Fußstellung

Übungszeit: 1 Minute
Übungsziel: Wahrnehmung des Zusammenspiels zwischen Beckenboden und Fußstellungen

Ausgangsposition der Mutter:

- Liegen in Rückenlage mit hüftbreit aufgestellten Beinen
- Die Zehen/Ballen sind aufgestellt (Ballenstand)
- Die Hände halten das Kind

Mögliche Ausgangspositionen des Kindes:

a) Kniend in Bauchlage auf Mutters Oberschenkel (Trainieren der Rückenmuskulatur)
b) Sitzend auf Mutters Bauch (Trainieren der Bauchmuskulatur)

Übungsablauf während der Einatmung:

- Tief durch die Nase einatmen
- Das kleine Becken zur Unterlage kippen (Steißbein zeigt Richtung Unterlage)
- Alle Beckenbodenschichten entspannen

Wahrnehmung:

- Lungenvolumen vergrößert sich
- Zwerchfell schiebt sich in Richtung Bauchraum
- Bauchdecke hebt sich
- Bauchorgane „rutschen" in Richtung Beckenboden („Ei legen")
- Großes Becken kippt nach oben (Schambein zeigt weg vom Kind)
- Hohlkreuzhaltung entsteht
- Becken ist weit

Übungsablauf während der Ausatmung:

- Tief durch den leicht geöffneten Mund ausatmen
- Den After- und Harnröhrenschließmuskel nacheinander aktivieren
- Die Anspannung jeweils 2–3 Sekunden halten

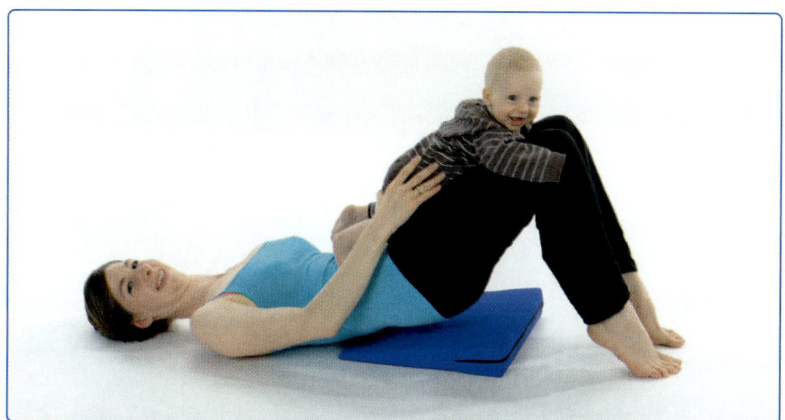

Wahrnehmung:

- Lungenvolumen verkleinert sich
- Zwerchfell schiebt sich in Richtung Lunge
- Bauchdecke senkt sich
- Bauchorgane bewegen sich in Richtung Lungenraum
- Kleines Becken kippt nach oben (Schambein zieht zum Kind)
- Becken ist enger
- Unterer Rücken streckt sich

Anmerkungen für die Kursleiterin:

- Bei einer **zehen**spitzenbetonten Fußstellung ist die Anspannung des **Harnröhren**schließmuskels deutlich leichter durchzuführen!

2. Übungseinheit

Übung 2.13: „Der Katzensprung" (Basisübung)

Übungszeit: 2 Minuten

Übungsziele (Mutter):

- Wahrnehmung der Beckenbodenmuskulatur
- Kräftigung der Rücken-, Bauch- und Gesäßmuskulatur
- Entlastungsübung

Ausgangsposition der Mutter:

- Vierfüßlerstand in zehenspitzenbetonter Fußstellung
- Die Beine sind hüftbreit neben einander
- Die Knie befinden sich unter dem Hüftgelenk
- Die Hände befinden sich unter den Schultergelenken

Ausgangsposition und Übungsziele des Kindes:

- Liegen in Rückenlage (Kräftigung der Bauchmuskulatur)
- Liegen in Bauchlage (Kräftigung der Rückenmuskulatur)

Übungsablauf während der Einatmung:

- Tief durch die Nase einatmen
- Das große Becken zur Unterlage kippen (Steißbein zeigt nach hinten, oben)

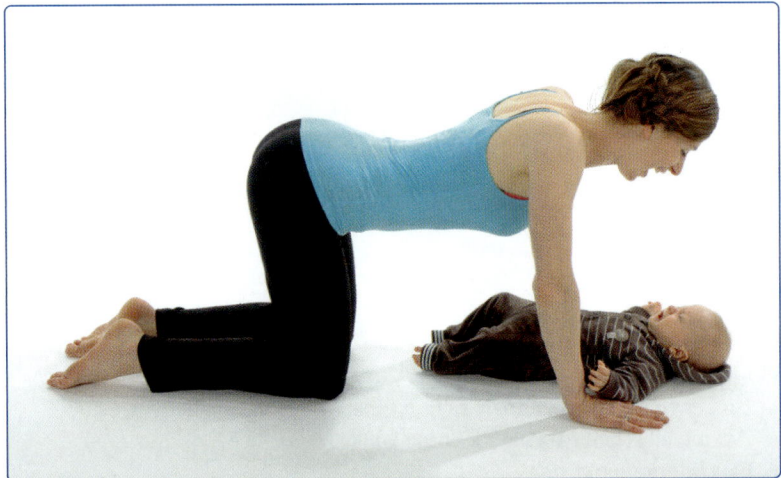

Wahrnehmung:

- Lungenvolumen vergrößert sich
- Bauchdecke hebt und entspannt sich
- Bauchorgane „rutschen" in Richtung Beckenboden („Ei legen")
- Hohlkreuzhaltung entsteht
- Alle Beckenbodenschichten sind entspannt
- Becken ist weit
- Die Körper- und Beinspannung ist locker

Übungsablauf während der Ausatmung:

- Durch den leicht geöffneten Mund ausatmen
- Zuerst die Schließmuskeln aktivieren
- Die Sitzbeinhöcker zueinander ziehen (Beinspannung entsteht)
- Dabei das kleine Becken zur Unterlage ziehen (Schambein zieht zum Kinn)
- Zuletzt den „inneren Aufzug" nach innen, oben ziehen („Ei halten")

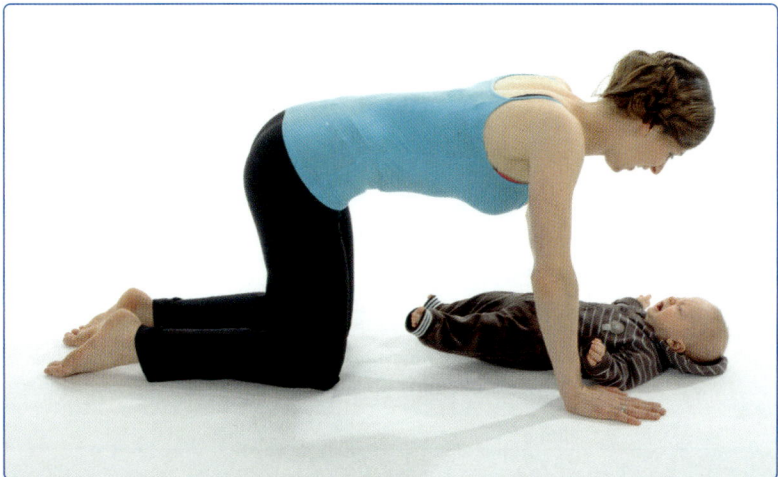

Wahrnehmung:

- Lungenvolumen verkleinert sich
- Bauchdecke spannt sich an
- Unterer Rücken streckt sich
- Beckenboden spannt sich an
- Becken ist enger
- Bein- und Körperspannung entsteht

Anmerkungen für die Kursleiterin:

- Dies ist eine Entlastungsübung
- Die Knie nicht unter den Bauch bringen (den 90-Grad-Winkel erhalten, sonst entsteht Druck auf die Bauchorgane, vor allem die Harnblase)
- Bei einer **zehenspitzenbetonten** Fußstellung ist die Anspannung des Harnröhrenschließmuskels deutlich leichter durchzuführen!.
- Bei einer **fersenbetonten** Fußstellung gelingt die Anspannung des Afterschließmuskels leichter.

Übung 2.14: „Der Hoppe-Reiter"

Übungszeit: 3 Minuten

Übungsziele (Mutter):
- Wahrnehmung der Beckenbodenmuskulatur
- Kräftigung der Rücken-, Bauch- und Gesäßmuskulatur
- Anpassung der Beckenbodenspannung

Ausgangsposition der Mutter:
- Vierfüßlerstand
- Die Beine sind hüftbreit neben einander
- Die Knie befinden sich unter dem Hüftgelenk
- Die Hände befinden sich unter dem Schultergelenk

Mögliche Ausgangspositionen und Übungsziele des Kindes:
- Liegen in Rückenlage (Kräftigung der Bauchmuskulatur)
- Liegen in Bauchlage (Kräftigung der Rückenmuskulatur)
- Sitzen auf Mutters Rücken (Trainieren von Koordination und Gleichgewicht)

Übungsablauf während der Einatmung:
- Tief durch die Nase einatmen
- Das große Becken zur Unterlage kippen (Steißbein zeigt nach hinten, oben)
- Die Knie sind nicht unter dem Bauchraum (kein Druck auf den Bauchraum)

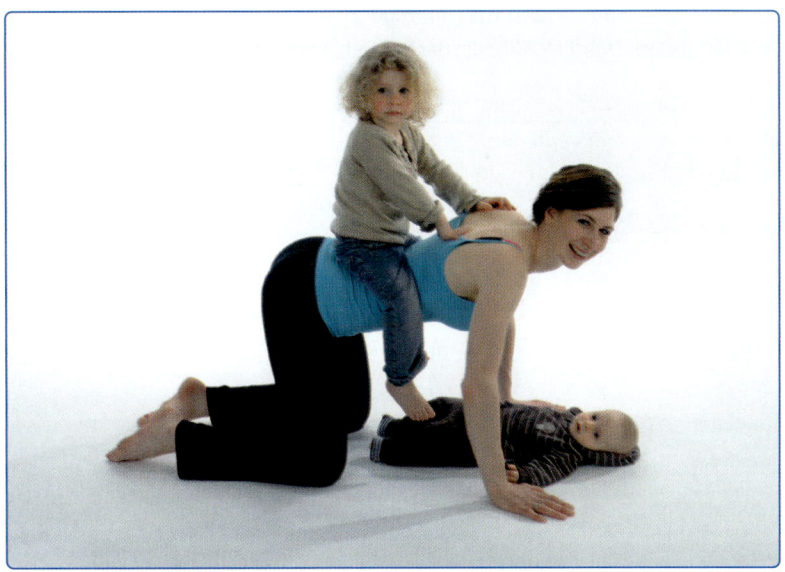

Wahrnehmung:
- Lungenvolumen vergrößert sich
- Bauchdecke hebt und entspannt sich
- Bauchorgane „rutschen" in Richtung Beckenboden („Ei legen")
- Hohlkreuzhaltung entsteht
- Alle Beckenbodenschichten sind entspannt
- die Körper- und Beinspannung ist locker
- Becken ist weit

Übungsablauf während der Ausatmung:

- Durch den leicht geöffneten Mund ausatmen
- Zuerst die Schließmuskeln aktivieren
- Die Sitzbeinhöcker zueinander ziehen (Beinspannung entsteht)
- Dabei das kleine Becken zur Unterlage ziehen (Schambein zieht zum Kinn)
- Zuletzt den „inneren Aufzug" nach innen, oben ziehen („Ei halten")

Wahrnehmung:

- Lungenvolumen verkleinert sich
- Bauchdecke spannt sich an
- Unterer Rücken streckt sich
- Alle Beckenbodenschichten sind angespannt
- Becken ist enger
- Bein und Körperspannung entsteht

Übungsvariante: Fersenbetonte Fußstellung

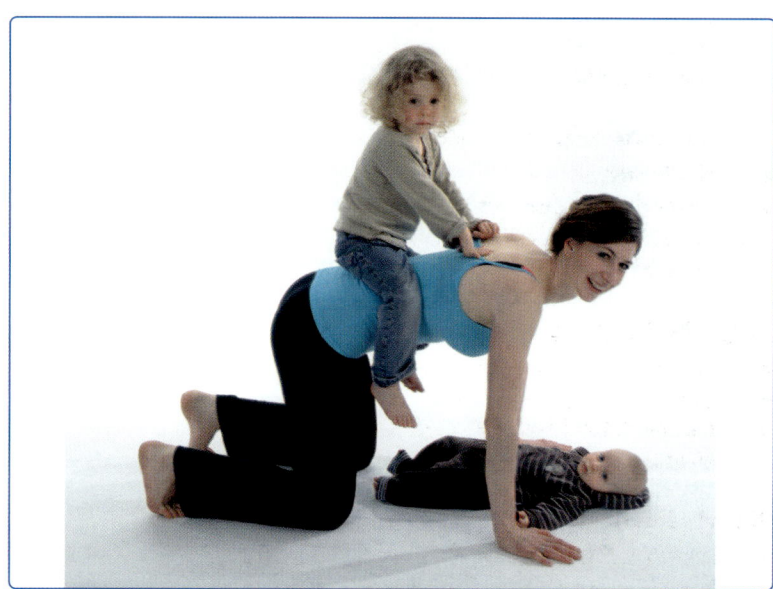

Anmerkungen für die Kursleiterin:
- Die Knie nicht unter den Bauch bringen (den 90-Grad-Winkel erhalten, sonst entsteht Druck auf die Bauchorgane, vor allem die Harnblase).
- Bei einer **zehen**spitzenbetonten Fußstellung ist die Anspannung des **Harnröhren**schließmuskels deutlich leichter durchzuführen!
- Bei einer **fersen**betonten Fußstellung gelingt die Anspannung des **After**schließmuskels leichter.

Übung 2.15: „Ich hab dich zum Fressen gern" (Basisübung)

Übungszeit: 2 Minuten
Übungsziel: Entlastung des Beckenbodens

Ausgangsposition:

- Vierfüßlerstand, von dort wird das Gewicht auf die Ellenbogen verlagert
- Ellenbogen-Knie-Lage mit zehenspitzenbetonter Fußstellung
- Die Knie befinden sich unter dem Becken
- Die Ellenbogen befinden sich unter den Schultern
- Kopf, Schultern und Gesäß bilden eine Ebene

Ausgangspositionen und Übungsziele des Kindes:

- Liegen in Rückenlage (Kräftigung der Bauchmuskulatur)
- Liegen in Bauchlage (Kräftigung der Rückenmuskulatur)

Übungsablauf während der Einatmung:

- Tief durch die Nase einatmen
- Das große Becken nach unten kippen (Steißbein zeigt nach hinten, oben)

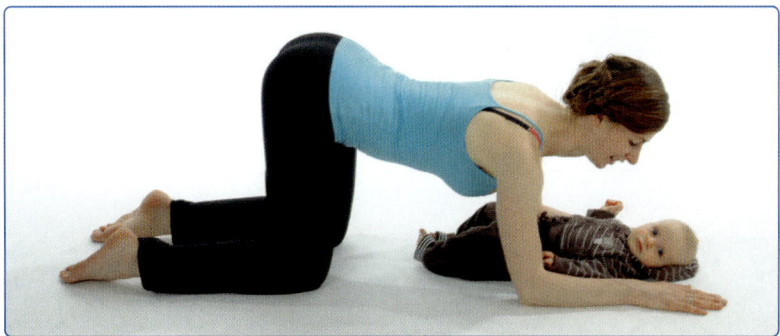

Wahrnehmung:

- Hohlkreuzhaltung entsteht
- Alle Beckenbodenschichten sind entspannt („Ei legen")
- Beckenboden-, Körper- und Beinmuskulatur sind locker und instabil

Übungsablauf während der Ausatmung:

- Durch den leicht geöffneten Mund ausatmen
- Zuerst die Schließmuskeln aktivieren
- Die Sitzbeinhöcker zueinander ziehen
- Dabei das große Becken nach oben kippen (Schambein zieht zum Kinn)
- Zuletzt den „inneren Aufzug" nach innen, oben ziehen („Ei halten")
- **Schmusetipp „Nasenbär":** Die Mutter kann ihre Nase an der Nase des Kindes reiben.

Übungsvariante: Fersenbetonte Fußstellung

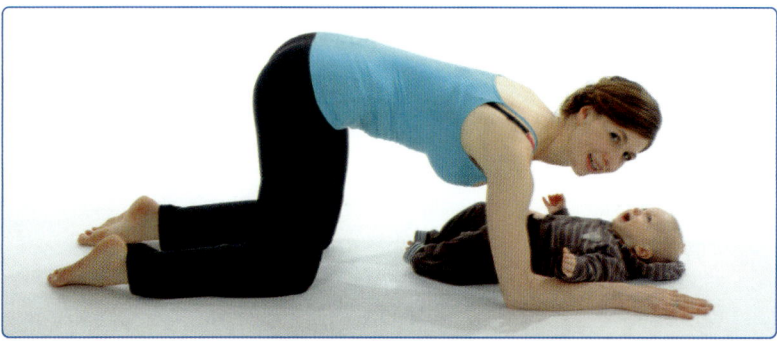

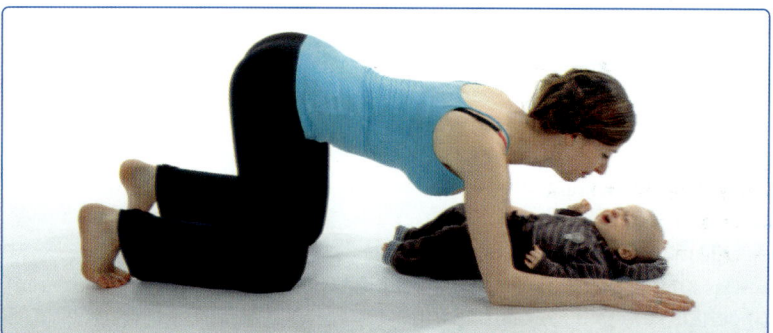

Wahrnehmung:

- Beinspannung entsteht
- Unterer Rücken streckt sich
- Bauchdecke spannt sich an
- Alle Beckenbodenschichten sind angespannt, aber druckentlastet

Anmerkungen für die Kursleiterin:

- Diese Entlastungsübung eignet sich für Kursteilnehmerinnen mit **Problemen im hinteren Beckenbodenbereich** (Hämorrhoiden, Darmsenkung), vor allem in der fersenbetonten Fußstellung. Durch die Verlagerung des Schwerpunktes wird der Beckenboden entlastet, da die Bauchorgane in Richtung Zwerchfell rutschen.
- Bei der Hohlkreuzhaltung kann jedoch ein Druck auf die Blase entstehen! Deshalb ist diese Übung **nicht für Frauen mit Blasenproblemen** geeignet.
- Vorsicht auch bei **Bluthochdruck**!

Übung 2.16: „Die Bauchlandung" (Basisübung)

Übungszeit: 3 Minuten

Übungsziele:
- Wahrnehmung der An- und Entspannung der Beckenbodenmuskulatur
- Kräftigung der unteren Bauch-, Rücken-, Gesäß- und Beckenmuskulatur

Ausgangsposition der Mutter:
- Liegen in Ellenbogen-Bauch-Lage
- Ein untergelegtes Kissen vermindert den Druck auf die Brust (stillende Mütter)
- Seitlich angewinkelte Arme
- Ausgestreckte Beine

Ausgangspositionen und Übungsziele des Kindes:
- Das Kind liegt in Bauchlage vor der Mutter und stützt sich auf (Trainieren der Rücken- und Armmuskulatur)
- Liegen in Rückenlage (Trainieren der Bauchmuskulatur)

Übungsablauf während der Einatmung:
- Tief durch die Nase einatmen
- Das kleine Becken mit dem Steißbein nach oben bewegen
- Das große Becken mit dem Schambein zur Unterlage bewegen

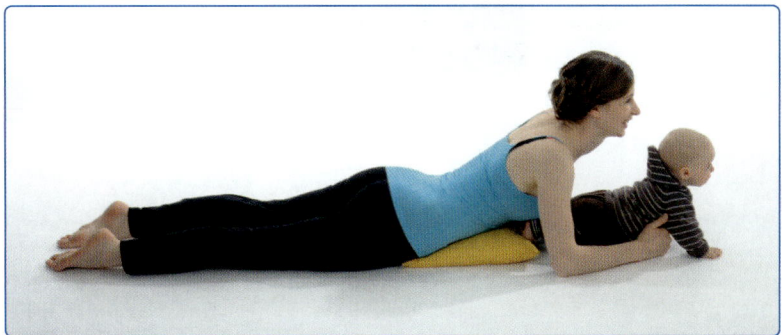

Wahrnehmung:
- Lungenvolumen vergrößert sich
- Entspannte Bauchdecke bewegt sich zur Unterlage
- Leichte Hohlkreuzhaltung entsteht
- Alle Beckenbodenschichten sind entspannt („Ei legen")
- Becken ist weit

Übungsablauf während der Ausatmung:

- Durch den leicht geöffneten Mund ausatmen
- Zuerst die Schließmuskeln aktivieren
- Die Sitzbeinhöcker zueinander ziehen
- Zuletzt den „inneren Aufzug" nach innen, oben ziehen („Ei halten")
- Dabei das große Becken von der Unterlage anheben (das Steißbein zieht zur Unterlage)

Achtung: Bei einer ausreichenden Beckenbodenspannung sind die Bandscheiben und Gelenke entlastet und das Gewicht auf Ellenbogen und Schultern reduziert.

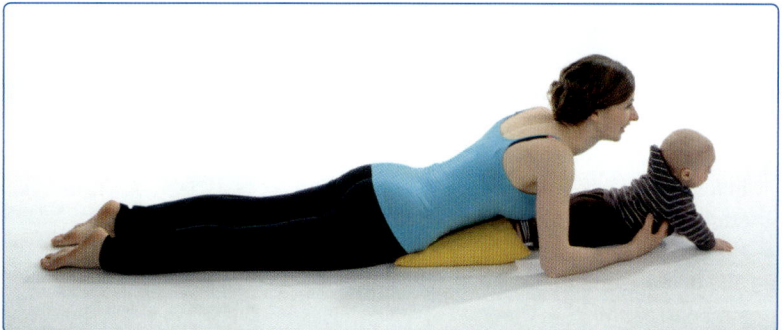

Wahrnehmung:

- Lungenvolumen verkleinert sich
- Kleines Becken mit Steißbein kippt nach unten (Schambein zur Unterlage)
- Angespannte Bauchdecke hebt sich etwas von der Unterlage
- Unterer Rücken streckt sich
- Alle Beckenbodenschichten sind angespannt
- Becken ist enger
- Köperspannung entsteht

Übungsvariante: Fersenbetonte Fußstellung

Anmerkungen für die Kursleiterin:

- Vorsicht bei Kursteilnehmerinnen mit **Zustand nach Sectio**. Bei Narbenschmerz oder Bauchdruck sollte diese Übung abgebrochen werden.

Übung 2.17: „Mutter-Kind-Wippe" (Basisübung)

Anmerkungen für die Kursleiterin

„Die Beckenschaukel im Stehen"
- erleichtert längeres Stehen mit dem Kind
- ist eine Grundübung zum Trainieren der Becken-, Bauch-, Rücken-, Gesäß- und Beinmuskulatur
- und eine Grundübung für die korrekte Atmung zur Schonung des Beckenbodens
- Sie kann auch in jeder anderen Körperlage durchgeführt werden.
- Diese beckenbodenschondende Grundstellung („Stehen mit Kind") sollte von den Müttern auch im Alltag genutzt werden!

Übungszeit: 2 Minuten
Übungsziele (Mutter):
- Wahrnehmen des Zusammenspiels zwischen Beckenboden und Bauch-, Gesäß- und Beinmuskulatur
- Kräftigung der Bauch-, Gesäß- und Beinmuskulatur
- Dehnung der unteren Rückenmuskulatur

Ausgangsposition der Mutter:
- Aufrecht stehen
- Die Hände halten das Kind

Ausgangspositionen und Übungsziele für das Kind:
- Liegen „Bauch an Bauch" zur Mutter (Trainieren der Rückenmuskulatur)
- Liegen „Rücken an Bauch" der Mutter (Trainieren der Bauchmuskulatur)

Übungsablauf während der Einatmung:
- Tief durch die Nase einatmen
- Das große Becken zum Kind kippen (Steißbein zeigt vom Kind weg)

Wahrnehmung:
- Lungenvolumen vergrößert sich
- Bauchdecke weitet und entspannt sich
- Bauchorgane „rutschen" in Richtung Beckenboden („Ei legen")
- Hohlkreuzhaltung entsteht
- Alle Beckenbodenschichten sind entspannt

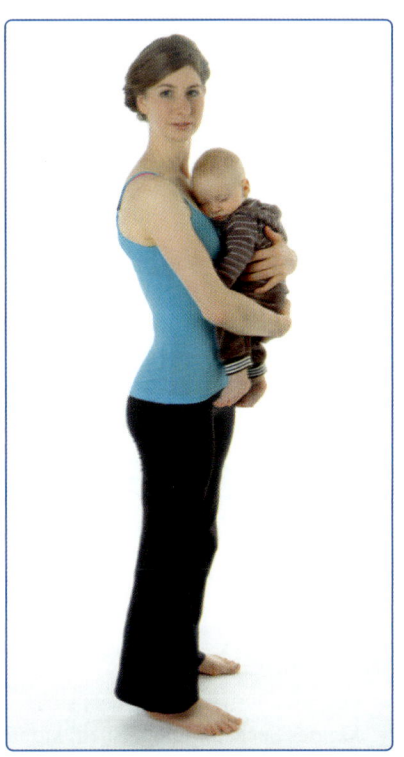

Übungsablauf während der Ausatmung:

- Durch den leicht geöffneten Mund ausatmen
- Zuerst die Schließmuskeln aktivieren
- Die Sitzbeinhöcker zueinander ziehen
- Dabei das große Becken nach hinten kippen (Schambein zieht zum Kind)
- Zuletzt den „inneren Aufzug" nach innen, oben ziehen („Ei halten")

Wahrnehmung:

- Lungenvolumen verkleinert sich
- Brustbein richtet sich auf
- Bauchdecke flacht ab und spannt sich an
- Unterer Rücken streckt sich
- Alle Beckenbodenschichten sind angespannt

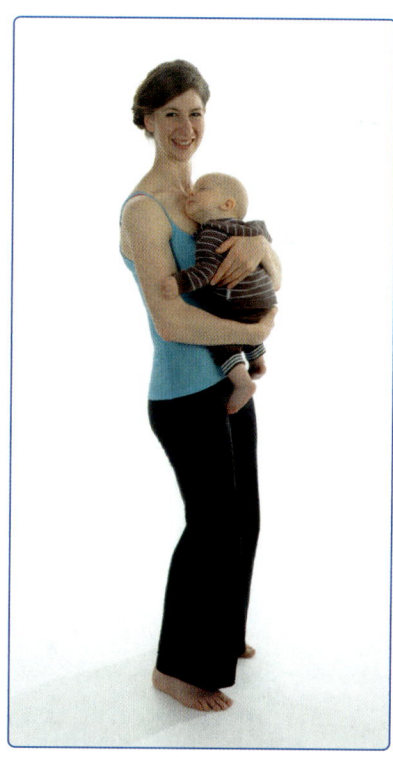

Übung 2.18: Beckenbodenentlastetes Heben (Basisübung)

Übungszeit: 3-mal vom Körper weghalten

Übungsziele (Mutter):
- Entlastung der Gelenke (Schulter, Hüfte, Knie)
- Kräftigung des Beckenbodens
- Entlastung des Beckenbodens beim Hochhalten des Kindes

Ausgangsposition der Mutter:
- Aufrecht stehen
- Die Hände halten das Kind vor dem Körper

Ausgangspositionen und Übungsziele für das Kind:
- „Bauch an Bauch" mit der Mutter (Trainieren der Rückenmuskulatur)
- „Rücken an Bauch" der Mutter (Trainieren der Bauchmuskulatur)

Beckenbodenentlastender Übungsablauf während der Ausatmung
- Durch den leicht geöffneten Mund ausatmen
- Die Beine leicht abwinkeln
- Die Knie nicht über die Zehenspitzen nach vorne schieben
- Zuerst die Schließmuskeln aktivieren
- Die Sitzbeinhöcker zueinander ziehen
- Dabei das große Becken nach hinten kippen (Schambein zieht zum Kind)
- Zuletzt den „inneren Aufzug" nach innen, oben ziehen („Ei halten")

Wahrnehmung:
- Lungenvolumen verkleinert sich
- Brustbein richtet sich auf
- Bauchdecke flacht ab und spannt sich an
- Unterer Rücken streckt sich
- Alle Beckenbodenschichten sind angespannt
- Entlastung von Gelenken und Bandscheiben
- Schulterblattspannung aufgrund der Anspannung der mittleren Beckenbodenschicht
- Entlastung des Schultergelenks – macht das Kind „leichter".

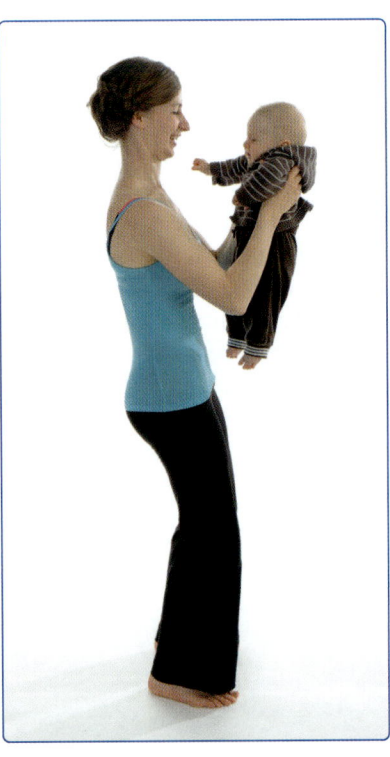

Anmerkungen für die Kursleiterin:

- **Merke:** Immer in der Ausatmungsphase heben.
- Die Beine sind leicht gebeugt, die Knie sollten nicht über den Zehenspitzen stehen!
- Das Aussprechen von „hau-ruck" entlastet den Beckenboden durch die reaktive Anspannung beim Vokal „u" während der Ausatmung!
- **Kontrolle:** In angespannter Körperhaltung mit hochgehobenem Kind die Beckenbodenschichten vorsichtig lösen:
- Das Kind wird „schwerer".
- Die gesamte Körperspannung lässt nach.
- Die Gelenke sind spürbar und belastet (Schulter-, Hüft-, Knie-, Fußgelenke).

Zum Vergleich: Beckenbodenbelastende Ausgangsstellung

- Aufrechtes Stehen
- Gestreckte Beine

Wahrnehmung:

- Bauchdecke weitet und entspannt sich
- Bauchorgane „rutschen" in Richtung Beckenboden („Ei legen")
- Hohlkreuzhaltung entsteht
- Alle Beckenbodenschichten sind entspannt, der ganze Druck aus dem Bauchraum und das Gewicht des Kindes drücken nach unten auf den Beckenboden
- Belastung von Gelenken und Bandscheiben
- Schulterblattspannung fehlt – dadurch wirkt das Kind schwerer!

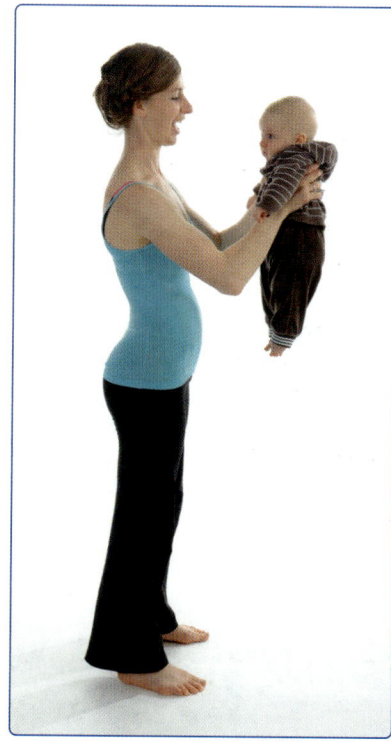

Übung 2.19: „Die Babyschaukel" (Basisübung)

Übungszeit: 2 Minuten
Übungsziele (Mutter):

- Entlastung des Beckenbodens beim Hochhalten des Kindes
- Kräftigung der Bauch- Gesäß und Beinmuskulatur
- Dehnung der unteren Rückenmuskulatur

Ausgangsposition der Mutter:

- Gebücktes Stehen mit benötigter Beckenbodenspannung
- Die Knie befinden sich hinter den Zehenspitzen
- Die Hände halten das Kind

Ausgangspositionen und Übungsziele für das Kind:

- Liegen in Bauchlage (Trainieren der Rückenmuskulatur)
- Liegen in Rückenlage (Trainieren der Bauchmuskulatur)

Beckenbodenentlastender Übungsablauf während der Ausatmung:

- Durch den leicht geöffneten Mund ausatmen
- Zuerst die Schließmuskeln aktivieren
- Die Sitzbeinhöcker zueinander ziehen
- Dabei das große Becken nach hinten kippen (Schambein zieht zum Kind)
- Zuletzt den „inneren Aufzug" nach innen, oben ziehen („Ei halten")

Wahrnehmung:

- Lungenvolumen verkleinert sich
- Brustbein richtet sich auf
- Bauchdecke flacht ab und spannt sich an
- Unterer Rücken streckt sich (geringe Belastung auf LWS)
- Alle Beckenbodenschichten sind angespannt, aber druckentlastet
- Entlastung von Gelenken und Bandscheiben
- Schulterblattspannung (aufgrund der Anspannung in der mittleren Beckenbodenschicht) entlastet das Schultergelenk, macht das Kind „leichter!"
- Stabile Körperhaltung

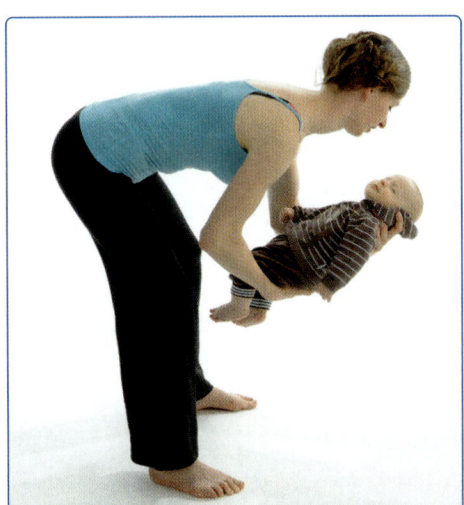

Übungsablauf während der nächsten Ausatmungsphase:

- Durch den leicht geöffneten Mund ausatmen
- Alle Beckenbodenschichten nachaktivieren
- Dabei das große Becken nach hinten kippen (Schambein zieht zum Kind)
- Zuletzt den „inneren Aufzug" nach innen, oben ziehen
- Das Kind vor dem Körper nach oben heben

Wahrnehmung:

- Lungenvolumen verkleinert sich
- Unterer Rücken streckt sich
- Beckenboden- und Köperspannung entsteht
- Schulterblattspannung aufgrund der Anspannung in der mittleren Beckenbodenschicht entlastet das Schultergelenk und macht das Kind „leichter!"
- Stabile Körperhaltung

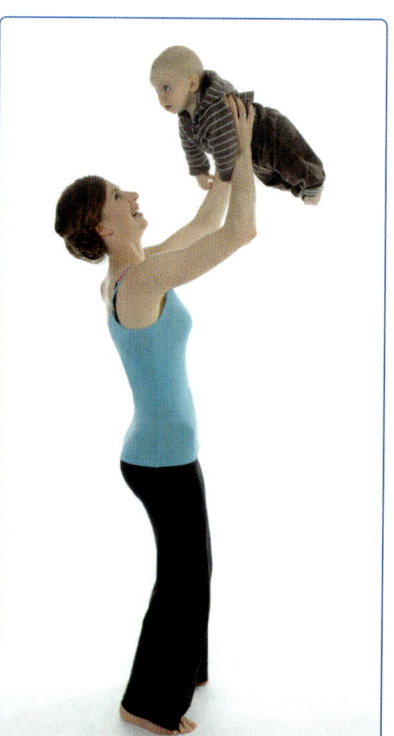

Zum Vergleich: Beckenbodenbelastende Ausgangsstellung

- Durchgestreckte Beine
- Hohlkreuzhaltung

Wahrnehmung:

- Bauchdecke weitet und entspannt sich
- Bauchorgane „rutschen" Richtung Beckenboden („Ei legen")
- Hohlkreuzhaltung entsteht
- Alle Beckenbodenschichten sind entspannt, der ganze Druck vom Bauchraum und das Gewicht des Kindes drücken nach unten auf den Beckenboden
- Belastung der Gelenke und Bandscheiben (Hüfte, Knie, Schultern)
- Schulterblattspannung fehlt – dadurch wirkt das Kind „schwerer".

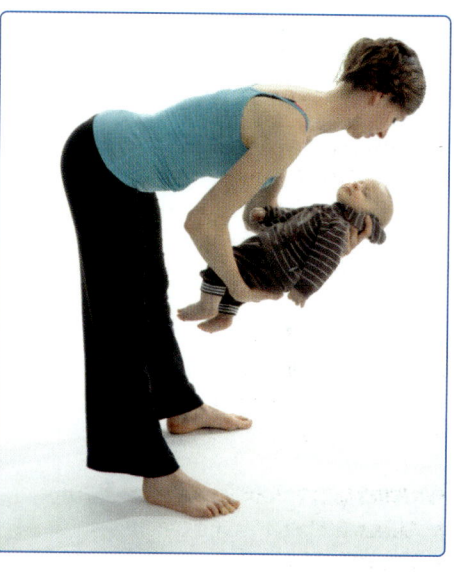

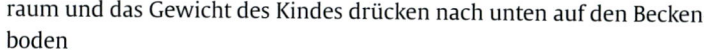
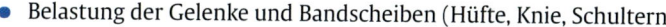

Anmerkungen für die Kursleiterin:
- Die Beine sind leicht gebeugt – die Knie sollten nicht über der Fußspitze liegen!
- **Kontrolle**: In angespannter Körperhaltung mit hochgehobenem Kind die Beckenbodenschichten vorsichtig lösen:
  - Das Kind wird „schwerer"
  - Die gesamte Körperspannung lässt nach
  - Die Gelenke sind spürbar und belastet (Schulter-, Hüft-, Knie-, Fußgelenke)

Übung 2.20: „Schlaf, Kindchen schlaf" (Basisübung)

Wie oft am Tag legt man sein Kind in sein Bettchen, auf das Sofa … Ein beckenbodenschonender Ablauf kräftigt den Körper, anstatt ihn zu belasten.

Übungszeit: 2 Minuten
Übungsziele (Mutter):
- Entlastung des Beckenbodens und der Bauchorgane
- Kräftigung der seitlichen Bauch- und Rumpfmuskulatur

Ausgangsposition der Mutter:
- Aufrechtes Stehen mit benötigter Beckenbodenspannung
- Leicht gebeugte Knie
- Die Hände halten das Kind

Ausgangspositionen und Übungsziele für das Kind:
- Liegen in Bauchlage (Trainieren der Rückenmuskulatur)
- Liegen in Rückenlage (Trainieren der Bauchmuskulatur)

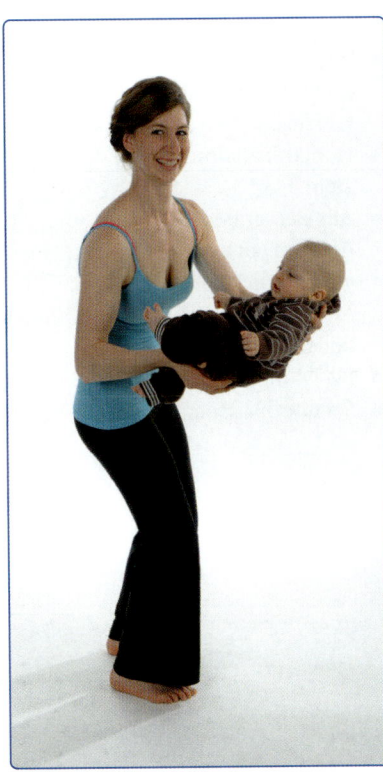

Beckenbodenentlastender Übungsablauf während der Ausatmung:
- Durch den leicht geöffneten Mund ausatmen
- Die Beine leicht abwinkeln
- Zuerst die Schließmuskeln aktivieren
- Die Sitzbeinhöcker zueinander ziehen
- Dabei das große Becken nach hinten kippen (Schambein zieht zum Kind)
- Zuletzt den „inneren Aufzug" nach innen, oben ziehen („Ei halten")
- Das Kind seitlich ablegen, dabei das Becken gerade lassen

Wahrnehmung:
- Lungenvolumen verkleinert sich
- Brustbein richtet sich auf
- Bauchdecke flacht ab und spannt sich an
- Unterer Rücken streckt sich
- Alle Beckenbodenschichten sind angespannt, aber druckentlastet
- Entlastung von Gelenken und Bandscheiben
- Schulterblattspannung aufgrund der Anspannung in der mittleren Beckenbodenschicht – entlastet das Schultergelenk und macht das Kind subjektiv „leichter"
- Becken kann nicht zur Seite ausweichen

Anmerkungen für die Kursleiterin:
- Die Beine sind leicht gebeugt, die Knie nicht über die Fußspitze bringen.
- **Kontrolle**: In angespannter Körperhaltung mit hochgehobenem Kind die Beckenbodenschichten vorsichtig lösen:
  - Das Kind wird „schwerer"
  - Die gesamte Körperspannung lässt nach
  - Die Gelenke sind spürbar und belastet (Schulter-, Hüft-, Knie- und Fußgelenke)

Zum Vergleich: Beckenbodenbelastende Ausgangsstellung
- Durchgestreckte Beine
- Hohlkreuzhaltung

Wahrnehmung:
- Gedehnte und entspannte Bauchdecke
- Bauchorgane „rutschen" Richtung Beckenboden („Ei legen")
- Hohlkreuzhaltung entsteht
- Alle Beckenbodenschichten sind entspannt, der ganze Druck vom Bauchraum und das Gewicht des Kindes drücken nach unten auf den Beckenboden
- Fehlende Anspannung der mittleren Beckenbodenschicht – das Becken dreht sich seitlich mit
- Belastung von Gelenken und Bandscheiben
- Schulterblattspannung fehlt – dadurch wirkt das Kind schwerer

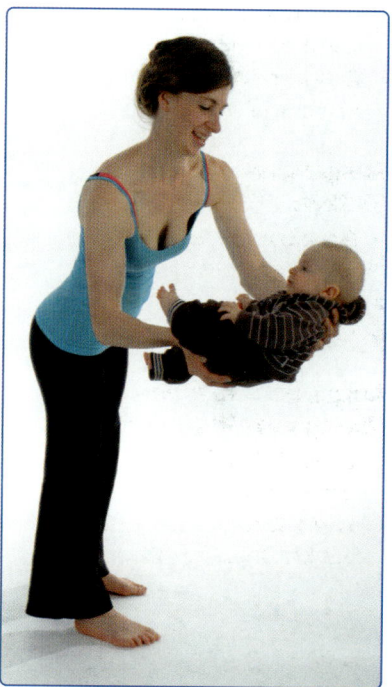

3. Übungseinheit:
Übungen mit dem Gymnastik-Ball

Übungsziele:
- Wahrnehmung der einzelnen Beckenbodenschichten mit dem Übungsgerät
- Gleichgewicht und Koordination trainieren
- Mobilisation der Wirbelsäule

Übungsübersicht:
1. Übungen im Sitzen (Übung 3.1–3.10)
2. Beckenboden und Sprache (Vokaltraining) (Übung 3.11–3.13)
3. Übungen in Rückenlage (Übung 3.14–3.20)
4. Übungen in Seitenlage (Übung 3.21)
5. Übungen im Vierfüßlerstand (Übung 3.22–3.27)
6. Übungen im Ellenbogen-Knie-Stand (Übung 3.28)
7. Partnerübungen (Übung 3.29–3.33)

Die dritte Unterrichtseinheit dient dazu, die **Wahrnehmung** der einzelnen Beckenbodenschichten über die Oberfläche des Gymnastikballs zu fördern. Manchen Frauen gelingt es erst mit diesem Hilfsmittel, die verschiedenen Reaktionen des Beckenbodens bei den einzelnen Übungen überhaupt zu spüren.

Durch den Ball kommt das **Gleichgewicht** ins Spiel. Bei jeder Regulierung des Gleichgewichts reagiert der Beckenboden mit. Dies verstärkt den Trainingseffekt. Die federnde weiche Balloberfläche unterstützt die Beweglichkeit der Wirbelsäule.

Der **Gymnastikball** ist ein großer mit Luft gefüllter Ball aus weichem Gummi. Er eignet sich bei der Beckenbodengymnastik hervorragend für Wahrnehmungs- und Gleichgewichtsübungen. Im praktischen Umgang mit dem Ball sollte die Kursleiterin darauf achten, dass sich Ball und Körperkontaktstellen (z.B. Füße oder Hände) immer auf der gleichen Unterlage befinden. Sonst besteht die Gefahr des Wegrutschens.

Viele Übungen dieser Unterrichtseinheit können auch zuhause **mit dem Kind** ausgeführt werden.

Hausaufgaben
- Die Anspannungszustände des Beckenbodens im Kontakt mit dem Ball bewusst wahrnehmen (als Ersatz für den Ball kann zuhause auch ein Stuhl dienen).
- Wahrnehmungsübungen mit dem Partner zuhause (z.B. die Übung „Standhalten").

Übung 3.1: „Das Seepferdchen" (Basisübung)

Anmerkungen für die Kursleiterin:
- Diese Übung entspricht der „Beckenschaukel" im Sitzen.
- **Wichtig:** Der Mund bleibt während der Ausatmung leicht geöffnet (**a**usatmen = **a**nspannen), damit kein Druck auf den Beckenboden entsteht.
- Der Kontakt des Beckenbodens zum Ball kann je nach Köperhaltung und Atmung gut wahrgenommen werden.
- Sogar feinste Schwingungen und Anspannungen des Beckenbodens während des Vokaltrainings sind spürbar!

Übungszeit: 2 Minuten
Übungsziel: Entlastung des Beckenbodens durch korrekte Atmung

Ausgangsposition:
Aufrechtes Sitzen auf dem Ball mit hüftbreit aufgestellten Beinen

Übungsablauf während der Einatmung:
- Tief durch die Nase einatmen
- Während der Einatmung können die Arme hinter den Kopf geführt werden (stärkere Brustkorbweitung/stärkere Hohlkreuzhaltung)
- Das große Becken nach hinten kippen (Steißbein zeigt nach hinten)

Wahrnehmung:
- Lungenvolumen vergrößert sich
- Zwerchfell schiebt sich in Richtung Bauchraum
- Bauchdecke wölbt sich nach vorne
- Bauchorgane „rutschen" in Richtung Beckenboden („Ei legen")
- Kleines Becken kippt zum Ball (Schambein zeigt zum Ball)
- Hohlkreuzhaltung entsteht
- Becken ist weit

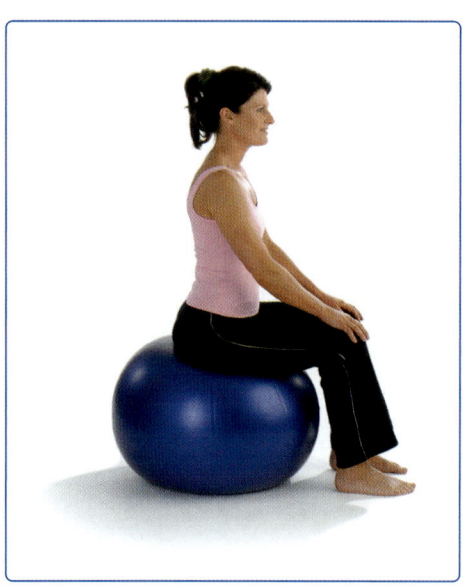

Übungsablauf während der Ausatmung:

- Tief durch den leicht geöffneten Mund ausatmen
- Während der Ausatmung können die Hände (zur besseren Wahrnehmung) auf den Bauchraum gelegt werden
- Das kleine Becken nach vorne kippen (Schambein zieht zum Kinn)
- Zuletzt den „inneren Aufzug" nach innen oben ziehen („Ei legen")

Wahrnehmung:

- Lungenvolumen verkleinert sich
- Zwerchfell schiebt sich in Richtung Lungenraum
- Bauchdecke flacht sich ab
- Bauchorgane bewegen sich in Richtung Lungenraum
- Druckentlastung des Beckenbodens
- Kleines Becken kippt nach oben (Schambein zieht zum Kinn)
- Unterer Rücken streckt sich
- Becken ist enger

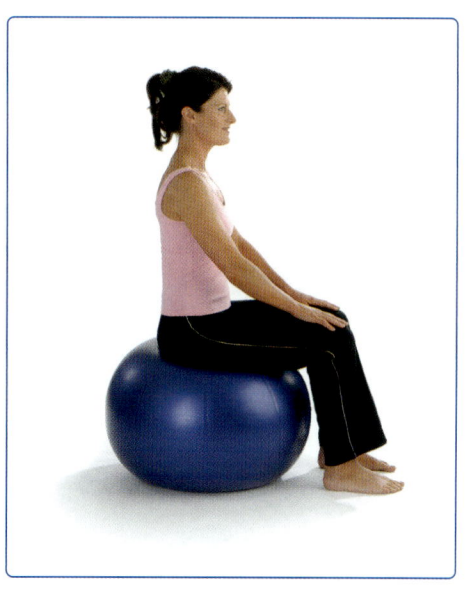

Übung 3.2: Der (äußere) Afterschließmuskel (Basisübung)

Übungszeit: 1 Minute

Ausgangsposition:
- Aufrechtes Sitzen auf dem Ball mit hüftbreit aufgestellten Beinen
- Fersenbetonte Fußstellung

Übungsablauf:
- Ruhig atmen, dabei den Afterschließmuskel an- und entspannen

Wahrnehmung:
- Auf der Balloberfläche kann eine Anspannung des Afterschließmuskels wahrgenommen werden

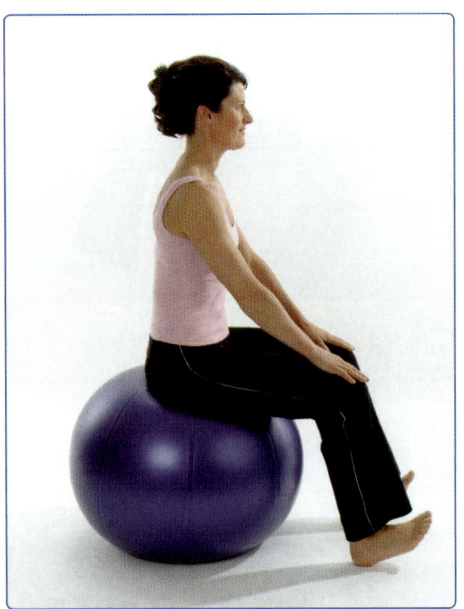

Anmerkungen für die Kursleiterin:
- Die **fersen**betonte Fußstellung hat direkten Kontakt zum **After**schließmuskel
- Bei der Aktivierung der zugehörigen Reflexzone ist eine Anspannung des Afterschließmuskels wahrnehmbar: mit dem Mund den Buchstaben „O" formen
- Bei einem fortgeschrittenen Trainingszustand können während der Ausatmung die Ringmuskeln schließen und beim Einatmen entspannen.
- Die Schließmuskeln können auch auf Schnelligkeit (gleichmäßig oder rhythmisch) und auf Ausdauer (längeres Anhalten) trainiert werden.

Übung 3.3: Der (äußere) Harnröhrenschließmuskel (Basisübung)

Übungszeit: 1 Minute

Ausgangsposition:

- Aufrechtes Sitzen auf dem Ball mit hüftbreit aufgestellten Beinen
- Zehenspitzenbetonte Fußstellung

Übungsablauf:

- Ruhig atmen, den Harn-röhrenschließmuskel abwechselnd an- und entspannen

Wahrnehmung:

- Auf der Balloberfläche kann eine Anspannung des Harnröhrenschließ-muskels wahrgenom-men werden

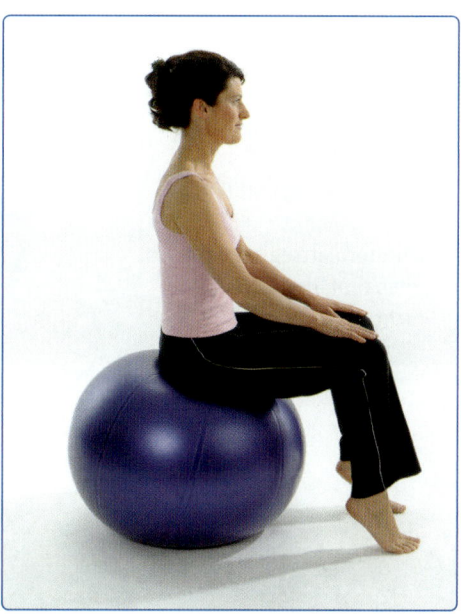

Anmerkungen für die Kursleiterin:

- Die **zehen**spitzenbetonte Fußstellung hat direkten Kontakt zum **Harn-röhren**schließmuskel
- Bei der Aktivierung der zugehörigen Reflexzone ist eine Anspannung im Harnröhrenbereich wahrnehmbar:
  - Zueinanderziehen der Augenbrauen
  - mit den Fingern auf die Nasenwurzel drücken
  - mit dem Mund den Buchstaben „i" formen

3. Übungseinheit

Übung 3.4: Die „Sitzbeinhöckerschicht" (Basisübung)

Übungszeit: 1 Minute

Ausgangsposition:
- Sitzen auf dem Gymnastikball
- Hüftbreit aufgestellte Beine
- Die Arme befinden sich seitlich des Körpers
- Die Fingerspitzen können zur besseren Wahrnehmung seitlich zu den Sitzbeinhöckern geschoben werden

Übungsablauf während der Einatmung:
- Die Sitzbeinhöcker sind locker und auf der Balloberfläche gut spürbar

Wahrnehmung:
- Gesäßmuskulatur ist locker
- Unterbauch ist entspannt
- Becken ist weit
- Körperhaltung und Beine sind entspannt
- Schulterblattregion ist entspannt, der Rücken ist leicht gekrümmt

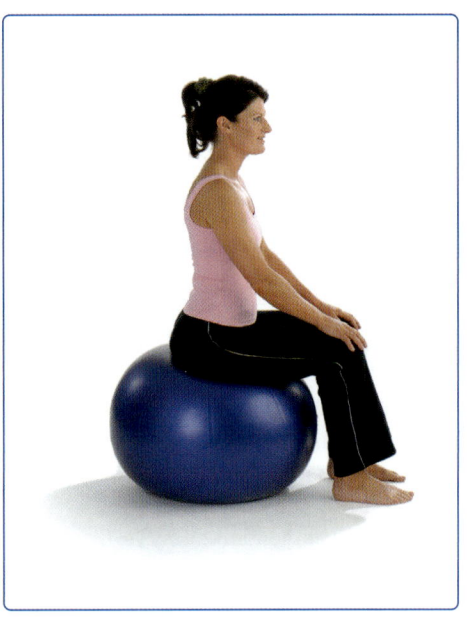

Übungsablauf während der Ausatmung:

- Die Sitzbeinhöcker zueinander ziehen

Wahrnehmung:

- Auf der Balloberfläche kann ein Zusammenziehen der Sitzbeinhöcker wahrgenommen werden
- Gesäßmuskulatur möchte mithelfen, sollte jedoch nicht angespannt werden
- Beinspannung entsteht
- Unterbauch spannt sich an
- Becken ist enger
- Aufrechte und angespannte Körperhaltung
- Schulterblattregion (Reflexzone) aktiviert sich

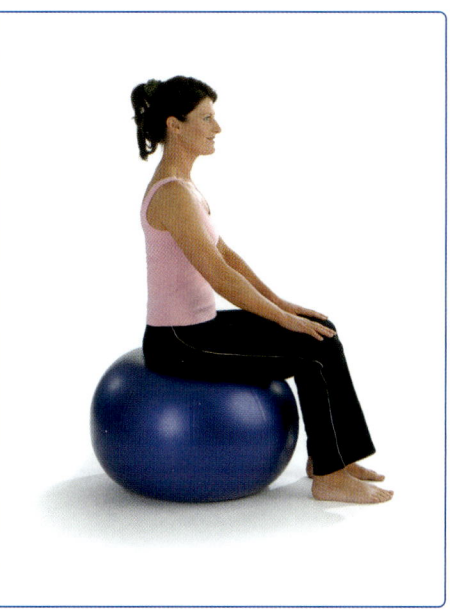

Anmerkungen für die Kursleiterin:

- Bei der Aktivierung der zugehörigen Reflexzone ist eine Anspannung zwischen den Sitzbeinhöckern wahrnehmbar:
  - mit dem Mund den Buchstaben „E" formen
  - die Schulterblattspannung aktivieren (z. B. Ellenbogen an Taille drücken)
- Anfänglich muss nicht unbedingt auf die Atmung geachtet werden.
- Später werden während der Ausatmung die Sitzbeinhöcker zu einander geführt, beim Einatmen bewegen sie sich wieder auseinander
- Die „Sitzbeinhöckerschicht" (mittlere Beckenbodenschicht) kann auch auf Schnelligkeit (gleichmäßig oder rhythmisch) und Ausdauer (längeres Anhalten) trainiert werden.
- Die Anspannung der mittleren Beckenbodenschicht ist nach einer Geburt eine große Herausforderung und anfänglich nur bedingt möglich! Ein stetiges „Hindenken" an die Muskelschicht mit der Vorstellungshilfe „Sitzbeinhöckerschicht" fördert die Reaktionsbereitschaft enorm.

Übung 3.5: Die innere Beckenbodenschicht (Basisübung)

Anmerkungen für die Kursleiterin:

- Die innere Beckenbodenschicht lässt sich nicht direkt, willentlich (aktiv) anspannen. Eine Aktivierung erfolgt indirekt (passiv) durch die Anspannung der äußeren und mittleren Beckenbodenschicht und durch das Beckenkippen. Die Beckenstellung ist entscheidend!
- Die zugehörige Reflexzone ist das Kiefergelenk. Bei der Aktivierung der zugehörigen Reflexzone ist eine Anspannung zwischen den Sitzbeinhöckern wahrnehmbar: Mit dem Mund den Buchstaben „U" formen.
- **Vorstellungshilfe** zum „inneren Aufzug" siehe S. 2
- Der „innere Aufzug" kann auch ohne Beckenkippe hochgefahren werden (keine Aktivierung der Helfermuskulatur, dies ist jedoch enorm schwierig).
- Anfänglich muss nicht unbedingt auf die Atmung geachtet werden.
- Später während der Ausatmung „das Ei" nach innen, oben ziehen und bei der Einatmung „das Ei legen".
- Die korrekte Atmung erleichtert die Anspannung der inneren Beckenbodenschicht, da ein „luftleerer" Bauchraum keinen Druck auf den Beckenboden und die Bauchorgane ausübt!
- Die innere Beckenbodenschicht kann auch auf Schnelligkeit und Ausdauer (längeres Anhalten des „Aufzugs") trainiert werden.

Übungsablauf während der Einatmung:

- Die „Aufzugsschicht" locker lassen („Ei legen")

Wahrnehmung:

- Beckenboden ist entspannt
- Unterbauch ist entspannt und wölbt sich nach vorne
- Körperhaltung ist entspannt

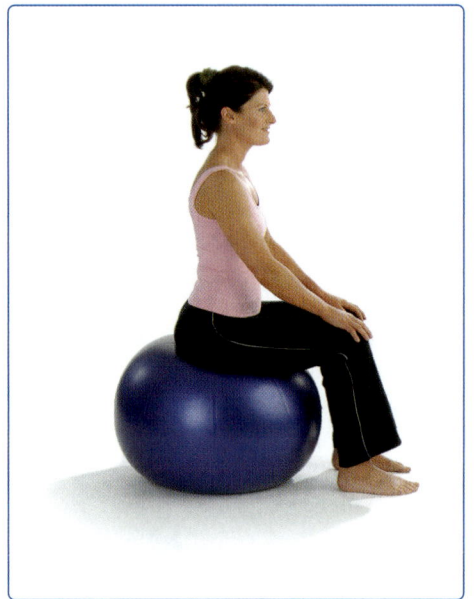

Übungszeit: 1 Minute

Ausgangsposition:

- Aufrechtes Sitzen auf dem Ball mit hüftbreit aufgestellten Beinen

Übungsablauf während der Ausatmung:

- Tief durch den leicht geöffneten Mund ausatmen
- Dabei den „inneren Aufzug" in Richtung Bauchraum ziehen („Ei halten")

Wahrnehmung:

- Unterbauch und Taille sind entspannt
- Beckenboden ist angespannt
- Körperhaltung ist angespannt

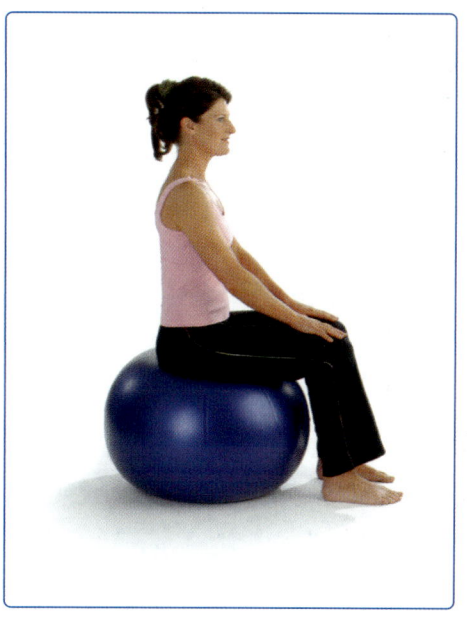

Übung 3.6: „Der Einbein-Sitz"

Übungszeit: 2 Minuten
Übungsziel: Beckenbodenspannung bei Belastung erhalten bzw. der Übung anpassen

Ausgangsposition:
- Aufrechtes Sitzen auf dem Ball mit hüftbreit aufgestellten Beinen

Übungsablauf während der Einatmung:
- Tief durch die Nase einatmen

Wahrnehmung:
- Lungenvolumen vergrößert sich
- Zwerchfell schiebt sich in Richtung Bauchraum
- Bauchdecke wölbt sich nach vorne
- Bauchorgane „rutschen" in Richtung Beckenboden
- Kleines Becken kippt zum Ball (Schambein zeigt zum Ball)
- Hohlkreuzhaltung entsteht
- Becken ist weit

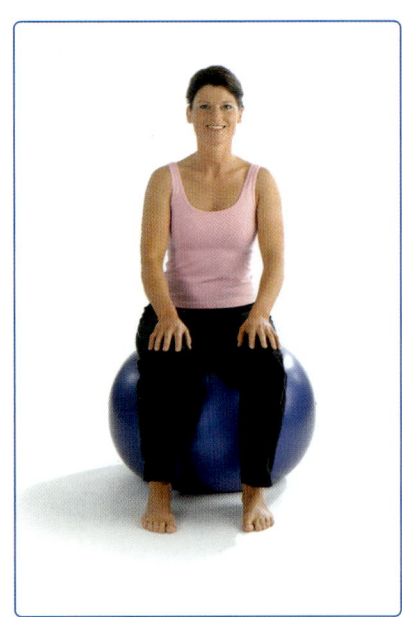

Übungsablauf während der Ausatmung:

- Tief durch den leicht geöffneten Mund ausatmen
- Während der Ausatmung können die Finger zur besseren Wahrnehmung den Kontakt zu dem vorderen Darmbeinkamm halten
- Alle Beckenbodenschichten nacheinander aktivieren
- Mit angespanntem Beckenboden das Körpergewicht mit dem seitlich rollenden Ball auf eine Gesäßhälfte verlagern

Wahrnehmung:

- Lungenvolumen verkleinert sich
- Zwerchfell schiebt sich in Richtung Lungenraum
- Bauchdecke flacht sich ab
- Bauchorgane bewegen sich in Richtung Lungenraum
- Druckentlastung des Beckenbodens
- Kleines Becken kippt nach oben (Schambein zieht zum Kinn)
- Unterer Rücken streckt sich
- Becken ist enger

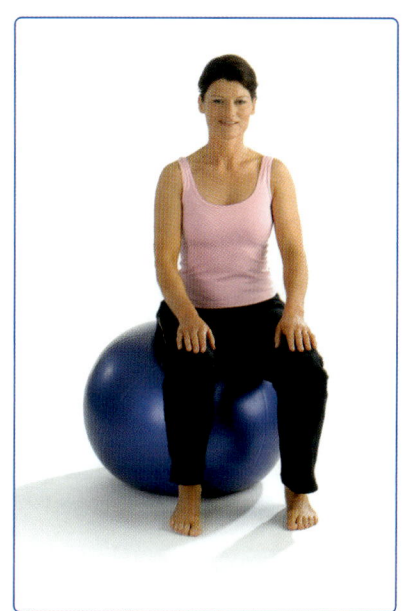

Anmerkungen für die Kursleiterin:

- **Wichtig**: Der Mund bleibt während der Ausatmung leicht geöffnet (**a**usatmen = **a**nspannen), damit kein Druck auf den Beckenboden entsteht!
- Der Beckenboden muss der Übung standhalten! Das Becken darf nicht abkippen (Kontrolle: Finger an den vorderen Darmbeinkamm legen)

Übung 3.7: Kraftvoll drücken

Übungszeit: 3 Minuten

Übungsziele:
- Wahrnehmung der Reaktion des Beckenbodens bei Druckbelastung
- Beckenbodenspannung bei Belastung erhalten, bzw. der Übung anpassen
- Kräftigung der mittleren Beckenbodenschicht, der Bein- und Armmuskulatur

Ausgangsposition:
- Aufrechtes Sitzen auf dem Ball mit hüftbreit aufgestellten Beinen
- Zur besseren Wahrnehmung können die Hände an die Oberschenkelseite gelegt werden.

Übungsablauf während der Einatmung:
- Tief durch die Nase einatmen

Wahrnehmung:
- Lungenvolumen vergrößert sich
- Zwerchfell schiebt sich in Richtung Bauchraum
- Bauchdecke wölbt sich nach vorne
- Bauchorgane „rutschen" in Richtung Beckenboden
- Kleines Becken kippt zum Ball (Schambein zeigt zum Ball)
- Hohlkreuzhaltung entsteht
- Becken ist weit

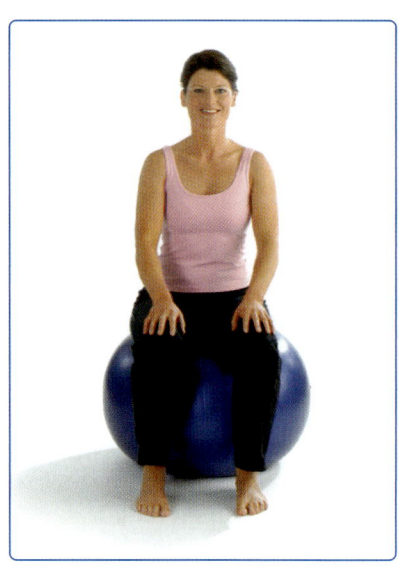

Übungsablauf während der Ausatmung:

a) parallele Armhaltung

- Tief durch den leicht geöffneten Mund ausatmen
- Alle Beckenbodenschichten nacheinander aktivieren
- Mit den Handflächen die Oberschenkel zusammendrücken

Wahrnehmung:

- Lungenvolumen verkleinert sich
- Zwerchfell schiebt sich in Richtung Lungenraum
- Bauchdecke flacht sich ab
- Bauchorgane bewegen sich in Richtung Lungenraum
- Druckentlastung des Beckenbodens
- Kleines Becken kippt nach oben (Schambein zieht zum Kinn)
- Unterer Rücken streckt sich
- Becken ist enger

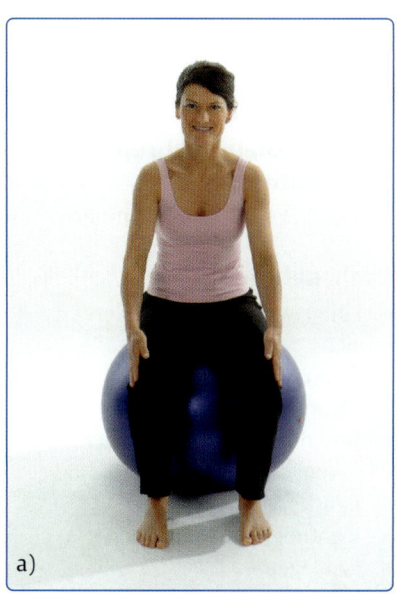

a)

Übungsablauf während der Ausatmung:

b) überkreuzte Armhaltung

- Tief durch den leicht geöffneten Mund ausatmen
- Alle Beckenbodenschichten nacheinander aktivieren
- Die Arme überkreuzen und mit den Handflächen die Oberschenkel auseinander drücken

Wahrnehmung:

- Lungenvolumen verkleinert sich
- Zwerchfell schiebt sich in Richtung Lungenraum
- Bauchdecke flacht sich ab
- Bauchorgane bewegen sich in Richtung Lungenraum
- Druckentlastung des Beckenbodens
- Kleines Becken kippt nach oben (Schambein zieht zum Kinn)
- Unterer Rücken streckt sich
- Becken ist enger

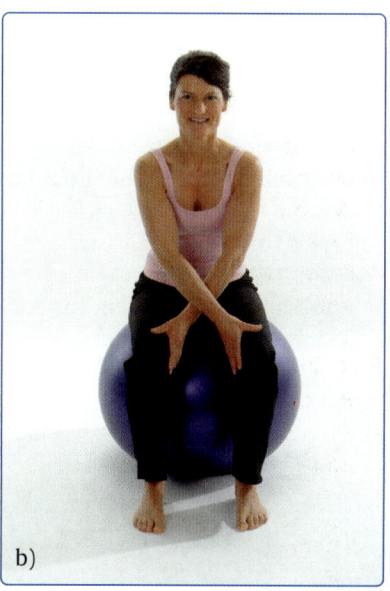

b)

Anmerkungen für die Kursleiterin:
- Der Mund bleibt während der Ausatmung leicht geöffnet (ausatmen = **a**nspannen), damit kein Druck auf den Beckenboden entsteht.
- Der Beckenboden muss der Übung standhalten!
- Bei der Beckenbodenanspannung entsteht keine Belastung der Gelenke (Knie, Hüft und Schultergelenk)
- **Kontrolle**: Beim schnellen Lösen der Beckenbodenanspannung sind Druck und Belastung der Gelenke (Schulter, Hand, Hüfte, Knie) und der LWS wahrnehmbar.

3. Übungseinheit

Übung 3.8: „Aufstehen und Setzen" (Basisübung)

Übungszeit: 2 Minuten
Übungsziel: Entlastung des Beckenbodens durch korrekte Atmung und Haltung

Ausgangsposition:

- Aufrechtes Sitzen auf dem Ball mit hüftbreit aufgestellten Beinen

Übungsablauf während der Einatmung:

- Tief durch die Nase einatmen

Wahrnehmung:

- Lungenvolumen vergrößert sich
- Zwerchfell schiebt sich in Richtung Bauchraum
- Bauchdecke wölbt sich nach vorne
- Bauchorgane „rutschen" Richtung Beckenboden („Ei legen")
- Kleines Becken kippt zum Ball (Schambein zeigt zum Ball)
- Hohlkreuzhaltung entsteht
- Becken ist weit

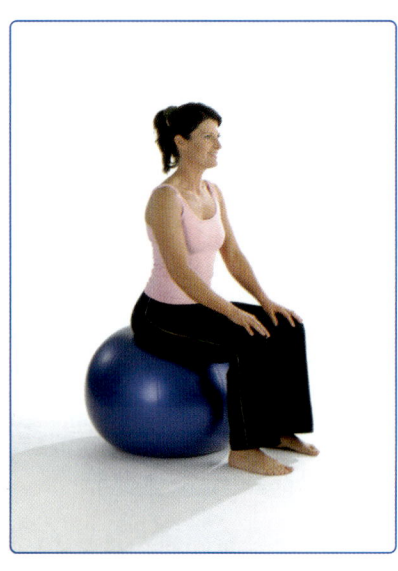

Übungsablauf während der Ausatmung:

- Tief durch den leicht geöffneten Mund ausatmen
- Das kleine Becken nach vorne ziehen (Schambein zieht Richtung Kinn)
- Dabei die Schließmuskeln aktivieren
- Die Sitzbeinhöcker zueinander ziehen
- Zuletzt den „inneren Aufzug" nach innen oben ziehen („Ei halten")
- Sich während der Ausatmung an einem gedachten Seil nach oben ziehen

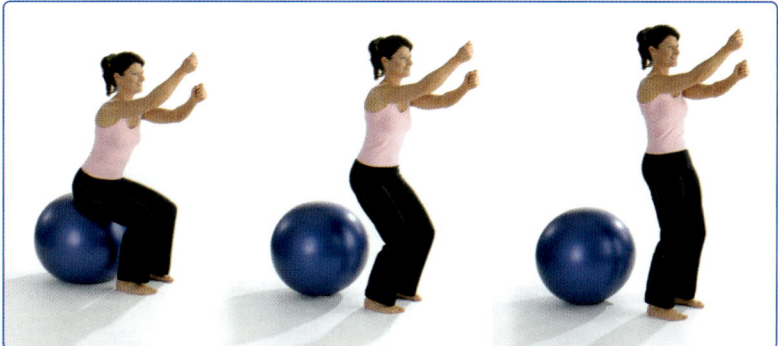

Wahrnehmung:

- Lungenvolumen verkleinert sich
- Zwerchfell schiebt sich in Richtung Lungenraum
- Bauchdecke flacht sich ab
- Bauchorgane bewegen sich in Richtung Lungenraum
- Druckentlastung des Beckenbodens
- Kleines Becken kippt nach oben (Schambein zieht zum Kinn)
- Unterer Rücken streckt sich
- Becken ist enger
- Stabilität in Oberkörper und Beinen
- Keine Belastung der Hüft- und Kniegelenke und der Bandscheiben

Anmerkungen für die Kursleiterin:

- Beim Anheben der Arme entsteht eine Spannung in der Schulterblattregion. Diese unterstützt die mittlere Beckenbodenmuskulatur und stabilisiert so die Körperhaltung enorm.
- Der Mund bleibt während der Ausatmung leicht geöffnet (**a**usatmen = **a**nspannen), damit kein Druck auf den Beckenboden entsteht.
- Eine Anspannung der Schulterblattregion erfolgt auch, wenn die Teilnehmerin
  - die Ellenbogen an die Taille drückt
  - eine Handfläche an die Stirn drückt (wie wenn man etwas vergessen hat)

Übung 3.9: Korrekte Blasenentleerung trainieren (Basisübung)

Anmerkungen für die Kursleiterin:
- Ein korrektes Toilettenverhalten wirkt einer Beckenbodenschwäche entgegen und beugt einer Harn- und Stuhlinkontinenz vor.
- Um eine gesunde Blasen- und Stuhlentleerung zu ermöglichen, sollte beim Toilettengang auf eine **korrekte Ausgangshaltung** und eine **entlastende Atmung** geachtet werden.
- Es sollte **auf keinen Fall gepresst** werden!
- Die Kursleiterin kann anhand eines Beckenmodells zeigen, wie sich die unterschiedliche Beckenstellung auswirkt.

Übungszeit: 2 Minuten
Übungsziel: Entlastung des Harnröhrenschließmuskels durch korrekte Atmung und Haltung

Ausgangsposition:
- Aufrechtes Sitzen auf dem Ball mit hüftbreit aufgestellten Beinen

Übungsanleitung:
- Entspannt atmen
- Den Beckenboden entspannen
- Den Harnröhrenschließmuskel bewusst öffnen und in der Vorstellung die Blase entleeren.

Wahrnehmung:
- Beckenboden ist entspannt
- Der Harnröhrenschließmuskel kann sich entspannen und die Blase könnte ohne Druck entleert werden

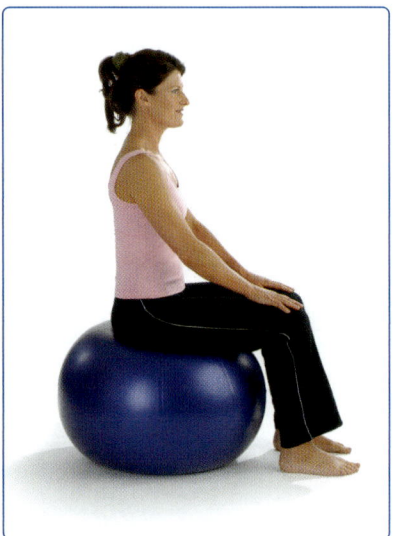

Anmerkungen für die Kursleiterin:
- Zuhause sollte die Frau während des Urinierens **nicht pressen**!
- Der Mund bleibt dabei geöffnet.
- Nach der Übung bzw. nach dem Wasserlassen sollte der Harnröhrenschließmuskel wieder bewusst aktiviert werden.
- Man nennt diese Übung auch „Pipi-Stopp". Sie sollte aber nur als „Trockentraining" durchgeführt werden. Nie während des Urinierens den Harnstrahl stoppen (Gefahr der Dranginkontinenz).

Übung 3.10: Korrekte Stuhlentleerung trainieren (Basisübung)

Übungszeit: 2 Minuten
Übungsziel: Entlastung des Afterschließmuskels durch korrekte Atmung und Haltung

Ausgangsposition:

- Aufrechtes, entspanntes, leicht nach hinten gebeugtes Sitzen auf dem Ball mit hüftbreit aufgestellten Beinen

Übungsanleitung:

- Entspannt atmen
- Den Beckenboden entspannen
- Den Afterschließmuskel öffnen und in der Vorstellung den Stuhlgang „hinausschieben"

Wahrnehmung:

- Beckenboden ist entspannt
- Der Afterschließmuskel kann sich entspannen und der Darm könnte sich jetzt ohne Druck entleeren

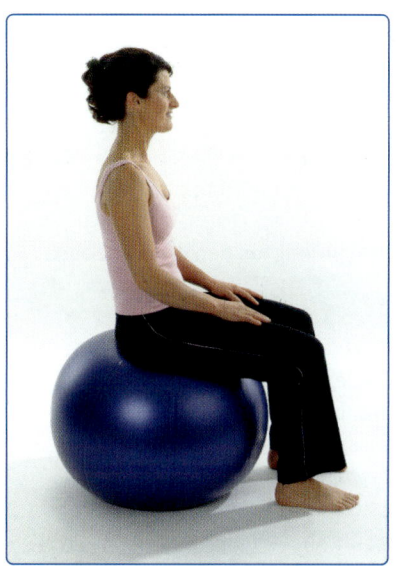

Anmerkungen für die Kursleiterin:

- Zuhause während des Stuhlgangs auf keinen Fall pressen! (Dies begünstigt auch die Bildung von Hämorrhoiden.)
- Der Mund bleibt dabei geöffnet.
- Nach der Übung bzw. dem Stuhlgang den Afterschließmuskel wieder bewusst anspannen.

Übung 3.11: Vokaltraining (Basisübung)

Übungszeit: 5 Minuten
Übungsziel: Wahrnehmung verschiedener Anspannungszustände des Beckenbodens beim Aussprechen unterschiedlicher Vokale

Ausgangsposition:

- Aufrechtes, entspanntes Sitzen auf dem Ball mit hüftbreit aufgestellten Beinen
- Die Hände können zur besseren Wahrnehmung auf den unteren Bauch gelegt werden.

Übungsablauf und Wahrnehmung:

- Lautes Aussprechen der einzelnen Vokale
- Wahrnehmung der Reaktion des Beckenbodens
- **Vokal i:** Wahrnehmung: Beckenboden spannt sich an (Harnröhrenschließmuskel)
  (= Anspannung nach oben, vorne entsteht)
- **Vokal U:** Wahrnehmung: Sogwirkung der inneren Beckenbodenschicht
  (= Anspannung nach innen, oben)
- **Vokal E:** Wahrnehmung: Die „Sitzbeinhöckerschicht" reagiert und zieht sich zusammen (= Queranspannung)
- **Vokal O:** Wahrnehmung: Der Afterschließmuskel reagiert und zieht sich zusammen (= Anspannung hinten, unten)
- **Vokal A:** Wahrnehmung: Beckenboden entspannt und öffnet sich (= weiter Winkel nach unten entsteht)

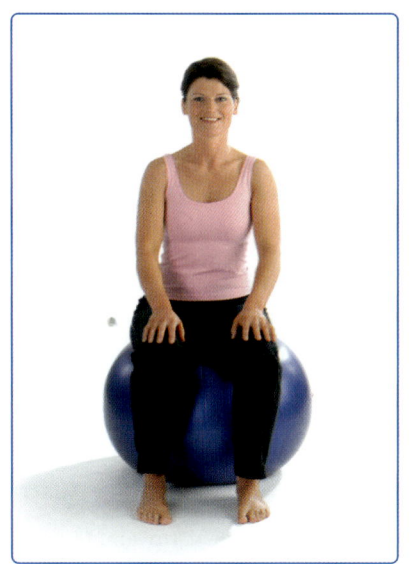

Anmerkungen für die Kursleiterin:

- Das Sprechen des Vokales „U" ist besonders günstig nach einer starken Beckenbodendehnung (z. B. nach einer schweren Geburt (lange Austreibungsphase, Saugglockengeburt).
- Der Vokal „U" sollte unbedingt auch bei Alltagsbelastungen gesprochen werden!
- Der Kontakt des Beckenbodens zum Ball kann je nach Köperhaltung und Atmung gut wahrgenommen werden. Sogar feinste Schwingungen und Anspannungen des Beckenbodens während des Vokaltrainings sind so spürbar!

Übung 3.12: Konsonantentraining

Übungszeit: 3 Minuten
Übungsziel: Das Aussprechen verschiedener Konsonanten S, Sch, Z, T, P, K, F, B aktiviert vor allem das Zwerchfell und die Rumpf- und Bauchmuskulatur. Dies kann sich auf den Beckenboden auswirken.

Der Konsonant M tönt weich: wie Mm … Mama und schließt den Beckenboden.

Übungsablauf und Wahrnehmung:
- Bewusst die Worte „Papa" und „Mama" sprechen und dabei im Beckenboden fühlen:
- PAPA: P= Härte, A= öffnen (gebend), wieder P…. A….
- MAMA: M (weich, lecker), A= öffnend (gebend), M…..A…

Übung 3.13: Reaktionstraining mit Vokalen und Konsonanten

Übungszeit: 3 Minuten
- Vokal A – **Öffnet** und entspannt den Beckenboden

Vokale, die den Beckenboden anspannen:
- E (Querspannung)
- U (Aktivierung des „inneren Aufzugs")
- I (Harnröhrenschließmuskel)
- O (Afterschließmuskel)

Auch **Konsonanten, die reaktive Muskelanspannungen in der Rumpfmuskulatur auslösen,** sind spürbar:
- PPPPPP
- ZZZZ
- TTTT
- F F wie fit
- LLLLLL…
usw.

Widerstandslaute, die den Beckenboden anspannen:
- CH (die fauchende Katze, die sich mit Hilfe der Anspannung aufrichtet)
- CK (wie Hauruck)
- Brrr (der Kutscher, der über seine angespannte Schulterblattregion den Impuls an das Pferd weitergibt)

Übung 3.14: Beckenschaukel mit Ball (Basisübung)

Übungszeit: 2 Minuten

Übungsziele:
- Wahrnehmung und Kräftigung des Beckenbodens bei An- und Entspannung
- Wahrnehmung und Kräftigung der unteren Bauch-, Rücken- und Gesäßmuskulatur

Ausgangsposition:
- Liegen in Rückenlage
- Die Beine liegen hüftbreit auf dem Ball
- Die Hände liegen neben dem Körper oder auf dem unteren Bauchraum

Übungsablauf während der Einatmung:
- Tief durch die Nase einatmen
- Das kleine Becken zur Unterlage kippen (Steißbein zeigt Richtung Unterlage)

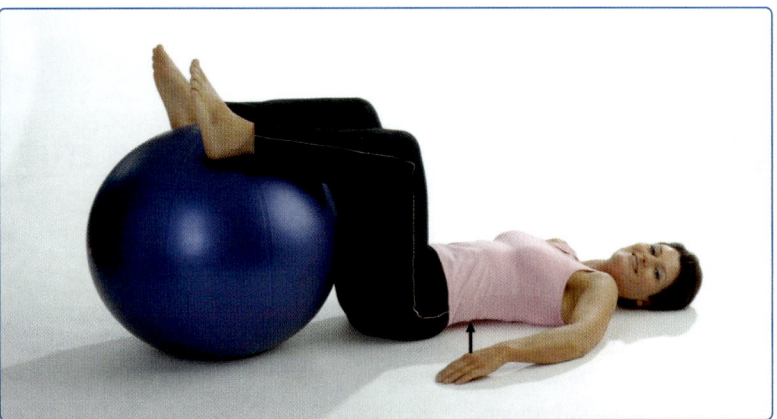

Wahrnehmung:
- Lungenvolumen vergrößert sich
- Bauchdecke hebt und entspannt sich
- Bauchorgane „rutschen" in Richtung Beckenboden („Ei legen")
- Hohlkreuzhaltung entsteht
- Alle Beckenbodenschichten sind entspannt

Übungsablauf während der Ausatmung:

- Durch den leicht geöffneten Mund ausatmen
- Zuerst die Schließmuskeln aktivieren
- Die Sitzbeinhöcker zueinander ziehen
- Dabei das große Becken zur Unterlage kippen (Schambein zieht zum Kinn)
- Zuletzt den „inneren Aufzug" nach innen, oben ziehen („Ei halten")

Anmerkungen für die Kursleiterin:

- Dies ist die einfachste Grundübung zum Trainieren der Becken-, Bauch-, Rücken- und Gesäßmuskulatur
- Ein unter das Becken gelegtes Kissen entlastet den Beckenboden und die Bauchorgane
- Die Beckenschaukel kann auch in jeder anderen Körperlage durchgeführt werden
- Gut geeignet für Frauen mit Übergewicht und LWS-Problemen, da nicht gegen die Schwerkraft trainiert wird.

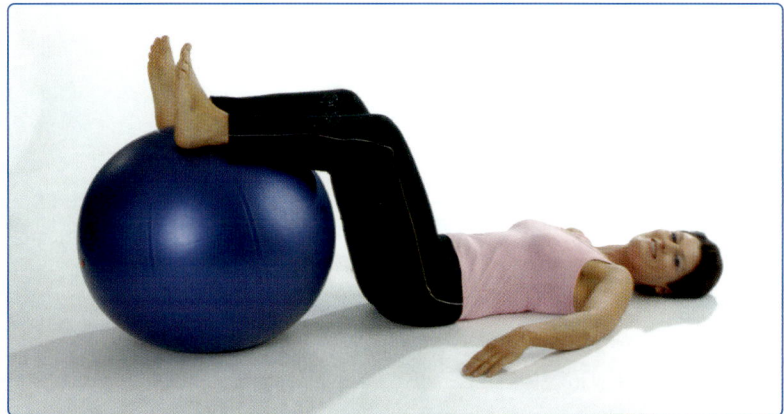

Wahrnehmung:

- Lungenvolumen verkleinert sich
- Bauchdecke senkt sich und Unterbauch spannt sich an
- Unterer Rücken streckt sich
- Alle Beckenbodenschichten sind angespannt

3. Übungseinheit

Übung 3.15: Beckenschaukel mit verschiedenen Fußstellungen

Übungszeit: 2 Minuten
Übungsziel: Wahrnehmen des Zusammenspiels zwischen Beckenboden und verschiedenen Fußstellungen

Übungsablauf während der Ausatmung:

a) **Fersenbetonte Fußstellung**

b) **Zehenspitzenbetonte Fußstellung**

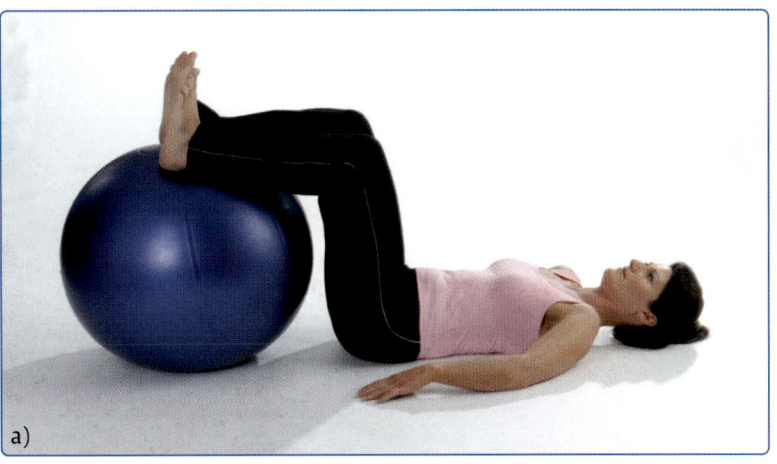

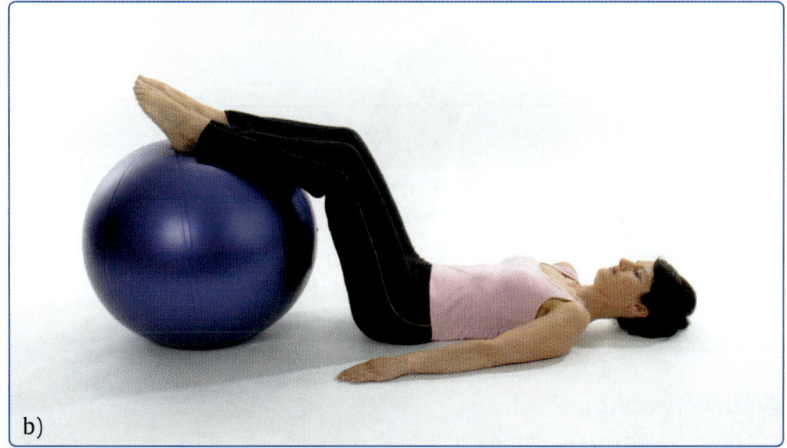

Wahrnehmung:

- Der hintere Beckenbodenbereich (Afterschließmuskel) spannt sich an

Wahrnehmung:

- Der vordere Beckenboden- und der innere Oberschenkelbereich (Harnröhrenschließmuskel) spannen sich an

Übung 3.16: Beckenschaukel mit Venenpumpe

Übungszeit: 1 Minute
Übungsziel: Thromboseprophylaxe

Übungsablauf während normaler Atmung:
- Zehenspitzen- und fersenbetonte Fußstellung abwechseln

Anmerkungen für die Kursleiterin:
- Diese Übung eignet sich als Thromboseprophylaxe und für Teilnehmerinnen mit Venenschwäche (Krampfadern).

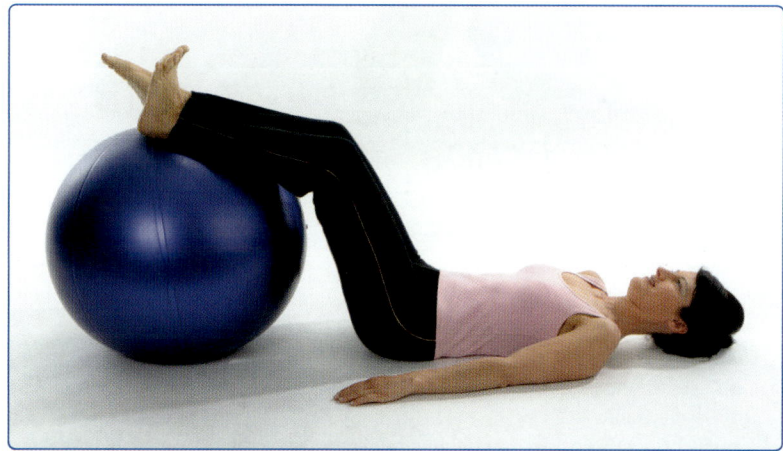

Übung 3.17: Beckenschaukel mit Anheben eines Beins

Übungszeit: 1 Minute

Übungsziele:

- Wahrnehmen des Zusammenspiels zwischen Beckenboden und Bauchmuskulatur
- Kräftigung der unteren schrägen Bauchmuskulatur

Übungsablauf während der Ausatmung:

- Durch den leicht geöffneten Mund ausatmen
- Zuerst die Schließmuskeln aktivieren
- Die Sitzbeinhöcker zueinander ziehen
- Dabei das große Becken zur Unterlage kippen (Schambein zieht zum Kinn)
- Zuletzt den „inneren Aufzug" nach innen, oben ziehen („Ei legen")
- Ein Bein vom Ball etwas anheben oder nur den Ball entlasten
- Wichtig: das andere Bein dabei nicht fester in den Ball drücken!

Wahrnehmung:

- Ein gefestigter Beckenboden hält der einseitigen Spannung stand (Kräftigung der schrägen Bauchmuskulatur)

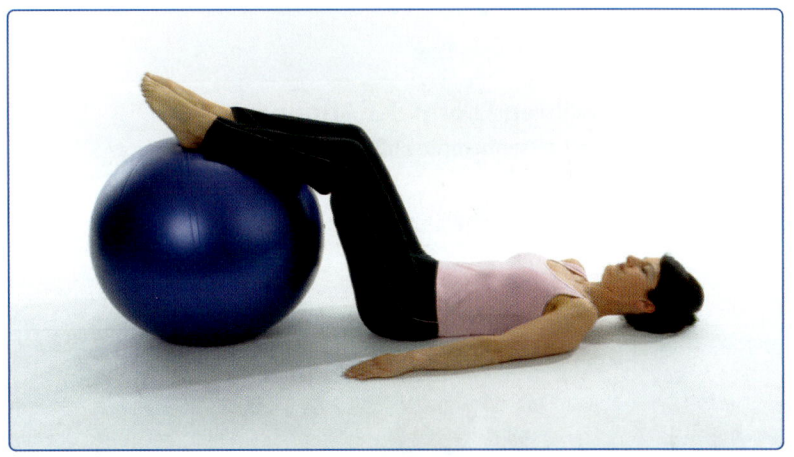

Anmerkungen für die Kursleiterin:

- Diese Übung lässt erkennen, wie gut die Beckenbodenspannung gehalten werden kann.
- **Wichtig:** Das Becken darf beim Anheben des einen Beines nicht abkippen. Dies wäre ein Zeichen für einen noch zu schwachen Beckenboden!
- Teilnehmerinnen mit Zustand nach **Sectio** spüren bei dieser Übung in der Regel ihre Narbe und können die Übung positiv unterstützen, indem sie die Fußstellungen (zehenspitzenbetont, fersenbetont) zusätzlich einsetzen.

Übung 3.18: Überkreuzte Beine

Übungszeit: 2 Minuten
Übungsziele:

- Entspannung und Entlastung des Beckenbodens
- Ganzkörperstatik und Gleichgewichtssinn trainieren
- Beim Überkreuzen der Beine erhält der Körper eine bessere Körperspannung

Ausgangsposition:

- Die überkreuzten Unterschenkel liegen auf dem Ball
- Die Hände liegen neben dem Körper oder die Fingerspitzen am vorderen Darmbeinkamm (das Beckenkippen ist so wahrnehmbar)

Übungsablauf während der Ausatmung:

- Durch den leicht geöffneten Mund ausatmen
- Zuerst die Schließmuskeln aktivieren
- Die Sitzbeinhöcker zueinander ziehen
- Dabei das große Becken zur Unterlage kippen (Schambein zieht zum Kinn)
- Zuletzt den „inneren Aufzug" nach innen, oben ziehen („Ei halten")
- Den Körper Wirbel für Wirbel von der Unterlage anheben (Beine, Hüfte und Schulter bilden eine Ebene)

Wahrnehmung:

- Lungenvolumen verkleinert sich
- Bauchdecke flacht ab und Unterbauch spannt sich an
- Unterer Rücken streckt sich
- Alle Beckenbodenschichten sind angespannt
- Ganz kurze Haltephase und gleich wieder zur Unterlage zurückrollen.

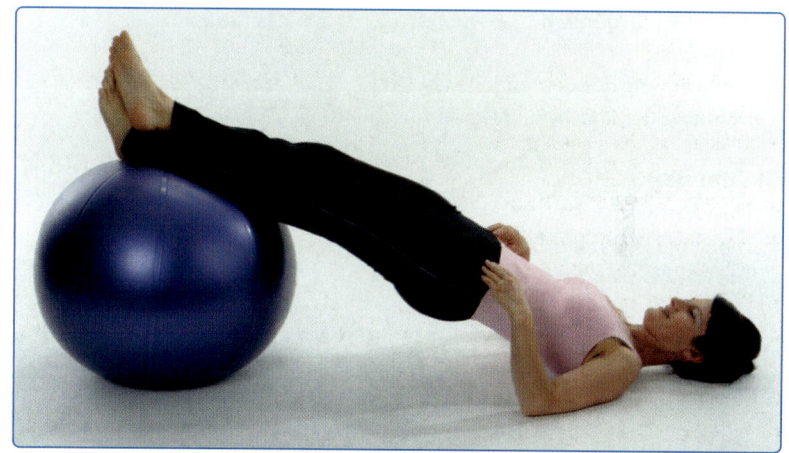

Anmerkungen für die Kursleiterin:

- Sehr anstrengende Gleichgewichtsübung!
- Nicht für Frauen mit geringem Trainingszustand des Beckenbodens geeignet.
- LWS-Belastung!
- Achtung: Bei dieser Übung **darf nicht gepresst werden** (sonst kommt es zu einer zu starken Belastung des Beckenbodens).

Übung 3.19: „Reck und streck dich"

Übungszeit: 2 Minuten

Übungsziele:
- Entspannung des Beckenbodens
- Dehnung der Bauch- und Gesäßmuskulatur

Ausgangsposition:
- Liegen in Rückenlage
- Die Beine liegen hüftbreit auf dem Ball
- Die Hände befinden sich unter dem Gesäß

Übungsablauf während der Ausatmung:
- Durch den leicht geöffneten Mund ausatmen
- Zuerst die Schließmuskeln aktivieren
- Die Sitzbeinhöcker zueinander ziehen
- Dabei das große Becken zur Unterlage kippen (Schambein zieht zum Kinn)
- Zuletzt den „inneren Aufzug" nach innen, oben ziehen

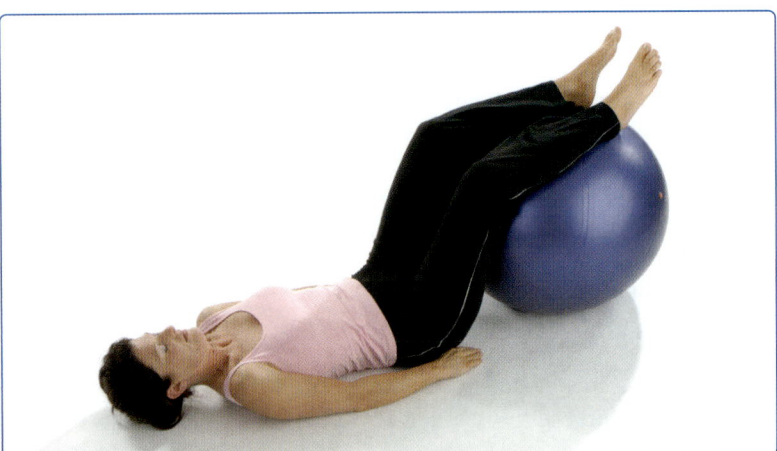

Wahrnehmung:
- Lungenvolumen verkleinert sich
- Bauchdecke senkt sich und Unterbauch spannt sich an
- Unterer Rücken streckt sich
- Alle Beckenbodenschichten sind angespannt

Übungsablauf während der Einatmung:

- Tief durch die Nase in Lunge und Bauchraum einatmen
- Das kleine Becken zur Unterlage kippen (Steißbein zeigt Richtung Unterlage)
- Den Kopf nach hinten zur Unterlage bewegen
- Das Brustbein bewegt sich nach oben
- Die Dehnung ca. 10 Sekunden halten, dabei weiteratmen

Anmerkungen für die Kursleiterin:

- Kursteilnehmerinnen mit LWS-Problemen dürfen bei dieser Übung nicht zu sehr in die Hohlkreuzhaltung gehen.
- Einatmungsphase = Dehnungsphase = Entspannungsphase, d. h. anderes Übungsziel. Deshalb wird bei dieser Übung zuerst die Ausatmungsphase beschrieben.

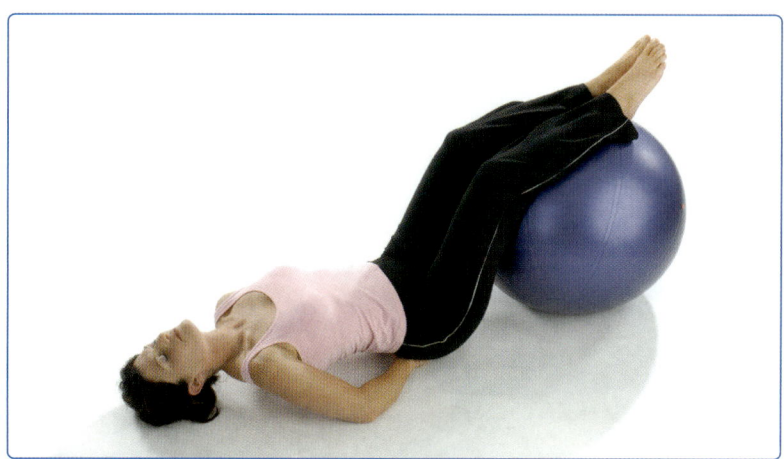

Wahrnehmung:

- Lungenvolumen vergrößert sich
- Bauchdecke hebt, dehnt und entspannt sich
- Hohlkreuzhaltung entsteht
- Hohlraum unter Schulterblättern entsteht
- Alle Beckenbodenschichten sind entspannt
- Gesäß und Bauchdecke dehnen sich

Übung 3.20: Große Beckenschaukel mit Ball (Basisübung)

Dies ist die erweiterte Beckenschaukel zum Trainieren der Becken-, Bauch-, Rücken- und vor allem der Gesäßmuskulatur.

Übungszeit: 2 Minuten

Übungsziele:
- Ganzkörperstatik und Gleichgewicht trainieren
- Entspannung und Entlastung des Beckenbodens
- Beckenbodenspannung während des Anhebens des Beckens halten
- Kräftigung der Gesäßmuskulatur

Ausgangsposition:
- Liegen in Rückenlage
- Die Beine liegen hüftbreit auf dem Ball
- Die Hände liegen neben dem Körper oder die Fingerspitzen am vorderen Darmbeinkamm (das Beckenkippen ist so wahrnehmbar)

Übungsablauf während der Einatmung:
- Tief durch die Nase einatmen
- Das kleine Becken zur Unterlage kippen (Steißbein zeigt Richtung Unterlage)

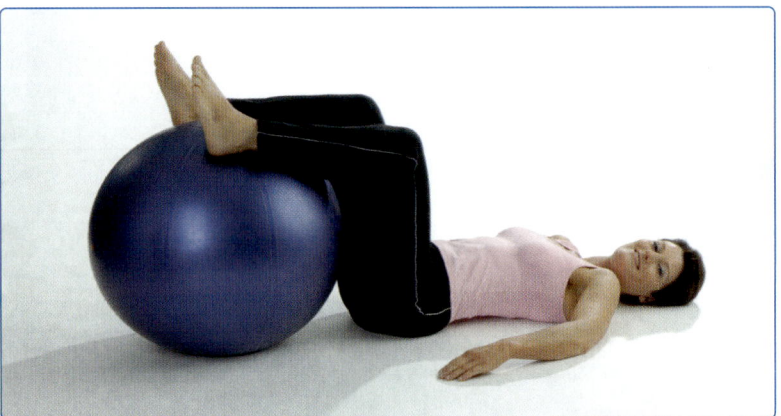

Wahrnehmung:
- Lungenvolumen vergrößert sich
- Bauchdecke hebt und entspannt sich
- Bauchorgane „rutschen" in Richtung Beckenboden („Ei legen")
- Hohlkreuzhaltung entsteht
- Alle Beckenbodenschichten sind entspannt

Übungsablauf während der Ausatmung:

- Durch den leicht geöffneten Mund ausatmen
- Zuerst die Schließmuskeln aktivieren
- Die Sitzbeinhöcker zueinander ziehen
- Dabei das große Becken zur Unterlage kippen (Schambein zieht zum Kinn)
- Zuletzt den „inneren Aufzug" nach innen, oben ziehen („Ei halten")
- Wirbel für Wirbel den Körper von der Unterlage anheben (Beine, Hüfte und Schulter bilden eine Ebene)

Anmerkungen für die Kursleiterin:

- Diese sehr anspruchsvolle Gleichgewichtsübung ist nicht für jeden geeignet!
- Bei einem noch zu schwachen Beckenboden fällt die Kursteilnehmerin in die Hohlkreuzhaltung
- Durch ein untergelegtes Kissen entsteht eine gemütliche Entlastungsübung für Beckenboden und Bauchorgane

Übungsvariante: Handbrücke

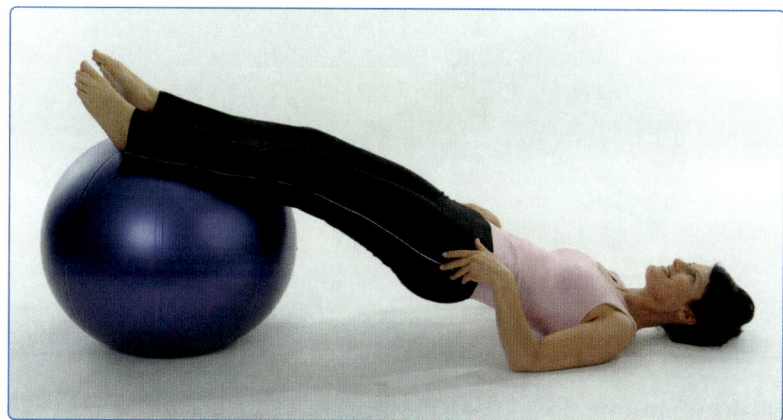

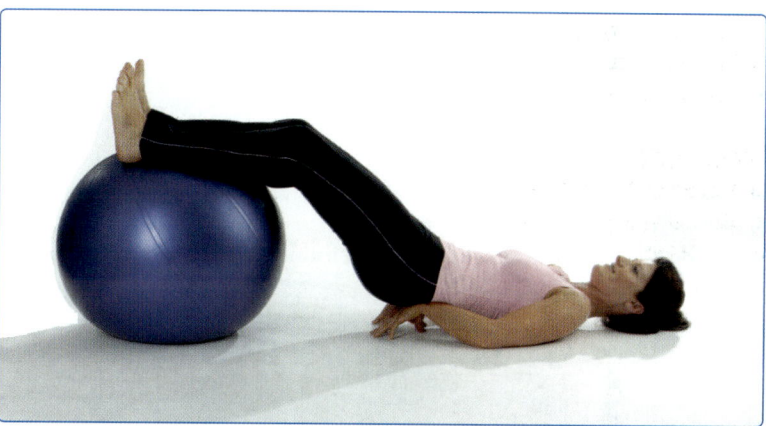

Wahrnehmung:

- Lungenvolumen verkleinert sich
- Bauchdecke senkt sich und Unterbauch spannt sich an
- Unterer Rücken streckt sich
- Beinspannung entsteht
- Alle Beckenbodenschichten sind angespannt
- Ganzkörperspannung!

Ausgangsposition:

- Zur Entlastung des Körpergewichtes können die Hände zu einer Brücke aufgestellt und unter das Kreuzbein gelegt werden!

Übung 3.21: „Der Delphin" (Basisübung)

Übungszeit: 2 Minuten

Übungsziele:
- Wahrnehmung der An- und Entspannung der Beckenbodenmuskulatur
- Kräftigung der unteren Bauch-, der Rücken-, Gesäß- und Beinmuskulatur
- Bei angespanntem Beckenboden hebt sich die Taille von der Unterlage ab

Ausgangsposition:
- Liegen in Seitenlage
- Angewinkelte Beine
- Der Kopf liegt auf dem angewinkelten Unterarm
- Der obere Arm stützt sich vor dem Oberkörper auf
- Das obere Bein liegt auf dem Ball auf
- Das untere Bein liegt vor dem Ball
- Fersen, Gesäß, Schultern und Kopf bilden eine Linie

Übungsablauf während der Einatmung:
- Tief durch die Nase einatmen
- Das große Becken bewegt sich nach vorne (Steißbein zeigt nach hinten)

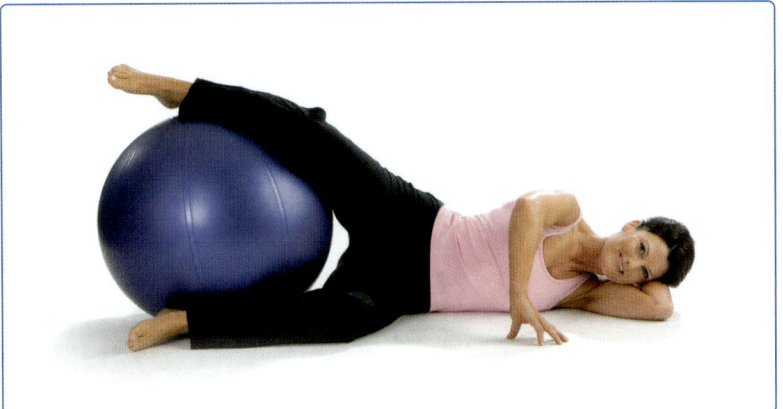

Wahrnehmung:
- Lungenvolumen vergrößert sich
- Entspannte, vorgewölbte Bauchdecke
- Leichte Hohlkreuzhaltung entsteht
- Alle Beckenbodenschichten sind entspannt
- Becken ist weit („Ei legen")
- Taille liegt auf der Unterlage

Übungsablauf während der Ausatmung:

- Durch den leicht geöffneten Mund ausatmen
- Zuerst die Schließmuskeln aktivieren
- Die Sitzbeinhöcker zueinander ziehen
- Zuletzt den „inneren Aufzug" nach innen, oben ziehen

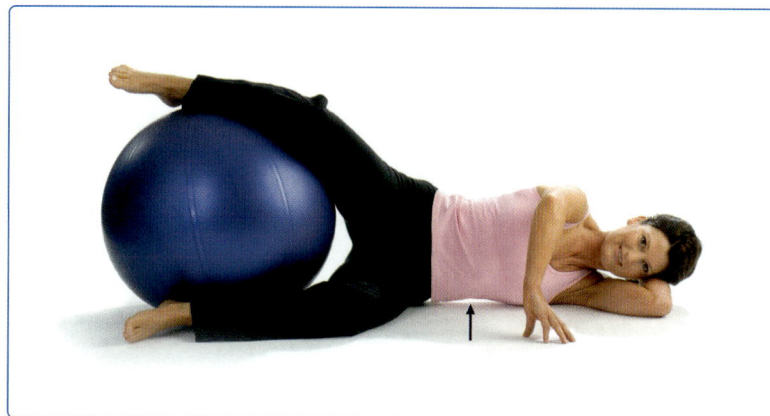

Wahrnehmung:

- Lungenvolumen verkleinert sich
- Schulterblatt- und Beinspannung entsteht
- Großes Becken kippt nach hinten (Schambein zum Kinn)
- Bauchdecke spannt sich an
- Unterer Rücken streckt sich
- Alle Beckenbodenschichten sind angespannt
- Taille hebt sich von Unterlage ab
- Gesamtkörperspannung

Anmerkungen für die Kursleiterin:

- Nach einer **Sectio** kann vor allem die mittlere und innere Beckenboden-schicht schlecht angespannt werden. Durch den Einsatz einer fersenbeton-ten oder zehenspitzenbetonten Fußstellung kann auch bei diesen Frauen ein exakter Bezug zum Beckenboden hergestellt werden.
- Die unterschiedliche Bauchspannung und die Lage der Taille zur Unterlage kann bei einem angespannten und entspannten Beckenboden während verschiedener **Übungsvarianten** wahrgenommen werden, z.B.
  - beim Anheben des oberen Beines
  - beim Anheben des Kopfes
- Durch die Anspannung vor allem der mittleren Beckenbodenschicht ent-steht über die Aktivierung der Bauch- und Rückenmuskulatur die Schulter-blattspannung. Sie bewirkt Stabilität im Oberköper, im Schulter-Arm- und Kopfbereich sowie in den Beinen und Füßen.
- **Kontrolle**: Während Anspannung kurzfristig den Beckenboden lösen – dabei lösen sich die gesamte Körperhaltung und die Gelenke (Hüfte, Knie, Fuß) und die LWS. Alles wird schwer.

Übungsvariante:

- Anheben des Kopfes mit Beckenbodenspannung: Kopf kann gut gehalten werden.
- Anheben des Kopfes ohne Beckenbodenspannung: Kopf wird schwer.

Übung 3.22: Beckenschaukel mit Ball im Vierfüßlerstand (Basisübung)

Übungszeit: 2 Minuten

Übungsziele:

- Wahrnehmung des Zusammenspiels zwischen Beckenboden und Gesäßmuskulatur
- An- und Entspannung des Beckenbodens
- Kräftigung und Dehnung der Bauch-, Rücken, Gesäß- und Hüftmuskulatur

Ausgangsposition:

- Vierfüßlerstand mit zehenspitzenbetonter Fußstellung
- Die Knie befinden sich unter der Hüfte
- Arme und Oberkörper liegen auf dem Ball

Übungsablauf während der Einatmung:

- Tief durch die Nase einatmen
- Das große Becken nach unten kippen (Steißbein zeigt nach hinten)

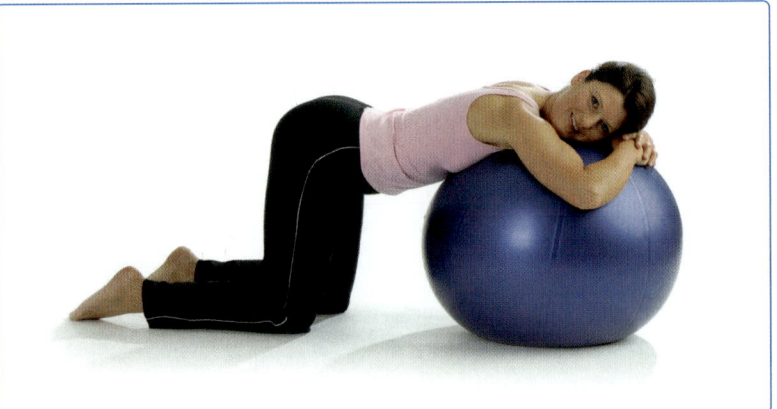

Wahrnehmung:

- Hohlkreuzhaltung entsteht
- Alle Beckenbodenschichten sind entspannt („Ei legen")

Übungsablauf während der Ausatmung:

- Durch den leicht geöffneten Mund ausatmen
- Zuerst die Schließmuskeln aktivieren
- Die Sitzbeinhöcker zueinander ziehen
- Dabei das große Becken nach oben kippen (Schambein zieht zum Kinn)
- Zuletzt den „inneren Aufzug" nach innen, oben ziehen („Ei halten")

Anmerkungen für die Kursleiterin:
- Bei der **zehen**spitzenbetonten Fußstellung ist die Anspannung des **Harn**röhrenschließmuskels deutlich leichter durchzuführen!
- Bei der **fersen**betonten Fußstellung ist die Anspannung des **After**schließmuskels deutlich leichter durchzuführen!

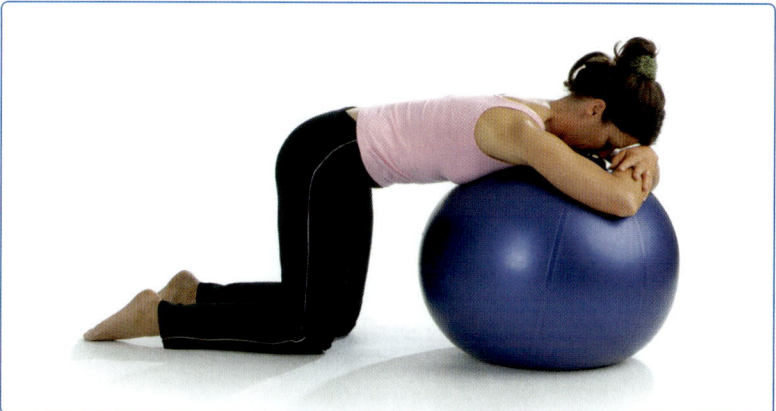

Wahrnehmung:

- Unterer Rücken streckt sich
- Bauchdecke spannt sich an
- Alle Beckenbodenschichten sind angespannt

3. Übungseinheit

Übung 3.23: „Auf dem Sprung"

Anmerkungen für die Kursleiterin:
- Vorsicht bei Kursteilnehmerinnen mit **Zustand nach Sectio** caesarea. Der Ball kann auf die Narbe drücken.
- Durch die Einbeziehung einer fersen- und zehenspitzenbetonten **Fußstellung** kann ein besserer Kontakt zum Beckenboden hergestellt werden.

Übungszeit: 1 Minute

Übungsziele:
- An- und Entspannung der Beckenbodenmuskulatur
- Kräftigung der geraden Bauchmuskulatur
- Kräftigung der Bein-, Gesäß- und Armmuskulatur

Übungsablauf während der Einatmung:
- Tief durch die Nase einatmen
- Das große Becken nach unten kippen (Steißbein zeigt nach hinten)

Übungsablauf während der Ausatmung:
- Durch den leicht geöffneten Mund ausatmen
- Zuerst die Schließmuskeln aktivieren
- Die Sitzbeinhöcker zueinander ziehen
- Dabei das große Becken nach oben kippen (Schambein zieht zum Kinn)
- Zuletzt den „inneren Aufzug" nach innen, oben ziehen („Ei halten")
- Arme und Beine ziehen zueinander

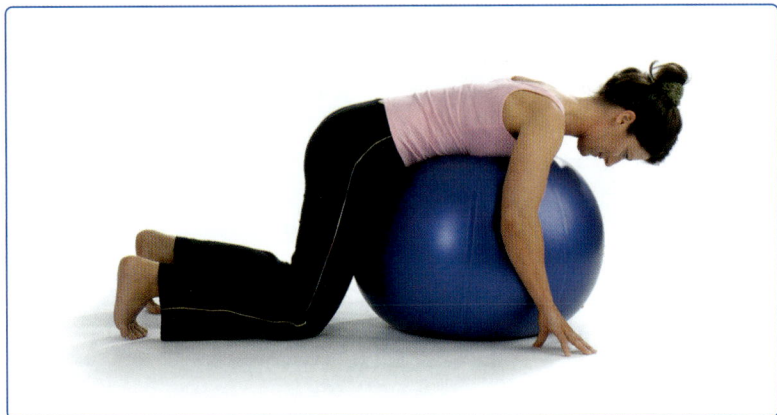

Wahrnehmung:
- Unterer Rücken streckt sich
- Bauchdecke spannt sich an
- Alle Beckenbodenschichten sind angespannt
- Die gerade Bauch- und die Rumpfmuskulatur spannen sich an

Übung 3.24: Für die schräge Bauchmuskulatur

Anmerkungen für die Kursleiterin:
- Vorsicht bei Kursteilnehmerinnen mit **Zustand nach Sectio** caesarea. Der Ball kann auf die Narbe drücken.
- Durch die Einbeziehung einer fersen- und zehenspitzenbetonten **Fußstellung** kann ein besserer Kontakt zum Beckenboden hergestellt werden.

Übungszeit: 1 Minute

Übungsziele:
- An- und Entspannung des Beckenbodens
- Kräftigung der schrägen Bauchmuskulatur
- Kräftigung der Bein-, Gesäß- und Armmuskulatur

Ausgangsposition:
- Vierfüßlerstand mit zehenspitzenbetonter Fußstellung
- Die Knie befinden sich unter der Hüfte
- Arme und Oberkörper liegen auf dem Ball

Übungsablauf während der Einatmung:
- Tief durch die Nase einatmen
- Das große Becken nach unten kippen (Steißbein zeigt nach hinten)

Wahrnehmung:
- Hohlkreuzhaltung entsteht
- Alle Beckenbodenschichten sind entspannt („Ei legen")

Übungsablauf während der Ausatmung:
- Durch den leicht geöffneten Mund ausatmen
- Zuerst die Schließmuskeln aktivieren
- Die Sitzbeinhöcker zueinander ziehen
- Dabei das große Becken nach oben kippen (Schambein zieht zum Kinn)
- Zuletzt den „inneren Aufzug" nach innen, oben ziehen
- Den rechten Arm und das linke Bein zueinander ziehen

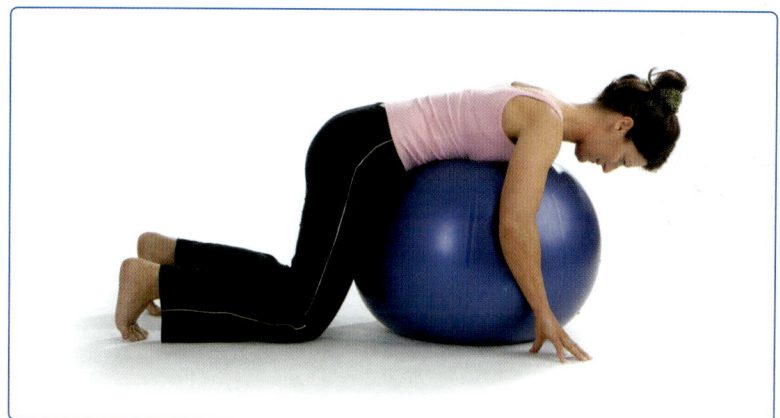

Wahrnehmung:
- Unterer Rücken streckt sich
- Bauchdecke spannt sich an
- Alle Beckenbodenschichten sind angespannt
- Die schräge Bauch- und Rumpfmuskulatur spannen sich an

Übung 3.25: „Die abspringende Katze"

Übungszeit: 1 Minute

Übungsziele:

- An- und Entspannung des Beckenbodens
- Wahrnehmung und Kräftigung der Bauch-, Rücken, Gesäß- und Hüftmuskulatur
- Ganzkörperspannung

Ausgangsposition:

- Die Knie befinden sich unter der Hüfte
- Arme und Oberkörper liegen auf dem Ball

Übungsablauf während der Einatmung:

- Tief durch die Nase einatmen
- Das große Becken kippt nach unten (Steißbein zeigt nach hinten)

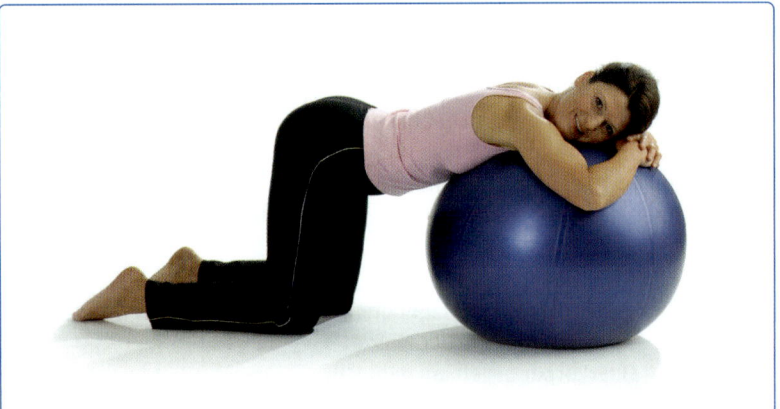

Wahrnehmung:

- Hohlkreuzhaltung entsteht
- Alle Beckenbodenschichten sind entspannt („Ei legen")

Übungsablauf während der Ausatmung:

- Durch den leicht geöffneten Mund ausatmen
- Zuerst die Schließmuskeln aktivieren
- Die Sitzbeinhöcker zueinander ziehen
- Dabei das große Becken nach oben kippen (Schambein zieht zum Kinn)
- Zuletzt den „inneren Aufzug" nach innen, oben ziehen („Ei halten")
- Das ganze Körpergewicht von dem Ball abheben

Anmerkungen für die Kursleiterin:
- Kopf, Rücken und Gesäß bilden eine Ebene
- Vorsicht bei Kursteilnehmerinnen mit **Zustand nach Sectio** caesarea. Der Ball kann auf die Narbe drücken.

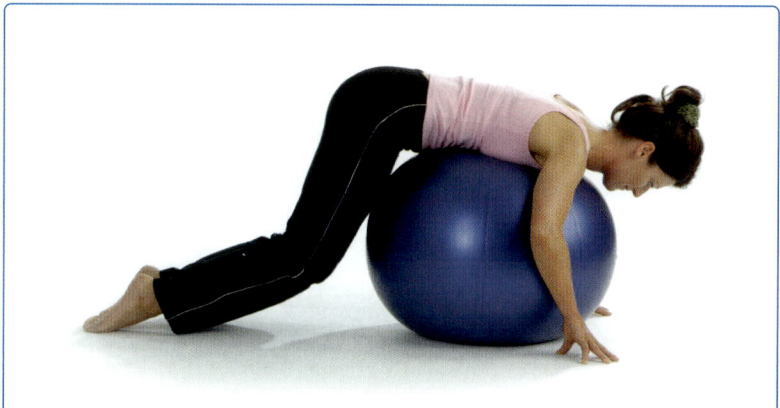

Wahrnehmung:

- Unterer Rücken streckt sich
- Bauchdecke spannt sich an
- Alle Beckenbodenschichten sind angespannt
- Fußrist und Arme stützen den Körper

Übung 3.26: „Die Schlange auf dem Ball" (Basisübung)

Übungszeit: 2 Minuten
Übungsziel: An- und Entspannung des Beckenbodens

Ausgangsposition:

- Bauchlage
- Becken und Oberschenkel liegen auf der Balloberfläche
- Die Arme stützen den Oberkörper ab

Übungsablauf während der Einatmung:

- Tief durch die Nase einatmen
- Das große Becken nach unten kippen (Steißbein zeigt nach hinten)

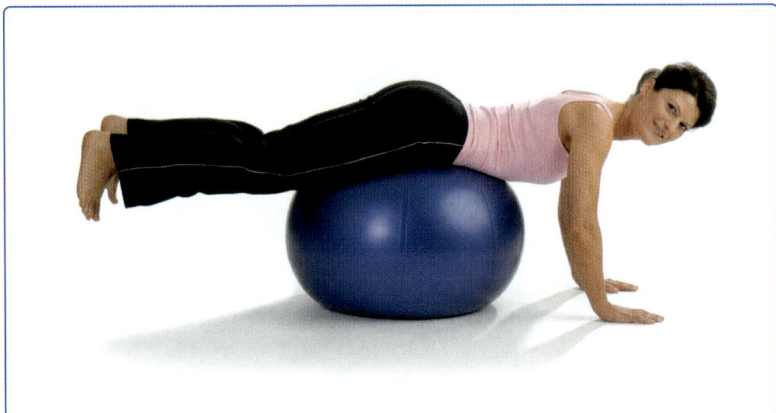

Wahrnehmung:

- Hohlkreuzhaltung entsteht
- Alle Beckenbodenschichten sind entspannt („Ei legen")
- lockere, wackelige Körperhaltung

Übungsablauf während der Ausatmung:

- Durch den leicht geöffneten Mund ausatmen
- Zuerst die Schließmuskeln aktivieren
- Die Sitzbeinhöcker zueinander ziehen
- Dabei das große Becken nach oben kippen (Schambein zieht zum Kinn/Ball)
- Zuletzt den „inneren Aufzug" nach innen, oben ziehen („Ei halten")

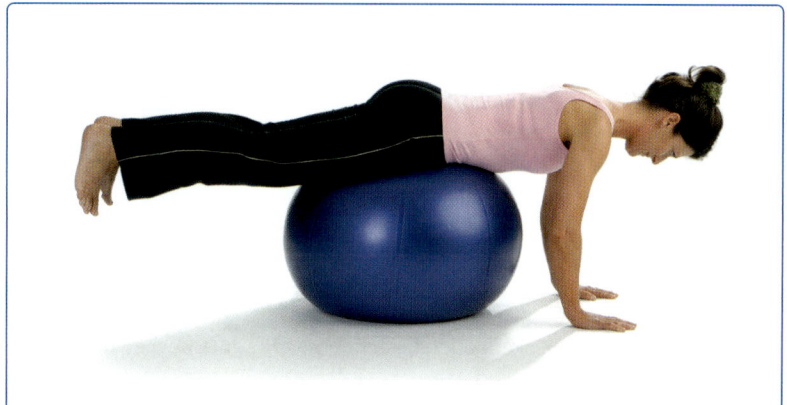

Wahrnehmung:

- Unterer Rücken streckt sich
- Bauchdecke spannt sich an
- Alle Beckenbodenschichten sind angespannt
- Gesamtkörperspannung

Anmerkungen für die Kursleiterin:

- Vorsicht bei Kursteilnehmerinnen mit **Z. n. Sectio caesarea** oder **Bauchverletzungen**. Der Ball drückt auf die Narbe.
- Die Beine müssen leicht angewinkelt sein, weil sich sonst die „Sitzbeinhöckerschicht" lockert!
- Kopf, Rücken und Gesäß bilden eine Ebene
- Durch rhythmisches An- und Entspannen des Beckenbodens kann eine Wippbewegung entstehen

Übung 3.27: „Die aufbäumende Schlange"

Übungszeit: 1 Minute
Übungsziel: Ganzkörperspannung mit Beckenbodenspannung

Ausgangsposition:

- Bauchlage
- Becken und Oberschenkel liegen auf der Balloberfläche
- Die Arme stützen den Oberkörper ab

Übungsablauf während der Ausatmung:

- Den Körper mit angepasster Beckenbodenspannung in den Kniestand rollen:

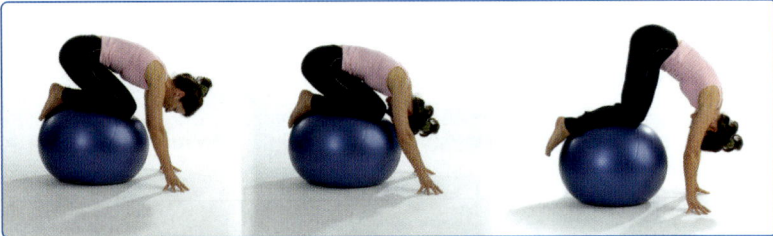

Wahrnehmung:

- Bei angespanntem Beckenboden besteht eine sehr gute Körperführung und Körperspannung

Anmerkungen für die Kursleiterin:

- Vorsicht: Diese Übung ist nicht für Kursteilnehmerinnen mit **Zustand nach Sectio** caesarea oder Bauchverletzungen geeignet!

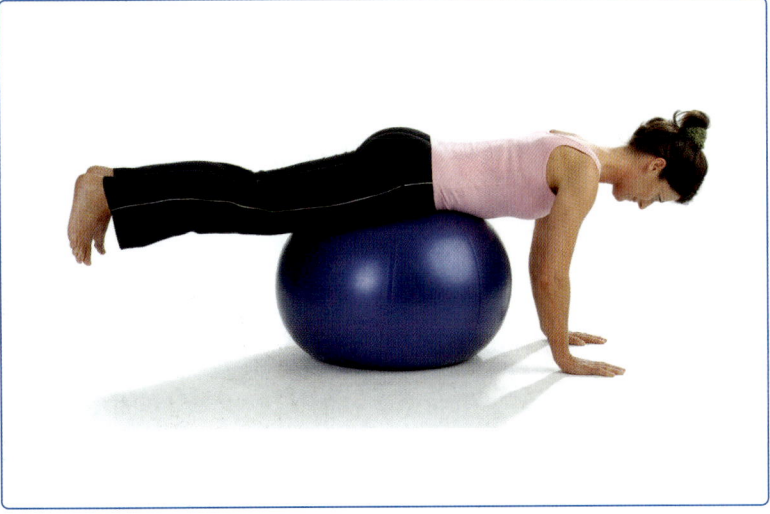

Übung 3.28: „Die Wespe"

Anmerkungen für die Kursleiterin:
- Dies ist eine Entlastungsübung oder Umkehrübung. Sie entlastet den Beckenboden.
- Die Übung ist jedoch **nicht bei Harninkontinenz** geeignet, weil die Bauchorgane nach vorne auf die Blase fallen. Dies kann von den Kursteilnehmerinnen gut wahrgenommen werden.
- Vorsicht bei Kursteilnehmerinnen mit **Sectio** caesarea. Der Ball drückt auf die Narbe.

Übungszeit: 1 Minute

Übungsziele
- An- und Entspannung des Beckenbodens
- Kräftigung der Gesäß- und Beinmuskulatur

Ausgangsposition:
- Das Becken liegt auf dem Ball
- Die Arme sind angewinkelt
- Die Ellenbogen stützen das Körpergewicht
- Die Beine sind angewinkelt

Übungsablauf während der Einatmung:
- Tief durch die Nase einatmen
- Das große Becken nach unten kippen (Steißbein zeigt nach hinten)

Wahrnehmung:
- Hohlkreuzhaltung entsteht
- Alle Beckenbodenschichten sind entspannt („Ei legen")
- lockere, wackelige Körperhaltung

Übungsablauf während der Ausatmung:
- Durch den leicht geöffneten Mund ausatmen
- Zuerst die Schließmuskeln aktivieren
- Die Sitzbeinhöcker zueinander ziehen
- Dabei das große Becken nach oben kippen (Schambein zieht zum Kinn)
- Zuletzt den „inneren Aufzug" nach innen, oben ziehen („Ei halten")
- Die Zehenspitzen nach oben schieben

Wahrnehmung:
- Unterer Rücken streckt sich
- Bauchdecke spannt sich an
- Alle Beckenbodenschichten sind angespannt und entlastet

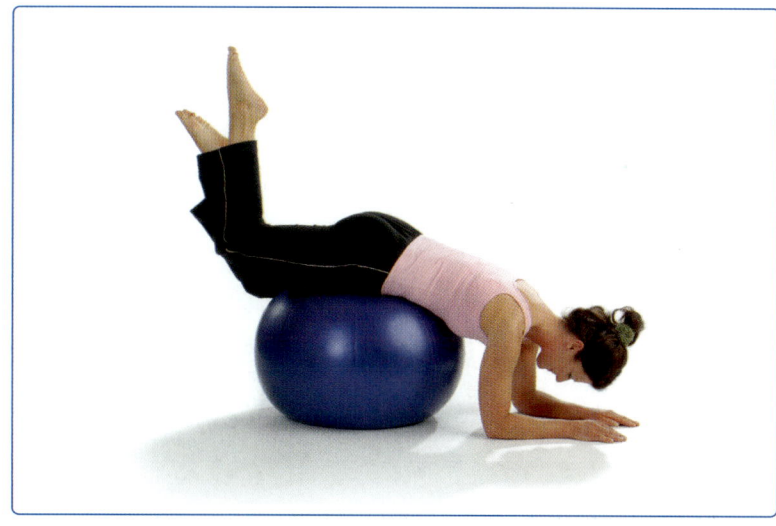

Übung 3.29: „Standhalten" (Basisübung)

Übungszeit: 2 Minuten
Übungsziel: Entlastung des Beckenbodens durch korrekte Atmung

Ausgangsposition:

- Partnerin 1: aufrechtes Sitzen auf dem Ball mit hüftbreit aufgestellten Beinen
- Partnerin 2: aufrechtes Stehen vor der Partnerin

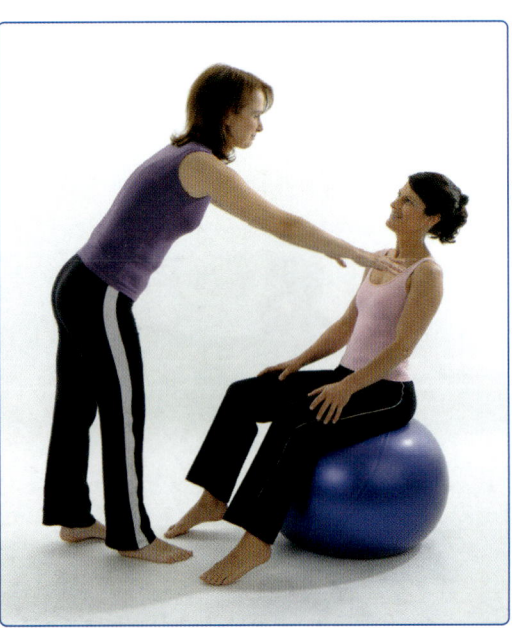

Übungsablauf während der Einatmung:

Partnerin 1 (sitzt auf dem Ball):

- Tief durch die Nase einatmen
- Alle Beckenbodenschichten sind entspannt.

Partnerin 2 (stehend):

- Die sitzende Partnerin vorsichtig vom Ball schubsen

Wahrnehmung Partnerin 1:

- Lungenvolumen vergrößert sich
- Zwerchfell schiebt sich in Richtung Bauchraum
- Bauchdecke wölbt sich nach vorne
- Bauchorgane „rutschen" Richtung Beckenboden („Ei legen")
- Kleines Becken kippt zum Ball (Schambein zeigt zum Ball)
- Hohlkreuzhaltung entsteht
- Becken ist weit
- Instabile Körperhaltung, Gleichgewichtsprobleme, Umkippen leicht möglich

Wahrnehmung Partnerin 2:

- Die auf dem Ball sitzende Partnerin kann leicht aus dem Gleichgewicht gebracht werden

Übungsablauf während der Ausatmung:

- Tief durch den leicht geöffneten Mund ausatmen
- Zuerst die Schließmuskeln aktivieren
- Die Sitzbeinhöcker zueinander ziehen
- Dabei das große Becken nach oben kippen (Schambein zieht zum Kinn)
- Zuletzt den „inneren Aufzug" nach innen, oben ziehen („Ei halten")

Wahrnehmung Partnerin 1:

- Lungenvolumen verkleinert sich
- Zwerchfell schiebt sich in Richtung Lungenraum
- Bauchdecke flacht sich ab
- Bauchorgane bewegen sich Richtung Lungenraum
- Druckentlastung des Beckenbodens
- Kleines Becken kippt nach oben (Schambein zieht zum Kinn)
- Unterer Rücken streckt sich
- Becken wird enger
- Stabile Körperhaltung, keine Gleichgewichtsprobleme!

Wahrnehmung Partnerin 2:

- Die auf dem Ball sitzende Partnerin 1 kann nicht aus dem Gleichgewicht gebracht werden

Danach: Wechseln der Partnerpositionen

Anmerkungen für die Kursleiterin:

- Der Mund bleibt während der Ausatmung leicht geöffnet (ausatmen = anspannen), damit kein Druck auf den Beckenboden entsteht.
- Die Partner können gegenseitig eine An- oder Entspannung wahrnehmen.

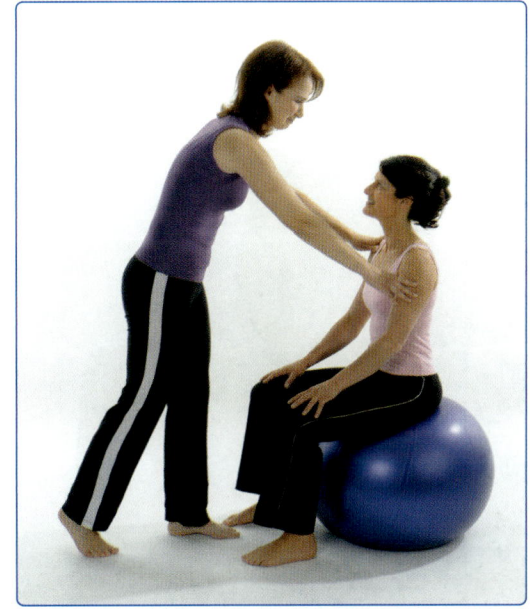

Übung 3.30: „Rücken an Rücken"

Übungszeit: 2 Minuten
Übungsziel: Wahrnehmen der Beckenbodenanspannung der Partnerin

Ausgangshaltung:

- Beide Partner sitzen Rücken an Rücken
- Die Beine sind hüftbreit parallel angewinkelt
- Fersen- oder zehenspitzenbetonte Ausgangshaltung

Übungsablauf während der Einatmung:

- Tief durch die Nase einatmen
- Alle Beckenbodenschich-
  ten sind entspannt („Ei
  legen")

Wahrnehmung beider Partnerinnen:

- Lungenvolumen
  vergrößert sich
- Bauchdecke wölbt sich
  nach vorne
- Kleines Becken kippt nach
  hinten zum Ball (Scham-
  bein zeigt zum Ball)
- Hohlkreuzhaltung entsteht
- Becken ist weit
- Die Rücken weichen von
  einander (Rundrücken)
- Instabile Körperhaltung

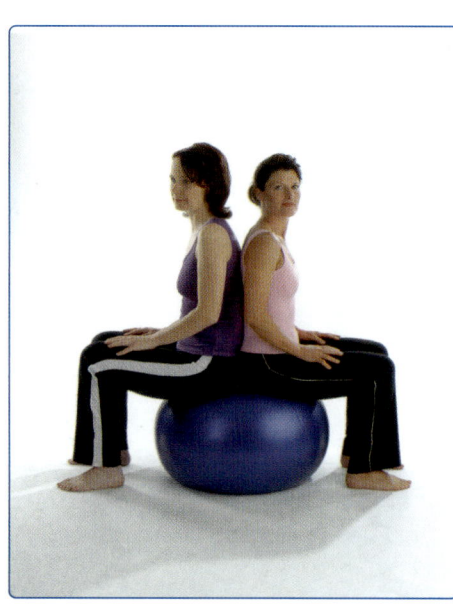

Übungsablauf während der Ausatmung:

- Tief durch den leicht geöffneten Mund ausatmen
- Die Arme in Schulterhöhe anwinkeln
- Zuerst die Schließmuskeln aktivieren
- Die Sitzbeinhöcker zueinander ziehen
- Dabei das große Becken nach oben kippen (Schambein zieht zum Kinn)
- Zuletzt den „inneren Aufzug" nach innen, oben ziehen („Ei halten")
- Die Ellenbogen zum Schambein ziehen

Wahrnehmung beider Partnerinnen:

- Lungenvolumen
  verkleinert sich
- Bauchdecke flacht sich ab
- Druckentlastung des
  Beckenbodens
- Kleines Becken kippt nach
  oben (Schambein zieht
  zum Kinn)
- Unterer Rücken streckt
  sich
- Becken ist enger
- Die Rücken beider Part-
  nerinnen nähern sich an
- Stabile Körperhaltung,
  keine Gleichgewichts-
  probleme!

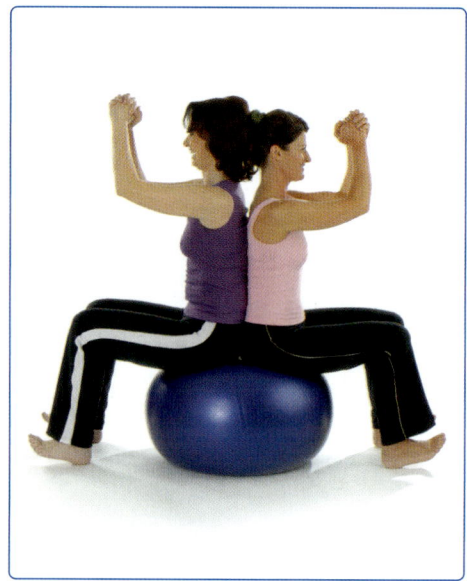

Übung 3.31: „Oberkörperrotation"

Übungszeit: 3-mal auf jede Körperseite
Übungsziel: Beckenbodenspannung während der Übung halten

Ausgangsposition:

- Beide Partnerinnen sitzen Rücken an Rücken
- Die Beine sind hüftbreit parallel angewinkelt
- Die angewinkelten Arme sind in Schulterhöhe seitlich des Oberkörpers
- Fersen- oder zehenspitzenbetonte Ausgangshaltung

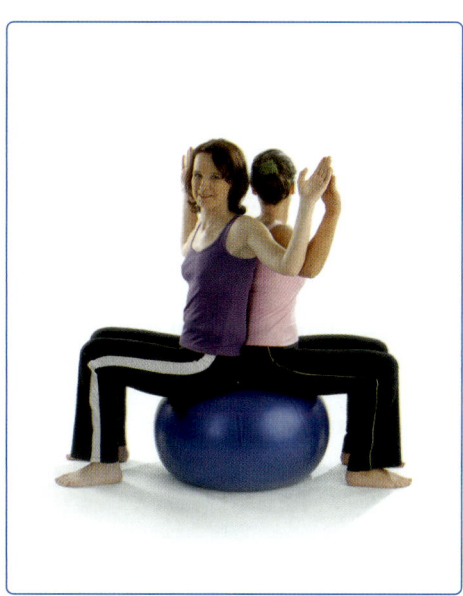

Übungsablauf während der Ausatmung:

- Tief durch den leicht geöffneten Mund ausatmen
- Zuerst die Schließmuskeln aktivieren
- Die Sitzbeinhöcker zueinander ziehen
- Dabei das große Becken nach oben kippen (Schambein zieht zum Kinn)
- Zuletzt den „inneren Aufzug" nach innen, oben ziehen („Ei halten")
- Den Oberkörper zu einer Seite drehen

Wahrnehmung:

- Lungenvolumen verkleinert sich
- Bauchdecke flacht sich ab
- Druckentlastung des Beckenbodens
- Kleines Becken kippt nach oben (Schambein zieht zum Kinn)
- Unterer Rücken streckt sich
- Becken ist enger
- Die Rücken beider Partnerinnen nähern sich an
- Stabile Körperhaltung, keine Gleichgewichtsprobleme!

Übung 3.32: „Partner-Fühlen"

Übungszeit: pro Beckenbodenschicht 2 Minuten
Übungsziel: Erfühlen der Beckenbodenan- und entspannung

Ausgangsposition der sitzenden Partnerin 1:

- Aufrechtes Sitzen auf dem Ball
- Die Beine sind hüftbreit parallel angewinkelt

Ausgangsposition der knienden Partnerin 2:

- Hinter die Partnerin in beckenbodenbetonter Schrittstellung knien
- Die Hände liegen auf verschiedenen Körperzonen:

a) Hände von Partnerin 2 liegen auf dem Kreuzbeinbereich

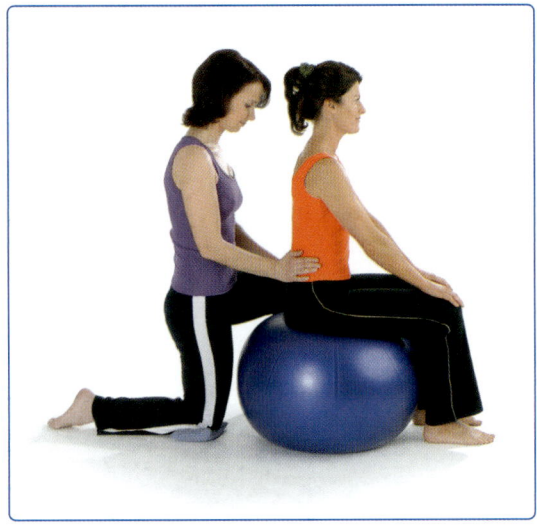

b) Hände von Partnerin 2 liegen auf dem unteren Bauchraum

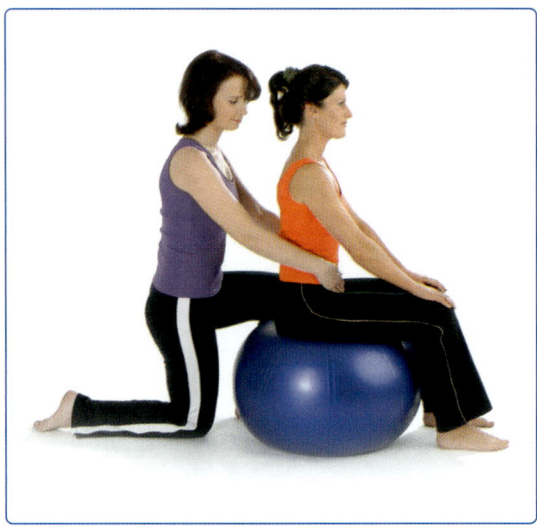

Übungsablauf während der Einatmung:

- Beide Partnerinnen sind entspannt

Wahrnehmung:

- Keine Körper- und Beckenbodenanspannung wahrnehmbar

Übungsablauf während der Ausatmung:

- Tief durch den leicht geöffneten Mund ausatmen
- Partnerin 1 aktiviert den Afterschließmuskel
- Partnerin 1 aktiviert den Harnröhrenschließmuskel
- Partnerin 1 aktiviert den „inneren Aufzug" („Ei legen")
- Partnerin 1 aktiviert die Sitzbeinhöckerschicht

Wahrnehmung Partnerin 2 :

- Anspannung im unteren Kreuzbeinbereich (Aktivierung des Afterschließmuskel)
- Anspannung im unteren Bauchbereich (Aktivierung des Harnröhrenschließmuskels)
- Anspannung im unteren Bauch, Kreuzbeinbereich fest, Gesamtkörperanspannung (Aktivierung des „inneren Aufzugs)
- Anspannung in Taille und unterem Bauch

Anmerkungen für die Kursleiterin:

- Diese Übung kann zu einem **Ratespiel** umfunktioniert werden: Die fühlende Partnerin 2 muss raten, welche Schicht die aktive Partnerin 1 anspannt.

Übung 3.33: „Beckenwippe" als Partnerübung

Übungszeit: 3 Minuten
Übungsziele: Entspannung für den Kreuzbeinbereich, den Beckenboden und die Lendenwirbelsäule

Ausgangsposition Partnerin 1:
- Rückenlage
- Die Beine liegen auf den Oberschenkeln von Partnerin 2
- Ein Softball liegt unter dem Kreuzbein/Steißbein

Ausgangsposition Partnerin 2:
- Aufrechtes Sitzen auf dem Ball mit hüftbreit aufgestellten Beinen

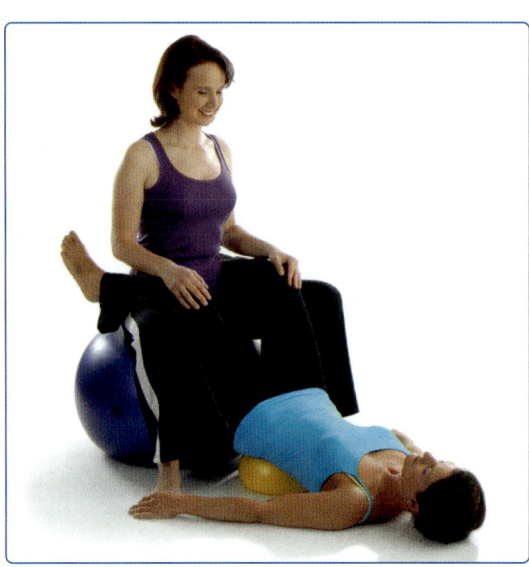

Übungsablauf während der Einatmung:

Partnerin 1:
Durch verschiedene Bewegungsmuster der sitzenden Partnerin können Veränderungen in der Beckenstellung bei der liegenden Partnerin hervorgerufen werden.
- Die Partnerin zu sich ziehen
- Die Partnerin von sich weg schieben
- Sie seitlich nach hinten ziehen
- Kreisende Bewegungen machen
- Unter die Beine der liegenden Partnerin greifen und die Oberschenkel nach oben ziehen, so dass die Partnerin mit ihrem Gewicht vom Ball gehoben wird:
- Dabei federnde und kreisende Bewegungen durchführen

Partnerin 2:
- Lässt im Becken locker und lässt sich von ihrer Partnerin bewegen

Wahrnehmung Partnerin 2:
- Dehnung und Entspannung im Kreuzbeinbereich

Anmerkungen für die Kursleiterin:
- Entspannungsübung
- Die aktive Partnerin muss auf die Auswirkung der Beckenbewegungen der liegenden Partnerin achten. Sie darf nur sanfte Bewegungen und keine ruckartigen Bewegungen machen.

4. Übungseinheit:
Übungen mit dem Softball

Übungsziele:

- Gezielte Wahrnehmung der mittleren Beckenbodenschicht mit Hilfe des Übungsgeräts Softball
- Kraft, Ausdauer, Koordination vor allem der mittleren Beckenbodenschicht
- Kennenlernen der Entlastungs- oder Umkehrübungen in Rücken- oder Bauchlage

Übungsübersicht:

1. Übungen in Rückenlage (Übung 4.1–4.10)
2. Übungen in Seitenlage (Übung 4.11–4.13)
3. Übungen in Knie-Ellenbogen-Lage (Übung 4.14)
4. Übungen in Bauchlage (Übung 4.15–4.17)
5. Übungen im Sitzen (Übung 4.18)
6. Übungen im Stehen (Übung 4.19–4.24)
7. Entspannungs- und Dehnungsübungen (Übung 4.25)

In dieser Unterrichtseinheit geht es insbesondere um das Training der **mittleren Beckenbodenschicht.** Erstmals wird ein gezieltes „Krafttraining" eingeführt. Bei den allermeisten Frauen ist der Beckenboden jetzt kräftig genug dafür.

Als Nebeneffekt wirkt sich das Training über die Schulterblattspannung auch auf die **Körperhaltung** allgemein aus. Die Frauen können mithilfe der Ballübungen den Zusammenhang zwischen Beckenbodentraining und Alltagssituationen besser herstellen.

Der **Softball** ist ein kleiner, luftgefüllter, weicher Gummiball. Er muss nicht ganz mit Luft gefüllt sein. Dann übt er weniger Druck auf empfindliche Köperregionen (z. B. Bauch- und Kreuzbeingegend) aus. Anstelle eines Softballs kann man für die Übungen auch ein **Kissen** verwenden.

Hausaufgaben

- **Stehen im Alltag** mit Ball oder Kissen zwischen den Knien (s. Übung 4.22), z. B. beim Tragen des Kindes oder beim Zähneputzen, Kochen, Bügeln, Telefonieren (= Entlastungsübung)
- **Basisübung 4.1**: Beckenschaukel in Rückenlage
- **Basisübung 4.9**: „Die Raupe" – dabei wahrnehmen, wie wackelig es ohne angepasste Beckenbodenspannung auf dem Ball ist
- **Entspannungsübung 4.10**: „Der Beinfächer"

Übung 4.1: Beckenschaukel mit Softball (Basisübung)

Übungszeit: 2 Minuten
Übungsziel: Entlastung des Beckenbodens durch korrekte Atmung

Ausgangsposition:

- Liegen in Rückenlage mit hüftbreit aufgestellten Beinen
- Die Hände liegen neben dem Körper, auf dem unteren Bauchraum oder die Fingerspitzen am vorderen Darmbeinkamm (so ist das Beckenkippen gut wahrnehmbar)
- Ein Softball liegt unter dem Kreuzbein

Übungsablauf während der Einatmung:

- Tief durch die Nase einatmen

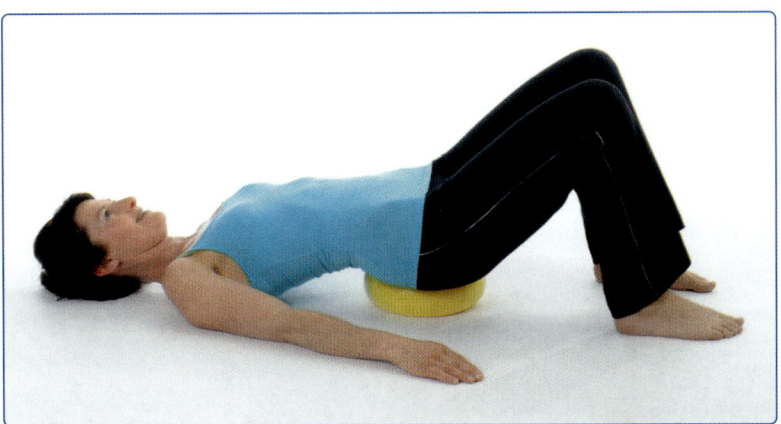

Wahrnehmung:

- Lungenvolumen vergrößert sich
- Zwerchfell schiebt sich in Richtung Bauchraum
- Bauchdecke hebt sich
- Bauchorgane „rutschen" in Richtung Beckenboden
- Kleines Becken kippt nach unten (Steißbein zeigt Richtung Unterlage)
- Hohlkreuzhaltung entsteht
- Becken ist weit

Übungsablauf während der Ausatmung:

- Durch den leicht geöffneten Mund ausatmen
- Zuerst die Schließmuskeln aktivieren
- Die Sitzbeinhöcker zueinander ziehen
- Dabei das große Becken zur Unterlage kippen (Schambein zieht zum Kinn)
- Zuletzt den „inneren Aufzug" nach innen, oben ziehen

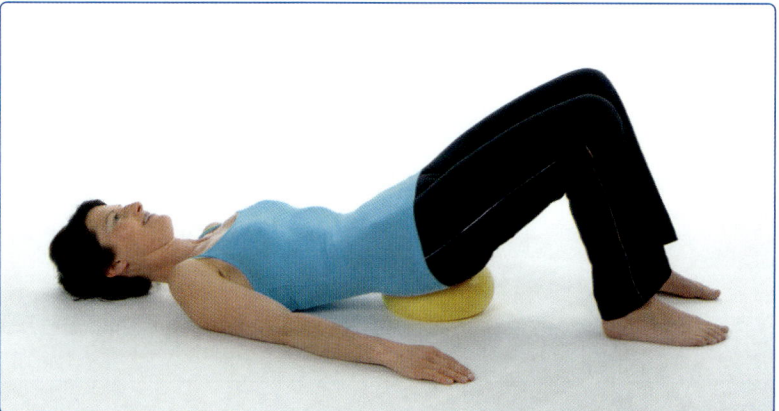

Wahrnehmung:

- Lungenvolumen verkleinert sich
- Zwerchfell schiebt sich in Richtung Lungenraum
- Bauchdecke senkt sich
- Bauchorgane bewegen sich in Richtung Lungenraum
- Druckentlastung des Beckenbodens
- Kleines Becken kippt nach oben (Schambein zieht zum Kinn)
- Unterer Rücken streckt sich
- Alle Beckenbodenschichten sind angespannt
- Becken ist enger

Anmerkungen für die Kursleiterin:

- **Wichtig**: Die Ausatmung sollte den Beckenboden nicht zusätzlich belasten! Deshalb bleibt der Mund während der Ausatmung leicht geöffnet (Ausatmen = Anspannen).
- Während der Ausatmung und zur besseren Wahrnehmung können die Hände auf den Bauchraum oder unter den unteren Rücken gelegt werden.
- Während der Ausatmungs- und Anspannungsphase kann auch das Vokaltraining (s. S. 114) geübt werden:
  - Harnröhrenschließmuskel: Vokal „I"
  - Afterschließmuskel: Vokal „O"
  - „Sitzbeinhöckerschicht": Vokal „E"
  - „Aufzugsschicht": Vokal „U"

Übungsvarianten: Zehen-/ballen- oder fersenbetonte Grundstellung

a) Fersenbetonte Fußstellung:

b) Zehenspitzenbetonte Fußstellung:

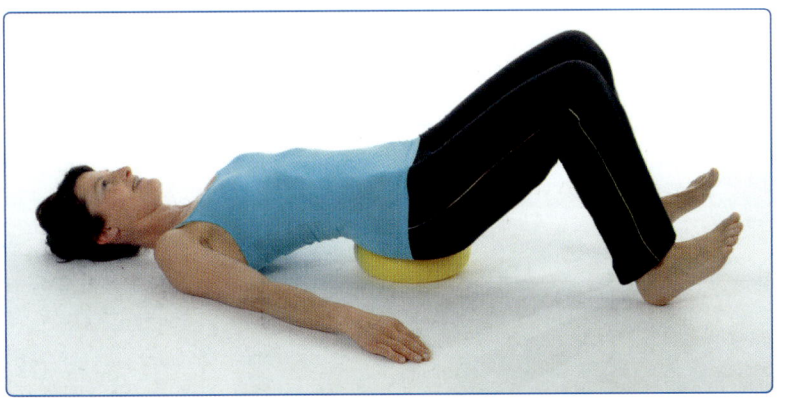

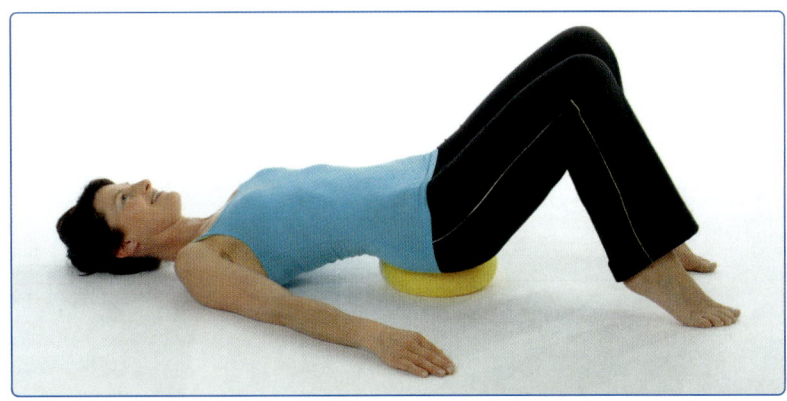

einatmen – entspannen (Hohlkreuz)

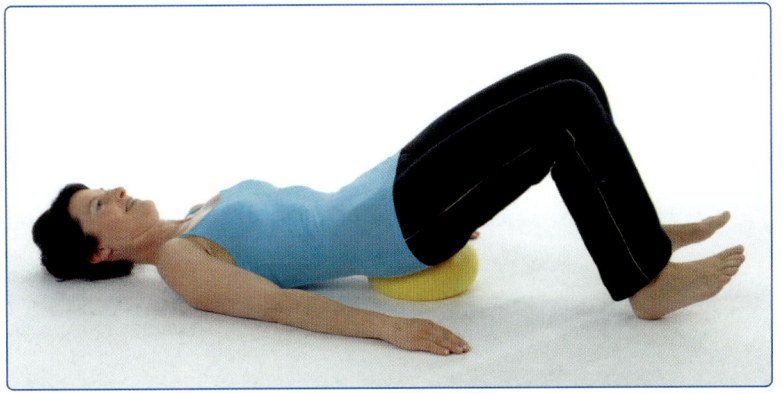

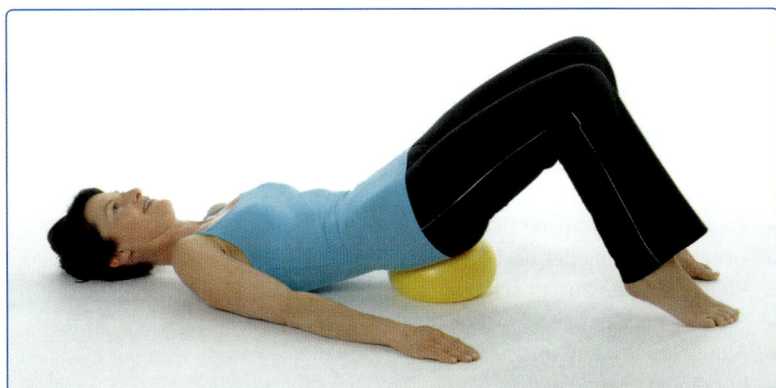

ausatmen – anspannen (Rücken gestreckt)

Übung 4.2: „Der Frosch"

Übungszeit: 1 Minute

Übungsziele:

- Wahrnehmen des Zusammenspiels zwischen Beckenboden und Bauchmuskulatur
- Wahrnehmung und Kräftigung der unteren Bauchmuskulatur

Ausgangsposition:

- Wie Beckenschaukel
- Liegen in Rückenlage mit hüftbreit aufgestellten Beinen
- Die Hände liegen neben dem Körper oder auf dem unteren Bauchraum oder die Fingerspitzen liegen auf dem vorderen Darmbeinkamm (so ist das Beckenkippen gut wahrnehmbar)
- Mit Beckenbodenspannung werden die Beine nacheinander von der Unterlage angehoben (sog. Tischhalte)
- Zur besseren Wahrnehmung liegen die Fingerspitzen auf dem vorderen Darmbeinkamm

Übungsablauf während der Einatmung:

- Tief durch die Nase einatmen
- Das kleine Becken zur Unterlage kippen (Steißbein zeigt Richtung Ball)

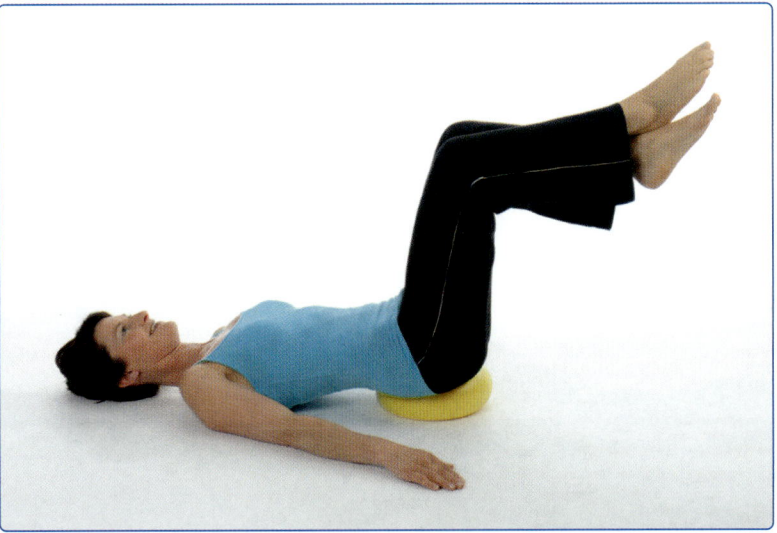

Wahrnehmung:

- Lungenvolumen vergrößert sich
- Bauchdecke hebt und entspannt sich
- Bauchorgane „rutschen" in Richtung Beckenboden
- Hohlkreuzhaltung entsteht
- Alle Beckenbodenschichten sind entspannt

Übungsablauf während der Ausatmung:

- Durch den leicht geöffneten Mund ausatmen
- Zuerst die Schließmuskeln aktivieren
- Die Sitzbeinhöcker zueinander ziehen
- Dabei das große Becken zum Ball kippen (Schambein zieht zum Kinn)
- Zuletzt den „inneren Aufzug" nach innen, oben ziehen
- Das Steißbein(schwänzchen) zieht zur Decke

Anmerkungen für die Kursleiterin:

- **Achtung**: Die Knie dürfen nicht über den Bauchraum gezogen/gewippt werden, dies erzeugt Druck auf die Bauchorgane (Blase!).
- Die Arme sollten nicht mitdrücken.
- Zur **Eigenkontrolle** können die Fingerspitzen auf den vorderen Darmbeinkamm gelegt werden, um ein Abkippen des Beckens zu bemerken.

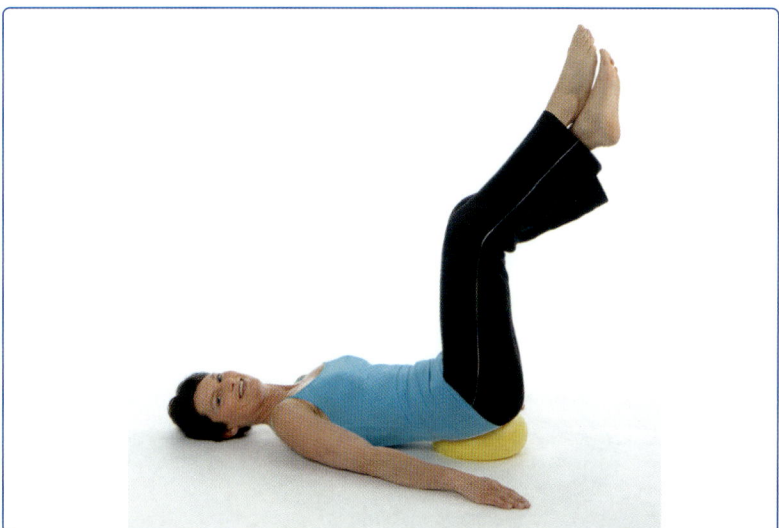

Wahrnehmung:

- Lungenvolumen verkleinert sich
- Bauchdecke senkt sich und Unterbauch aktiviert sich
- Unterer Rücken streckt sich
- Untere Bauchmuskulatur spannt sich an
- Alle Beckenbodenschichten sind angespannt

Übung 4.3: Der „Zehenfüßler"

Übungszeit: 1 Minute
Übungsziele:

- Kräftigung der unteren, schrägen Bauchmuskulatur
- Training vor allem der mittleren Beckenbodenschicht

Ausgangsposition:

- Liegen in Rückenlage mit hüftbreit aufgestellten Beinen
- Die Hände umgreifen die Ellenbogen („Ellenbogenhalte")
- Mit Beckenbodenspannung werden die Beine nach einander von der Unterlage angehoben

Übungsablauf während des Weiteratmens:

- Abwechselnd die Beine in Zehenspitzenstellung aus dem Hüftgelenk zur Decke schieben. Die Beine nicht durchstrecken!

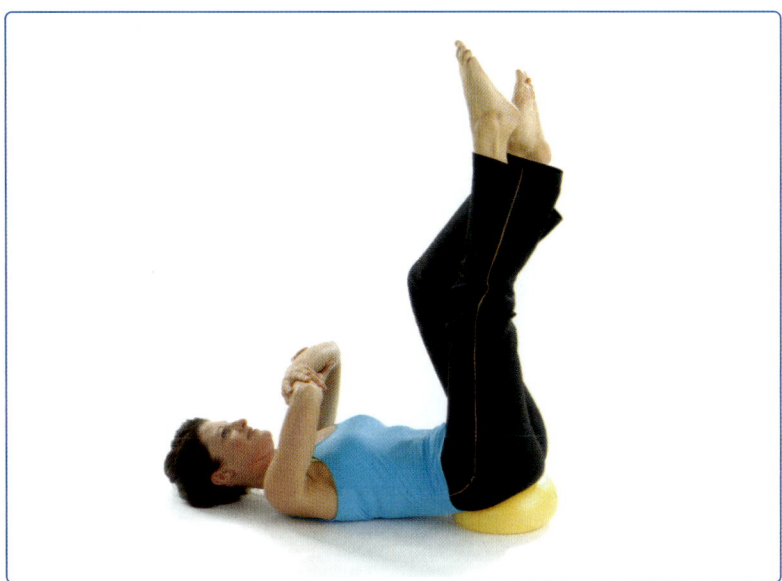

Dabei spannt sich jedesmal die mittlere Beckenbodenschicht an.

Anmerkungen für die Kursleiterin:

- **Wichtig**: Bei allen Übungen, bei welchen Beine oder Arme beteiligt sind, oder der Kopf angehoben wird, muss die Teilnehmerin die Beckenboden-anspannung halten! Das heißt:
  - das Becken darf nicht seitlich abkippen (Becken bleibt gerade)
  - es darf kein Hohlkreuz entstehen
  - und es darf nicht mit der Arm- oder Schulterpartie mitgearbeitet werden!
- Zur **Eigenkontrolle** können die Fingerspitzen auf den vorderen Darmbein-kamm gelegt werden, um ein Abkippen des Beckens zu bemerken.
- Bei einer guten Beckenbodengrundspannung und funktionsfähiger unterer, schräger Bauchmuskulatur ist diese Übung gut durchführbar.

Übung 4.4: „Bauchdehnen"

Übungszeit: 2 Minuten

Übungsziele:

- Entspannung und Dehnung der Bauch- und Rumpfmuskulatur
- Wahrnehmen des entspannten Beckenbodens und des weiten Beckens

Ausgangsposition:

- Liegen in Rückenlage mit gestreckten Beinen
- Die Hände liegen unter dem Gesäß
- Ein Softball liegt locker zwischen den Knien

Übungsablauf:

- Tief atmen
- Dabei das Brustbein nach oben schieben
- Die Brustwirbelsäule hebt sich ein wenig von der Unterlage
- Die Dehnung ca. 10 Sekunden halten

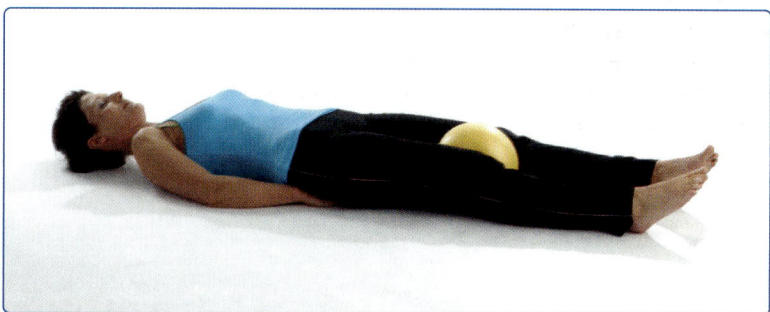

Wahrnehmung:

- Lungenvolumen vergrößert sich
- Bauchdecke hebt und dehnt sich
- Hohlkreuzhaltung entsteht

Anmerkungen für die Kursleiterin:
- Die Beckenbodenanspannung sollte der Übung angepasst sein.

Übung 4.5: „Seitliches Dehnen"

Übungszeit: 2 Minuten

Übungsziele:

- Entspannung und Dehnung der Bauch- und Rumpfmuskulatur
- Wahrnehmen des entspannten Beckenbodens und des weiten Beckens

Ausgangsposition:

- Liegen in Rückenlage mit hüftbreit aufgestellten Beinen
- Die Hände liegen neben dem Körper

Übungsablauf während der Einatmung:

- Tief durch die Nase einatmen
- Das kleine Becken zur Unterlage kippen (Steißbein zeigt Richtung Unterlage)

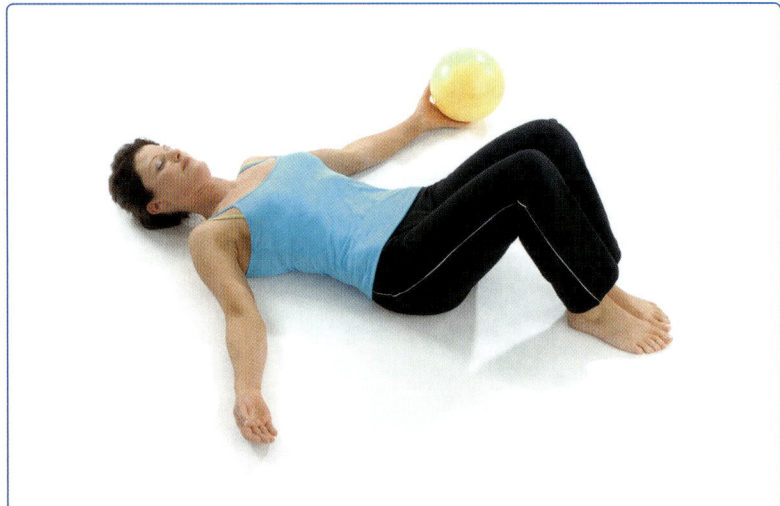

Wahrnehmung:

- Lungenvolumen vergrößert sich
- Bauchdecke hebt und entspannt sich
- Bauchorgane „rutschen" in Richtung Beckenboden
- Hohlkreuzhaltung entsteht
- Alle Beckenbodenschichten sind entspannt

Übungsablauf während der Ausatmung:

- Durch den leicht geöffneten Mund ausatmen
- Zuerst die Schließmuskeln aktivieren
- Die Sitzbeinhöcker zueinander ziehen
- Dabei das große Becken zur Unterlage kippen (Schambein zieht zum Kinn)
- Zuletzt den „inneren Aufzug" nach innen, oben ziehen
- Beide angewinkelten Beine mit der nötigen Beckenbodenspannung seitlich ablegen

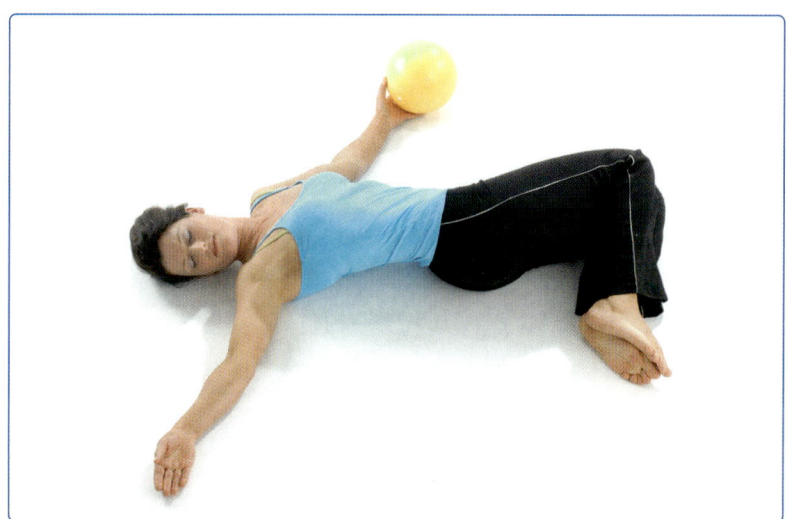

Weiteratmen
- Bei der Einatmung die Bauchdecke von innen weiten
- Danach die Beckenbodenanspannung lösen
- Gleichzeitig den Kopf zur gegenüberliegenden Seite drehen. Die Schulterpartie liegt fest auf der Unterlage
- Die Dehnung ca. 20 Sekunden halten.

Wahrnehmung:

- Lungenvolumen verkleinert sich
- Kleines Becken kippt nach oben (Steißbein zieht zum Kinn)
- Bauchdecke senkt sich und Unterbauch spannt sich an
- Unterer Rücken streckt sich
- Alle Beckenbodenschichten sind angespannt
- Bei gelöster Beckenbodenspannung über den gedrehten Oberkörper die Dehnung der gesamten Rumpfmuskulatur wahrnehmen
- Kopf und Knie zeigen in entgegengesetzte Richtungen

Anmerkungen für die Kursleiterin:

- Die Beckenbodenanspannung sollte so lange gehalten werden, bis die Beine vollständig auf der Unterlage liegen. Erst dann die innere Anspannung lösen und die Dehnung durch die verdrehte Körperhaltung wahrnehmen.
- Kursteilnehmerinnen mit **Bandscheibenproblemen** im LWS-Bereich dürfen während der Dehnungsphase nicht in ein zu starkes Hohlkreuz ziehen (Druck auf die Bandscheiben)!
- Frauen mit einer noch schmerzenden **Sectio-Narbe** sollten eine zu starke Bauchdehnung vermeiden!

Übung 4.6: „Der Otter" (Basisübung)

Übungszeit: 2 Minuten

Übungsziele:
- Entlastung des Beckenbodens und der Bauchorgane
- Wahrnehmung und Kräftigung der Gesäß- und Oberschenkelmuskulatur

Ausgangsposition:
- Ausgangsstellung Schulter-Fuß-Lage
- Liegen in Rückenlage mit hüftbreit aufgestellten Beinen
- Ein Softball liegt unter dem Kreuzbein
- Die Arme liegen neben dem Körper
- Oder die Hände liegen auf dem unteren Bauchraum, mit Kontakt zum vorderen Darmbeinkamm

Übungsablauf während der Einatmung:
- Tief durch die Nase einatmen
- Das kleine Becken zur Unterlage kippen (Steißbein zeigt Richtung Unterlage)

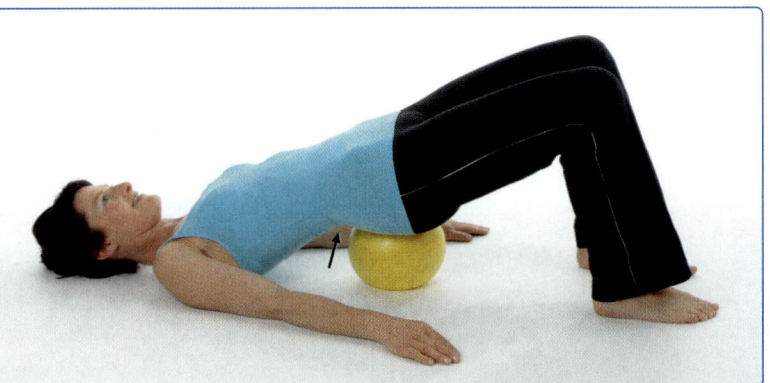

Wahrnehmung:
- Lungenvolumen vergrößert sich
- Bauchdecke hebt und entspannt sich
- Bauchorgane „rutschen" in Richtung Beckenboden"
- Hohlkreuzhaltung entsteht
- Alle Beckenbodenschichten sind entspannt

Übungsablauf während der Ausatmung:

- Durch den leicht geöffneten Mund ausatmen
- Zuerst die Schließmuskeln aktivieren
- Die Sitzbeinhöcker zueinander ziehen
- Das große Becken zur Unterlage kippen (Schambein zieht Richtung Kinn)
- Zuletzt den „inneren Aufzug" nach innen, oben ziehen
- Dabei das Becken über das Kreuzbein und die Lendenwirbelsäule langsam vom Ball abheben

Anmerkungen für die Kursleiterin:

- Diese Übung ist eine Umkehr- oder Entlastungsübung, da sich der Druck auf den Beckenboden verringert.
- Die Hände können auf den vorderen Darmbeinkamm gelegt werden, um ein Abkippen des Beckens zu bemerken (Verlust der Beckenbodenspannung)
- Diese Entlastungsübung ist eine gute Ausgangsposition zum Trainieren der Gesäßmuskulatur

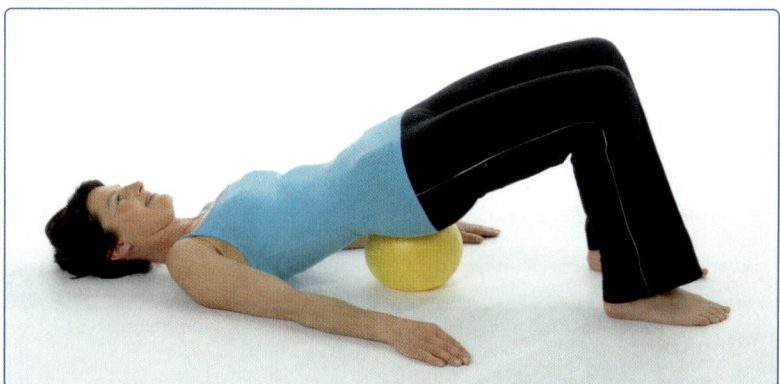

Wahrnehmung:

- Lungenvolumen verkleinert sich
- Bauchdecke senkt sich und Unterbauch aktiviert sich
- Unterer Rücken streckt sich
- Alle Beckenbodenschichten sind angespannt
- Knie, Beckenkamm und Brustbein bilden eine Ebene

Übung 4.7: „Der Otter" mit verschiedenen Fußstellungen

a) Fersenbetonte Fußstellung:

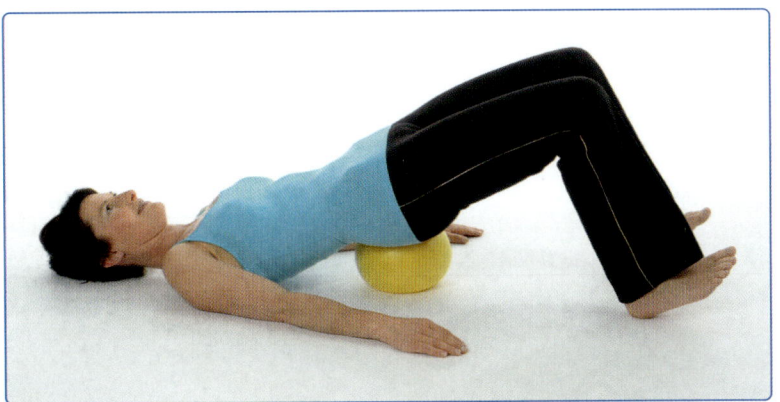

b) Zehenspitzenbetonte Fußstellung:

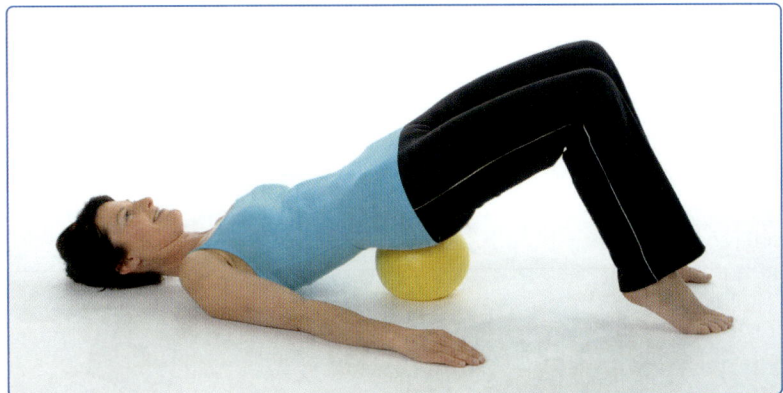

Übungsziel:
- Kräftigung des Afterschließmuskels (Reaktionstraining)

Übungsablauf bei normaler Atmung:
- Abwechselnd den Schließmuskel an- und entspannen
- Wahrnehmen der Auswirkung der fersenbetonten Fußstellung auf den Afterschließmuskel

Übungsziel:
- Kräftigung des Harnröhrenschließmuskels (Reaktionstraining)

Übungsablauf bei normaler Atmung:
- Abwechselnd den Schließmuskel an- und entspannen
- Wahrnehmen der Auswirkung der zehenspitzenbetonten Fußstellung auf den Harnröhrenschließmuskel

Anmerkungen für die Kursleiterin:
- Diese Übung ist auch für Frauen mit Belastungsinkontinenz geeignet.

Übung 4.8: „Der Storch" (Basisübung)

Übungszeit: 2 Minuten

Übungsziele:
- Entspannung der Bauchmuskulatur
- Dehnung der Gesäßmuskulatur
- Wahrnehmen des entspannten Beckenbodens

Ausgangsposition:
- Liegen in Rückenlage mit einem ausgestreckten Bein und einem angewinkelten Bein
- Die Hände liegen neben dem Körper

Übungsablauf während der Einatmung:
- Tief durch die Nase einatmen
- Das kleine Becken zur Unterlage kippen (Steißbein zeigt Richtung Unterlage)

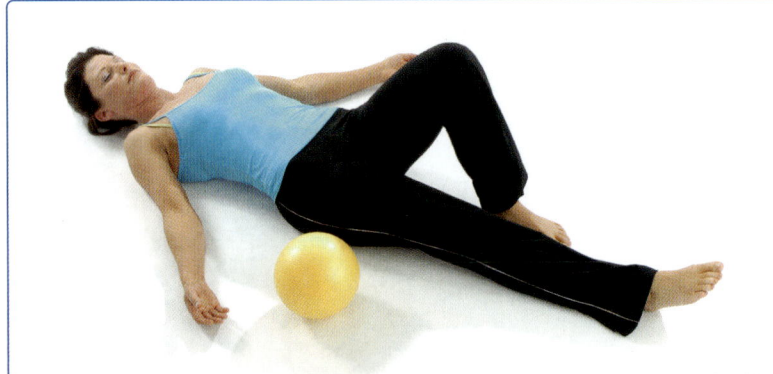

Wahrnehmung:
- Lungenvolumen vergrößert sich
- Bauchdecke hebt und entspannt sich
- Bauchorgane „rutschen" in Richtung Beckenboden
- Hohlkreuzhaltung entsteht
- Alle Beckenbodenschichten sind entspannt

Übungsablauf während der Ausatmung:

- Durch den leicht geöffneten Mund ausatmen
- Zuerst die Schließmuskeln aktivieren
- Die Sitzbeinhöcker zueinander ziehen
- Dabei das große Becken zur Unterlage kippen (Schambein zieht zum Kinn)
- Zuletzt den „inneren Aufzug" nach innen, oben ziehen
- Das angewinkelte Bein mit der benötigten Beckenbodenspannung zum Oberkörper herziehen

Weiteratmen

- Die Anspannung mit der benötigten Beckenbodenspannung ca. 20–30 Sekunden halten
- Danach die Spannung lösen

Anmerkungen für die Kursleiterin:
- Vorsicht bei Kursteilnehmerinnen mit **Zustand nach Sectio** oder **Harninkontinenz**! Bei dieser Übung entsteht ein starker Bauchdruck.

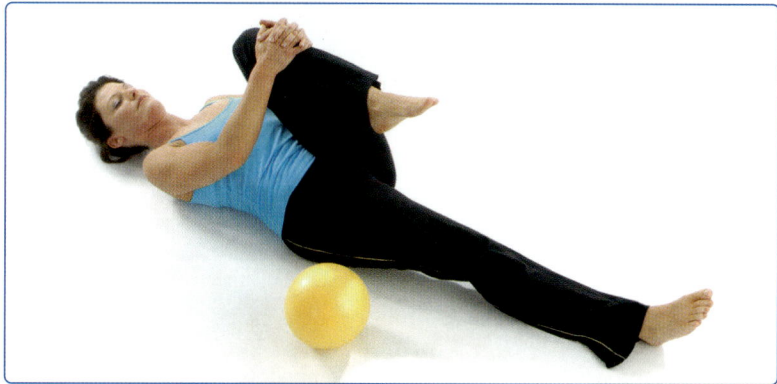

Wahrnehmung:

- Lungenvolumen verkleinert sich
- Kleines Becken kippt nach oben (Steißbein zieht zum Kinn)
- Bauchdecke senkt sich und Unterbauch spannt sich an
- Unterer Rücken streckt sich
- Alle Beckenbodenschichten sind angespannt
- Gesäßmuskulatur auf der Seite des angewinkelten Bein dehnt sich

4. Übungseinheit

Übung 4.9: „Die Raupe"

Übungszeit: 2 Minuten

Übungsziele:

- Kräftigung der mittleren Beckenbodenmuskulatur
- Kräftigung der Gesäß- und Beinmuskulatur

Ausgangsposition:

- Liegen in Rückenlage mit hüftbreit aufgestellten Beinen
- Die Arme liegen neben dem Körper
- Ein Softball liegt zwischen den Knien

Übungsablauf während der Einatmung:

- Tief durch die Nase einatmen
- Alle Beckenbodenschichten entspannen

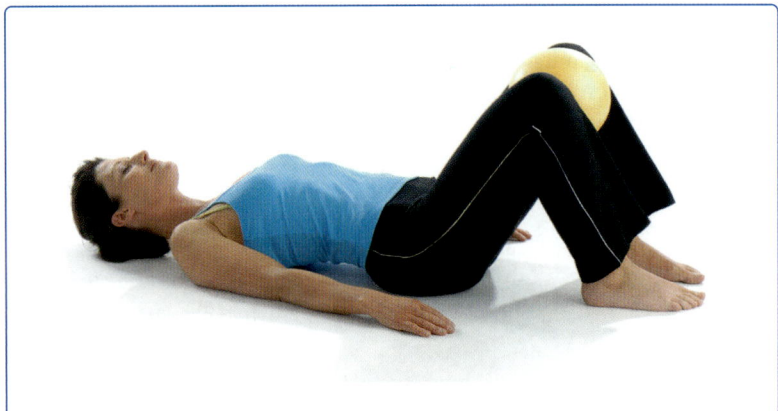

Wahrnehmung:

- Bauchdecke hebt sich
- Bauchorgane „rutschen" in Richtung Beckenboden
- Kleines Becken kippt nach unten (Steißbein zeigt Richtung Unterlage)
- Hohlkreuzhaltung entsteht
- Becken ist weit
- Alle Beckenbodenschichten sind entspannt
- Gesäß- und Beinmuskulatur sind locker

Anmerkungen für die Kursleiterin:

- Die **Ausatmung** sollte den Beckenboden nicht belasten! Deshalb bleibt der Mund während der Ausatmung leicht geöffnet (Ausatmen = Anspannen).
- Während der Ausatmungs- und Anspannungsphase kann auch ein **Vokaltraining** geübt werden:
  - Harnröhrenschließmuskel: Vokal „I"
  - Afterschließmuskel: Vokal „O"
  - „Sitzbeinhöckerschicht": Vokal „E"
  - „Aufzugsschicht": Vokal „U"

Übungsablauf während der Ausatmung:

- Tief durch den leicht geöffneten Mund ausatmen
- Die Schließmuskeln des Beckenbodens aktivieren
- Die Sitzbeinhöcker zueinander ziehen (Beinspannung entsteht)
- Den Druck auf den Ball wahrnehmen
- Den „inneren Aufzug" nach innen, oben ziehen

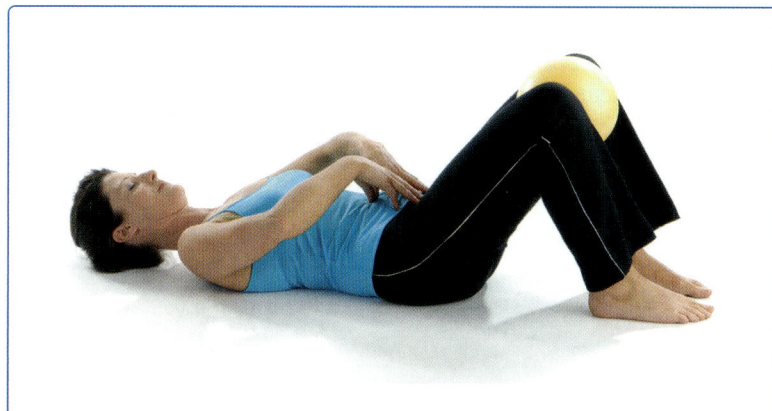

Wahrnehmung:

- Lungenvolumen verkleinert sich
- Bauchdecke senkt sich
- Kleines Becken kippt nach oben (Schambein zieht zum Kinn)
- Unterer Rücken streckt sich
- Alle Beckenbodenschichten sind angespannt
- Gesäß- und Beinmuskulatur sind angespannt
- Becken ist enger

Übungsvarianten: Zehen- oder fersenbetonte Grundstellung

a) Fersenbetonte Fußstellung:

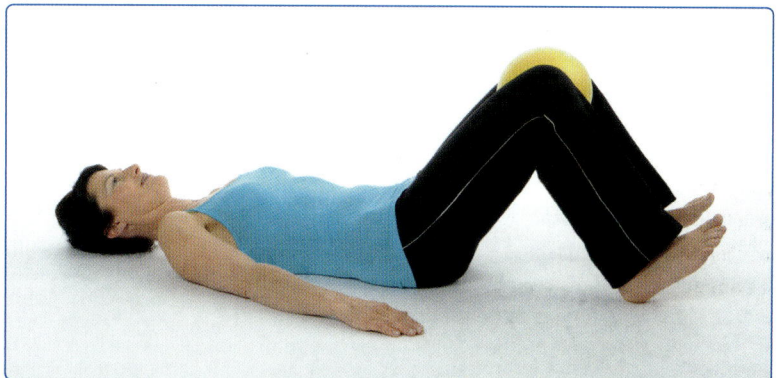

b) Zehenspitzenbetonte Fußstellung:

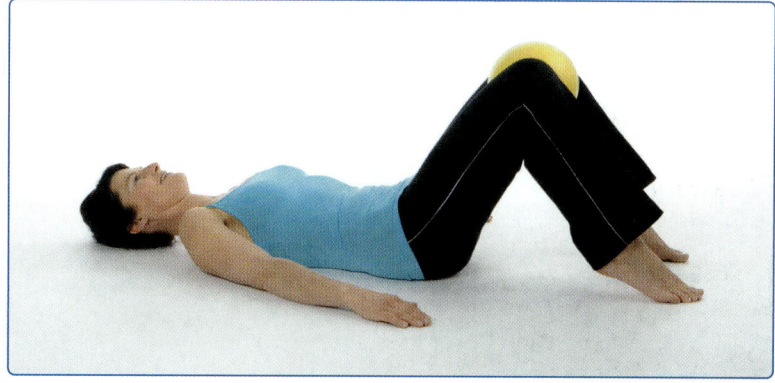

4. Übungseinheit

Übung 4.10: „Der Beinfächer" (Basisübung)

Übungszeit: je ca. 10 Sekunden Entspannungs- und Dehnungsphase

Übungsziele:
- Entspannung und Dehnung der Becken- und Beinmuskulatur
- Gleichgewicht und Koordination
- Wahrnehmen des entspannten Beckenbodens und des weiten Beckens

Ausgangsposition:
- Liegen in Rückenlage
- Ein Bein ist ausgestreckt, das andere angewinkelt
- Die Hände liegen neben dem Körper
- Der Sitzball kann unter das Gesäß gelegt werden

Übungsablauf während der Ausatmung:
- Durch den leicht geöffneten Mund ausatmen
- Zuerst die Schließmuskeln aktivieren
- Die Sitzbeinhöcker zueinander ziehen
- Dabei das große Becken zur Unterlage kippen (Schambein zieht zum Kinn)
- Zuletzt den „inneren Aufzug" nach innen, oben ziehen
- Das angewinkelte Beine mit der nötigten Beckenbodenspannung in Richtung Unterlage bewegen (ablegen)
- Nun langsam nacheinander die Beckenbodenspannung lösen
- Die Dehnung im Hüftgelenk ca. 20–30 Sekunden halten

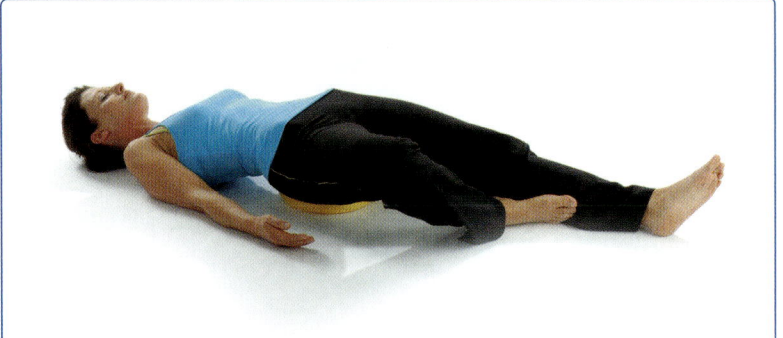

Wahrnehmung:
- Lungenvolumen verkleinert sich
- Kleines Becken kippt nach oben (Steißbein zieht zum Kinn)
- Bauchdecke senkt sich und Unterbauch spannt sich an
- Unterer Rücken streckt sich
- Alle Beckenbodenschichten sind angespannt bis das Bein abgelegt ist

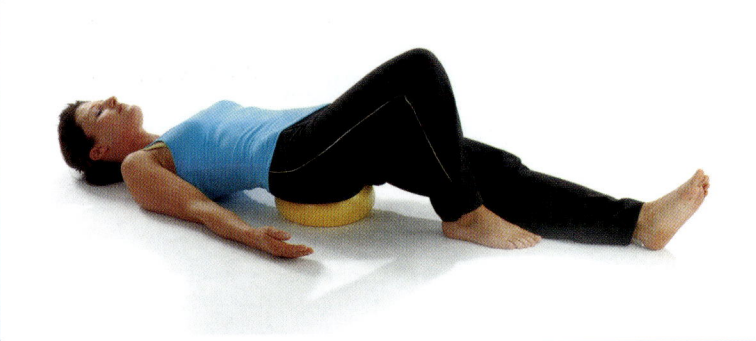

Selbstkontrolle:

● Bei einem angespannten Beckenboden fühlt man, wie beim Abspreizen und Anheben des Beins das Hüft- und Kniegelenk entlastet werden.

Übungsablauf während der Einatmung:

● Langsam nacheinander alle Beckenbodenschichten locker lassen

Wahrnehmung:

● Dehnung der Hüftmuskulatur
● Bauchdecke hebt sich
● Becken ist weit
● Alle Beckenbodenschichten sind entspannt
● Gesäß- und Beinmuskulatur sind locker

Auflösen der Übung:

● Während der Ausatmung alle Beckenbodenschichten nacheinander anspannen und mit dieser Spannung das Bein wieder zur Körpermitte anheben ...

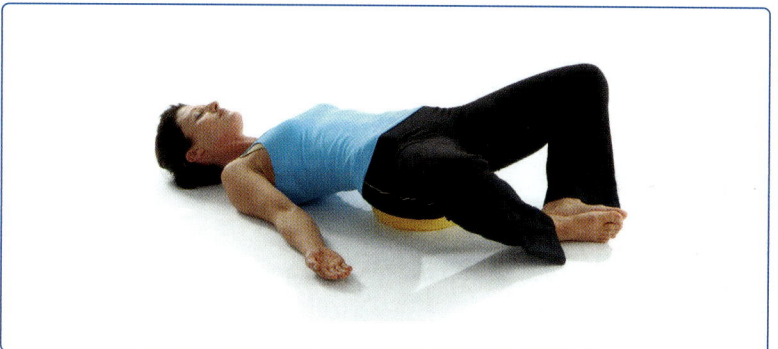

Übungsvariante:

● Abspreizen der beiden Beine – nur mit Beckenbodenspannung

Anmerkungen für die Kursleiterin:
● Vorsicht bei Kursteilnehmerinnen mit noch schwachem Beckenboden oder mit **Problemen in LWS- oder Kreuzbeinbereich**! Sie sollten den Ball nicht unterlegen.
● Die Beckenbodenspannung hält beim Ablegen und Aufstellen das Gewicht des Beines. Dabei werden Hüft- und Kniegelenk entlastet.

Übung 4.11: „Der Delphin" (Basisübung)

Übungszeit: 2 Minuten
Übungsziele:
- Wahrnehmung der An- und Entspannung der Beckenbodenmuskulatur
- Kräftigung der unteren Bauch-, der Rücken-, Gesäß- und Beinmuskulatur
- Beckenbodenanspannung (= Taillendreieck entsteht)

Ausgangsposition:
- Liegen in Seitenlage
- Die Beine sind angewinkelt
- Der Kopf liegt auf dem angewinkelten Unterarm
- Der obere Arm stützt sich vor dem Oberkörper auf
- Fersen, Gesäß, Schultern und Kopf bilden eine Linie
- Ein Softball liegt zwischen den Knien

Übungsablauf während der Einatmung:
- Tief durch die Nase einatmen
- Das große Becken bewegt sich nach vorne (Steißbein nach hinten)

Wahrnehmung:
- Lungenvolumen vergrößert sich
- Bauchdecke ist entspannt und wölbt sich vor

- Leichte Hohlkreuzhaltung entsteht
- Alle Beckenbodenschichten sind entspannt
- Becken ist weit
- Taille liegt auf der Unterlage

Übungsablauf während der Ausatmung:
- Durch den leicht geöffneten Mund ausatmen
- Zuerst die Schließmuskeln aktivieren
- Die Sitzbeinhöcker zueinander ziehen
- Zuletzt den „inneren Aufzug" nach innen, oben ziehen

Wahrnehmung:
- Lungenvolumen verkleinert sich
- Großes Becken kippt nach hinten (Schambein zum Kinn)
- Bauchdecke spannt sich an
- Unterer Rücken streckt sich
- Alle Beckenbodenschichten sind angespannt
- Becken ist enger
- Taille hebt sich von Unterlage ab („Taillendreieck" entsteht)
- Gesamtkörperspannung

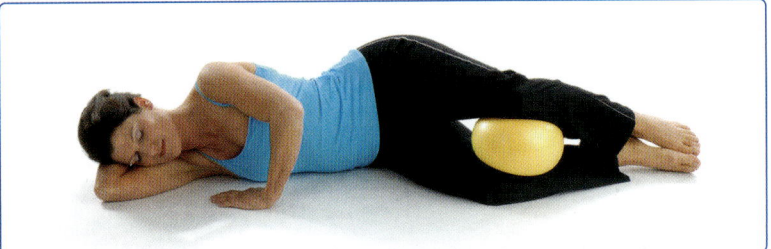
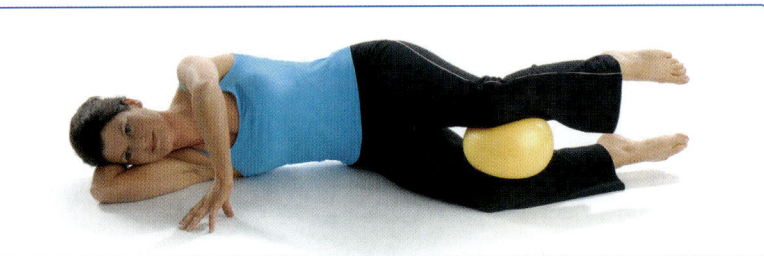

Übungsvarianten Delphin

Übungsablauf wärend der Ausatmung

a) Fersenbetonte Fußstellung

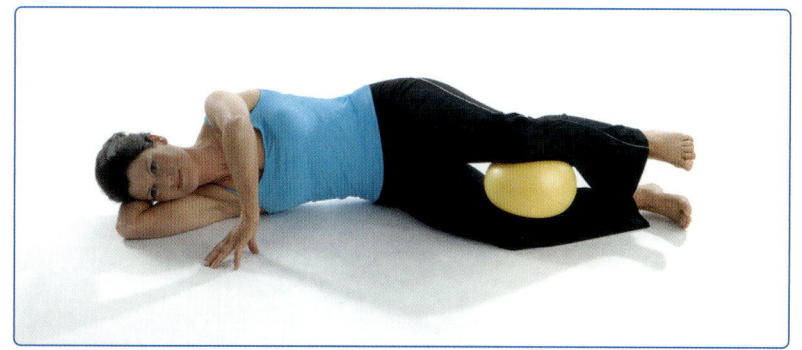

b) Druck mit dem oberen Bein auf den Softball

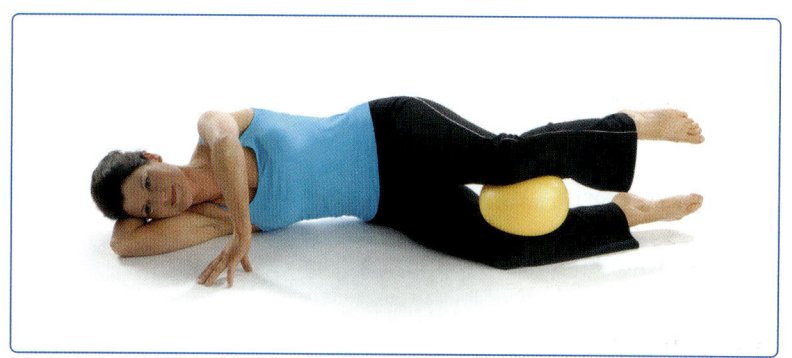

c) Wippbewegungen mit dem oberen Bein

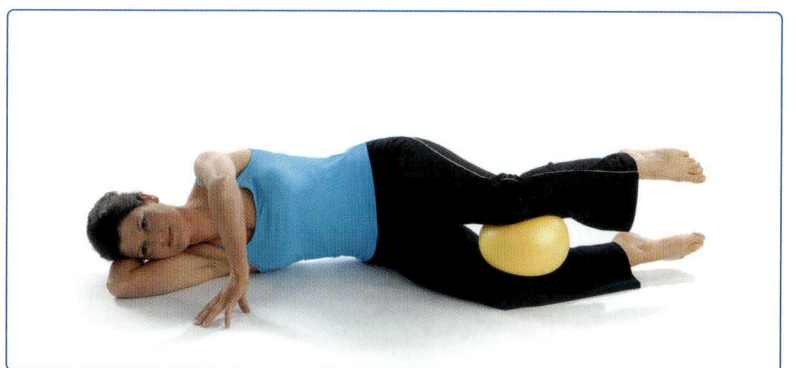

d) Anheben des oberen Beines (Abgrätschen)

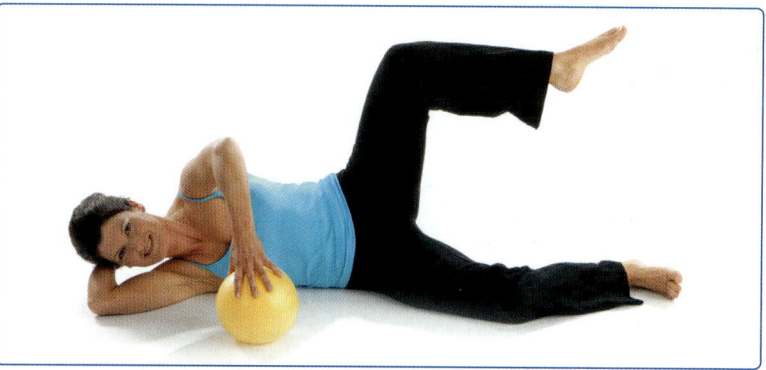

4. Übungseinheit

Übung 4.12: „Der Kniekick"

Übungszeit: 2 Minuten

Übungsziele:
- Zusammenspiel der betroffenen Muskelgruppen mit dem Beckenboden wahrnehmen
- Koordination und Gleichgewicht
- Beckenbodenspannung der Anforderung der Übung anpassen

Ausgangsposition:
- Liegen in Seitenlage
- Beide Beine sind leicht angewinkelt
- Der Kopf liegt auf dem angewinkelten Unterarm
- Der obere Arm stützt sich vor dem Körper auf dem Ball auf
- Fersen, Beckenkamm und Oberkörper bilden eine Linie

Übungsablauf während der Einatmung:
- Aus der angespannten Ausgangsposition mit stabiler Beckenbodenspannung das Knie zum Ellenbogen führen
- Dabei unbedingt die Beckenbodenspannung halten

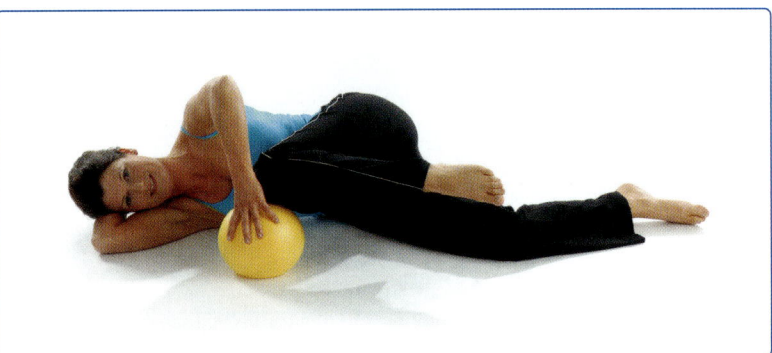

Wahrnehmung:
- Die Körperspannung und die Ausführung der Übung ist nur mit Anspannung des Beckenbodens möglich
- Wenn die Beckenbodenspannung während der Übung nicht gehalten werden kann, wird das Bein schwer und es kommt zu einer Druckbelastung des Hüftgelenks und der Bauchorgane

Übungsablauf während der Ausatmung:

- Aus der angespannten Ausgangsposition mit stabiler Beckenbodenspannung das Knie nach hinten führen (Dehnung in der Leiste und der vorderen Oberschenkelseite)
- Knie, Hüfte und Schulter bilden eine Ebene

Achtung: Unbedingt die Beckenbodenspannung halten, sonst entsteht eine Hohlkreuzhaltung und eine Belastung des Hüftgelenks.

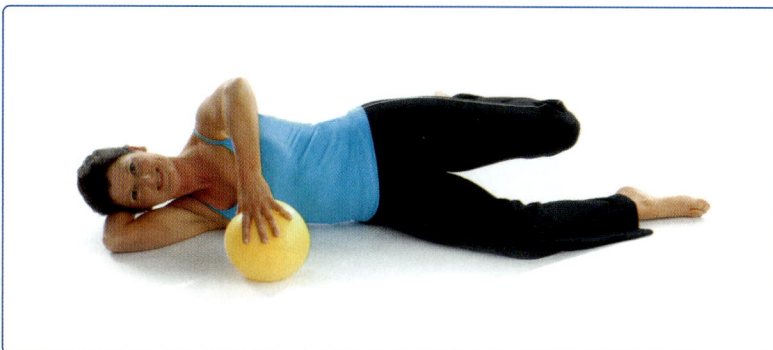

Wahrnehmung:

- Die Körperspannung und die Ausführung der Übung ist nur mit Anspannung des Beckenbodens möglich
- Wenn die Beckenbodenspannung während der Übung nicht gehalten werden kann, wird das Bein sehr schwer und es kommt zu einer Druckbelastung des Hüftgelenks und der LWS

Anmerkungen für die Kursleiterin:

Die unterschiedliche Bauchspannung und die Lage der Taille zur Unterlage kann bei einem angespannten und entspannten Beckenboden bei verschiedenen Übungsvarianten gut wahrgenommen werden:

- Bei der Beckenbodenanspannung werden die Bauchorgane und der LWS-Bereich nur wenig belastet.
- Durch die Anspannung des Beckenbodens entsteht über die Aktivierung der Bauch- und Rückenmuskulatur die Schulterblattspannung. Diese bewirkt Stabilität im Oberköper und im Schulter-, Arm- und Kopfbereich.
- Kursteilnehmerinnen mit **Zustand nach Sectio** (Durchtrennung der unteren Bauchmuskeln) haben bei dieser Übung Schwierigkeiten, ihren Beckenboden zu halten
- Durch die Einbeziehung der Fußstellungen (Zehenspitzen, Fersen) kann ein gezielter Bezug zwischen Bauchmuskulatur und Beckenboden hergestellt werden!

Übung 4.13: Die Beinschere

Übungszeit: 2 Minuten

Übungsziele:
- Wahrnehmung der An- und Entspannung vor allem der mittleren Beckenbodenschicht
- Kräftigung der unteren Bauch-, der Rücken-, Gesäß- und Beinmuskulatur
- Beckenbodenanspannung (= Taillendreieck entsteht)

Ausgangsposition:
- Liegen in Seitenlage
- Das obere Bein ist angewinkelt und liegt vor der Hüfte auf der Unterlage
- Der Kopf wird auf dem unteren Arm aufgestützt
- Der obere Arm stützt sich vor dem Oberkörper auf dem Softball auf
- Das untere Bein, Gesäß, Schultern und Kopf bilden eine Linie

Übungsablauf während der Einatmung:
- Tief durch die Nase einatmen
- Das große Becken nach vorne bewegen (Steißbein nach hinten)

Wahrnehmung:
- Lungenvolumen vergrößert sich
- Bauchdecke ist entspannt und wölbt sich vor
- leichte Hohlkreuzhaltung entsteht
- Alle Beckenbodenschichten sind entspannt
- Becken ist weit
- Taille liegt auf der Unterlage

Übungsablauf während der Ausatmung:
- Durch den leicht geöffneten Mund ausatmen
- Zuerst die Schließmuskeln aktivieren
- Die Sitzbeinhöcker zueinander ziehen
- Zuletzt den „inneren Aufzug" nach innen, oben ziehen
- Das untere Bein von der Unterlage abheben

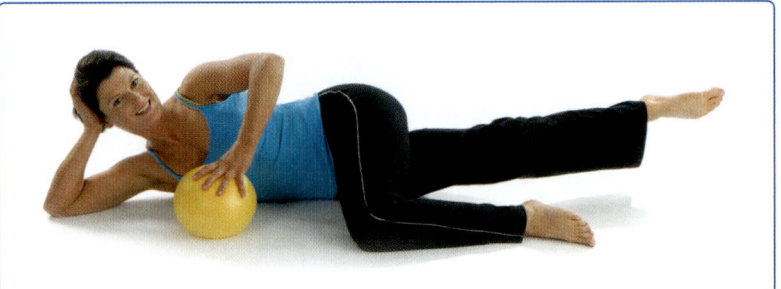

Wahrnehmung:
- Lungenvolumen verkleinert sich
- Großes Becken kippt nach hinten (Schambein zum Kinn)
- Bauchdecke spannt sich an
- Unterer Rücken streckt sich
- Alle Beckenbodenschichten sind angespannt
- Becken ist enger
- Taille hebt sich von Unterlage ab
- Gesamtkörperspannung

Übungsvariante: Fersenbetonte Fußstellung

Übung 4.14: „Der schnüffelnde Hase" (Basisübung)

Übungszeit: 2 Minuten
Übungsziele:

- Entlastung von Beckenboden (vor allem im hinteren Bereich) und Bauchorganen
- Wahrnehmung und Kräftigung der Bauch-, Rücken, Gesäß- und Beinmuskulatur

Ausgangsposition:

- Die Knie befinden sich unter der Hüfte
- Die Hände befinden sich unter den Schultern
- Ein Softball liegt zwischen den Knien

Übungsablauf während der Einatmung:

- Tief durch die Nase einatmen
- Das große Becken nach unten kippen (Steißbein zeigt nach hinten, oben)

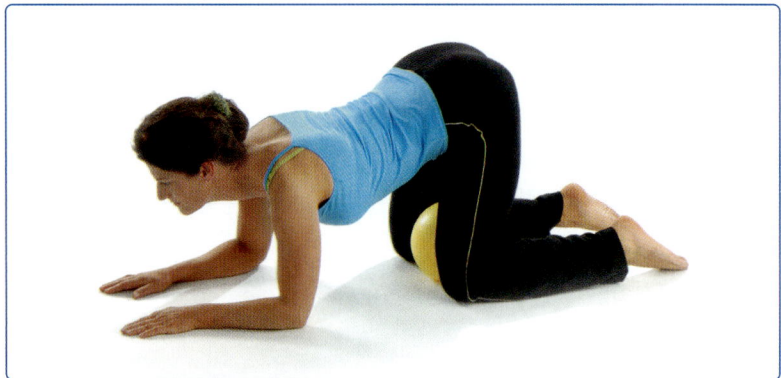

Wahrnehmung:

- Hohlkreuzhaltung entsteht
- Alle Beckenbodenschichten sind entspannt
- Softball liegt locker zwischen den Beinen

Übungsablauf während der Ausatmung:

- Durch den leicht geöffneten Mund ausatmen
- Zuerst die Schließmuskeln aktivieren
- Die Sitzbeinhöcker zueinander ziehen
- Dabei das große Becken nach oben kippen (Schambein zieht zum Kinn)
- Zuletzt den „inneren Aufzug" nach innen, oben ziehen

Übungsvariante: fersenbetonte Fußstellung

- Bei der fersenbetonten Fußstellung ist die Anspannung des Afterschließmuskels deutlich leichter durchzuführen!

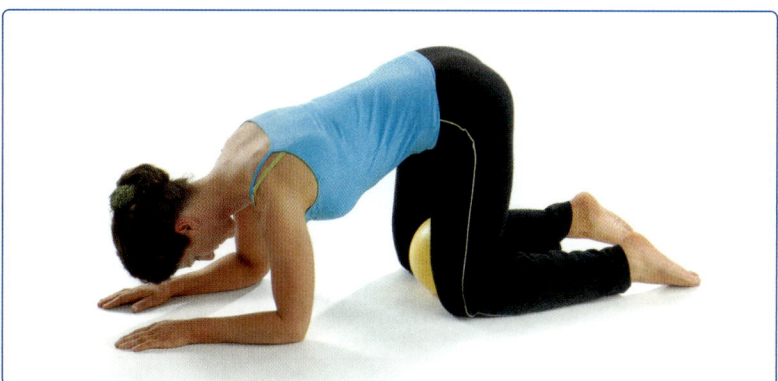

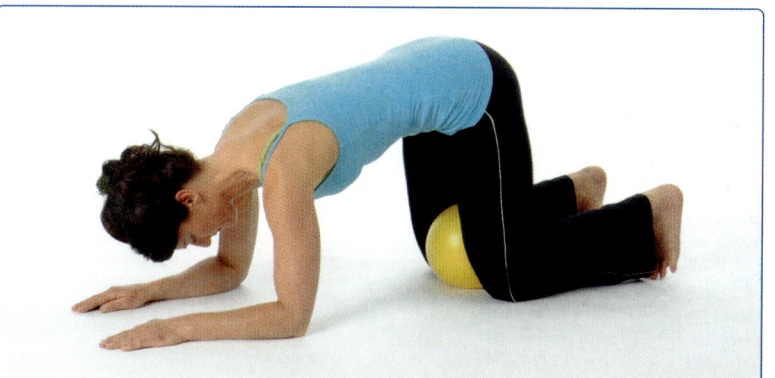

Wahrnehmung:

- Unterer Rücken streckt sich
- Bauchdecke spannt sich an
- Softball bekommt Druck über die Bein- und Beckenbodenspannung der mittleren Schicht
- Kopf, Rücken und Hüfte bilden eine Ebene

Anmerkungen für die Kursleiterin:

- Diese Entlastungsübung eignet sich vor allem für Kursteilnehmerinnen mit Problemen im hinteren Beckenbodenbereich (Hämorrhoiden, Darmsenkung), vor allem in der fersenbetonten Fußstellung
- Diese Übung ist nicht geeignet bei **Harninkontinenz** (Druck auf die Blase)
- Vorsicht bei **Bluthochdruck**.

Übung 4.15: „Die Schlange" (Basisübung)

Übungszeit: 2 Minuten
Übungsziele:
- Wahrnehmung der An- und Entspannung der Beckenbodenmuskulatur
- Kräftigung der unteren Bauch-, Becken-, Rücken- und Gesäßmuskulatur

Ausgangsposition:
- Liegen in Bauchlage
- Die Arme sind seitlich angewinkelt
- Die Stirn liegt auf dem Handrücken
- Die Beine sind ausgestreckt
- Ein Softball liegt zwischen den Knien

Übungsablauf während der Einatmung:
- Tief durch die Nase einatmen
- Das kleine Becken mit dem Steißbein nach oben bewegen
- Das große Becken bewegt sich zur Unterlage

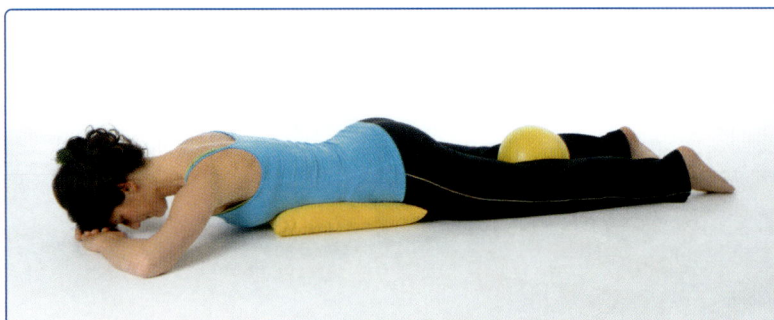

Wahrnehmung:
- Lungenvolumen vergrößert sich
- entspannte Bauchdecke bewegt sich zur Unterlage
- leichte Hohlkreuzhaltung entsteht
- Kleines Becken mit Schambein kippt von der Unterlage weg
- Alle Beckenbodenschichten sind entspannt
- Becken ist weit

Übungsablauf während der Ausatmung:

- Durch den leicht geöffneten Mund ausatmen
- Zuerst die Schließmuskeln aktivieren
- Die Sitzbeinhöcker zueinander ziehen
- Dabei das große Becken von der Unterlage wegkippen (Steißbein zieht zur Unterlage)
- Zuletzt den „inneren Aufzug" nach innen, oben ziehen

Anmerkungen für die Kursleiterin:

- „Beckenschaukel" in Bauchlage
- Vorsicht bei Kursteilnehmerinnen mit **Z.n. Sectio**
- Ein unter den Rippenbogen gelegtes Kissen entlastet den Druck auf die Brust (stillende Mütter).
- Die HWS sollte in der Verlängerung der Wirbelsäule sein (Stirn ruht auf Handrücken oder auf den aufgestellten Fäusten).

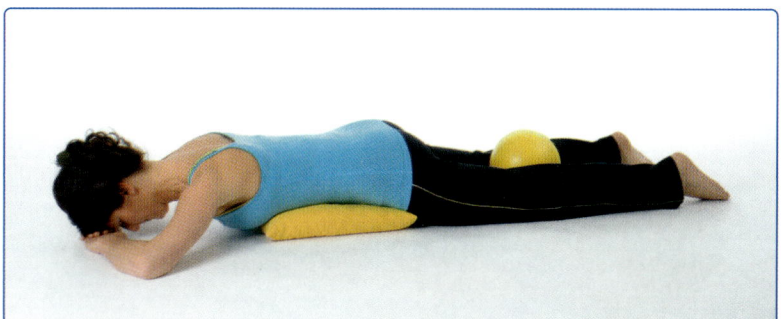

Wahrnehmung:

- Lungenvolumen verkleinert sich
- Kleines Becken mit Steißbein kippt nach unten (Schambein zur Unterlage)
- Angespannte Bauchdecke hebt sich etwas von der Unterlage ab
- Unterer Rücken streckt sich
- Alle Beckenbodenschichten sind angespannt
- Becken ist enger

Übung 4.16: Kniepresse mit Einbeziehung der Fußstellungen

Übungszeit: 1 Minute (jeweils 5 Wiederholungen pro Fußstellung)

Übungsziele:

- Wahrnehmung der An- und Entspannung der Beckenbodenmuskulatur
- Kräftigung der unteren Bauch-, Becken-, Rücken- und Gesäßmuskulatur
- Kräftigung der Beinmuskulatur

Ausgangsposition:

- Liegen in Bauchlage
- Die Arme sind seitlich angewinkelt
- Die Stirn liegt auf dem Handrücken
- Die Beine sind locker ausgestreckt
- Ein auf den unteren Rippenbogen gelegtes (Keil-) Kissen vermindert den Druck auf die Brust (stillende Mütter)
- Ein Softball liegt zwischen den Knien

Übungsablauf während der Einatmung:

- Zehenspitzenbetonte Fußstellung
- Tief durch die Nase einatmen
- Das kleine Becken mit dem Steißbein nach oben bewegen
- Das große Becken und das Schambein bewegen sich zur Unterlage

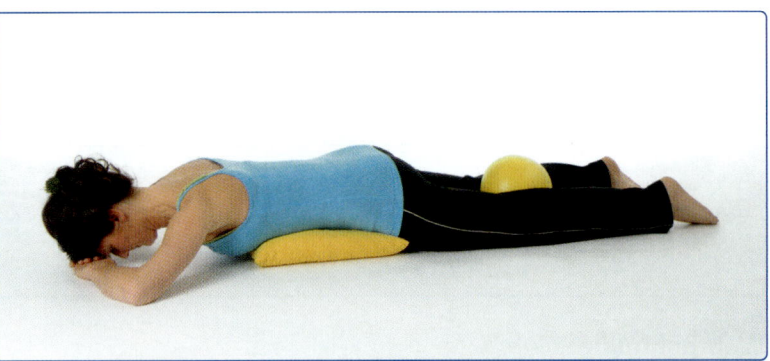

Wahrnehmung:

- Lungenvolumen vergrößert sich
- Bauchdecke ist entspannt und bewegt sich zur Unterlage
- Leichte Hohlkreuzhaltung entsteht
- Alle Beckenbodenschichten sind entspannt
- Becken ist weit

Übungsablauf während der Ausatmung:

- Fersenbetonte Fußstellung, die Beine sind leicht gebeugt
- Durch den leicht geöffneten Mund ausatmen
- Zuerst die Schließmuskeln aktivieren
- Die Sitzbeinhöcker zueinander ziehen
- Dabei das große Becken von der Unterlage wegkippen (Steißbein zieht zur Unterlage)
- Zuletzt den „inneren Aufzug" nach innen, oben ziehen

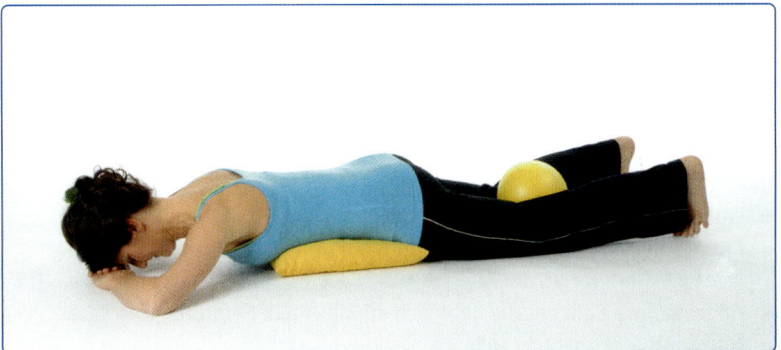

Wahrnehmung:

- Lungenvolumen verkleinert sich
- Kleines Becken mit Steißbein kippt nach unten (Schambein zur Unterlage)
- Angespannte Bauchdecke hebt sich etwas von der Unterlage ab
- Unterer Rücken streckt sich
- Alle Beckenbodenschichten sind angespannt
- Becken ist enger

Anmerkungen für die Kursleiterin:

- Durchgestreckte Beine weiten die Sitzbeinhöckerschicht. Deshalb auf leicht gebeugte Beine achten.

4. Übungseinheit

Übung 4.17: Ballquetsche mit angewinkelten Beinen

Übungszeit: 2 Minuten

Übungsziele:

- Wahrnehmung der An- und Entspannung der Beckenbodenmuskulatur
- Kräftigung der unteren Bauch-, Becken-, Rücken- und Gesäßmuskulatur
- Kräftigung der Beinmuskulatur

Ausgangsposition:

- Zehenspitzen- oder fersenbetonte Fußstellung
- Liegen in Bauchlage
- Die Arme sind seitlich angewinkelt
- Die Stirn liegt auf dem Handrücken
- Die Beine sind angewinkelt
- Ein auf den unteren Rippenbogen gelegtes (Keil-) Kissen vermindert den Druck auf die Brust (stillende Mütter)
- Ein Softball liegt zwischen den Knien

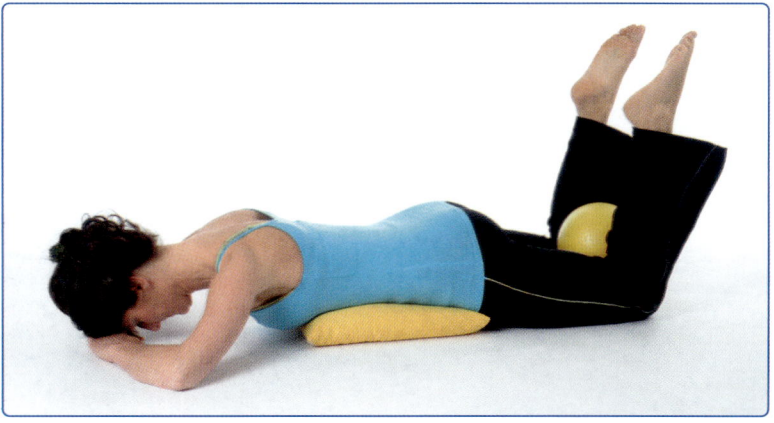

Übungsablauf während der Ausatmung:

a) Zehenspitzenbetonte Fußstellung

- Durch den leicht geöffneten Mund ausatmen
- Zuerst die Schließmuskeln aktivieren
- Die Sitzbeinhöcker zueinander ziehen
- Dabei das große Becken von der Unterlage wegkippen (Steißbein zieht zur Unterlage)
- Zuletzt den „inneren Aufzug" nach innen, oben ziehen
- Den Ball mit Hilfe der mittleren Beckenbodenschicht leicht zwischen den Knien zusammendrücken

Wahrnehmung:

- Lungenvolumen verkleinert sich
- Kleines Becken mit Steißbein kippt nach unten (Schambein zur Unterlage)
- Angespannte Bauchdecke hebt sich etwas von der Unterlage
- Unterer Rücken streckt sich
- Alle Beckenbodenschichten sind angespannt
- Die mittlere Beckenbodenschicht stabilisiert die Beine und entlastet trotz des Kniedruck das Hüft- und Kniegelenk

Übungsablauf während der Ausatmung:

b) Fersenbetont

Sonst wie a)

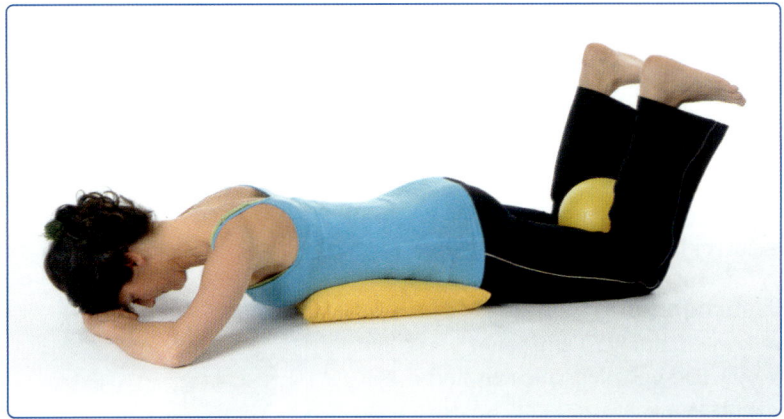

Anmerkungen für die Kursleiterin:

● Bei der „Ballquetsche" muss die Beckenbodenmuskelspannung vor allem der mittleren Beckenbodenschicht dem Kraftaufwand der Beine angepasst werden. Falls die Kursteilnehmerin in die Hohlkreuzhaltung kommt, war ihr Beckenboden noch zu schwach für diese Übung.

Übung 4.18: Beckenschaukel im Stehen (Basisübung)

Anmerkungen für die Kursleiterin:
- Bei dieser Übung kann man sehr gut die Dehnung des Rückens bei der angespannten Bauch- und Beckenbodenmuskulatur wahrnehmen.
- Diese Grundhaltung Stehen sollte von den Kursteilnehmerinnen auch **im Alltag** angewandt werden, z. B. beim Stehen an der Küchenzeile, in der Warteschlange, an der Ampel, beim Telefonieren oder Zähneputzen …
- Bei dieser Übung kann man sich als Vorstellungshilfe auch ein verlängertes Steißbeinschwänzchen vorstellen, auf das man sich absetzt.

Übungszeit: 2 Minuten
Übungsziele:
- An- und Entspannung des Beckenbodens
- Wahrnehmen des Zusammenspiels zwischen Beckenboden und Bauch-, Rücken-, Gesäß-, Schulter- und Beinmuskulatur

Ausgangsposition:
- Aufrecht Stehen
- Die Beine stehen hüftbreit parallel
- Die Knie sind hinter den Zehenspitzen (knieschonend)
- Ein Softball liegt auf dem Unterbauch

Übungsablauf während der Einatmung:
- Tief durch die Nase einatmen
- Das große Becken nach vorne kippen (Steißbein zeigt nach hinten)
- Alle Beckenbodenschichten locker lassen

Wahrnehmung:
- Körperhaltung ist entspannt
- Alle Beckenbodenschichten sind entspannt
- Unterbauch ist entspannt und wölbt sich nach vorne
- Becken ist weit
- leichte Hohlkreuzhaltung

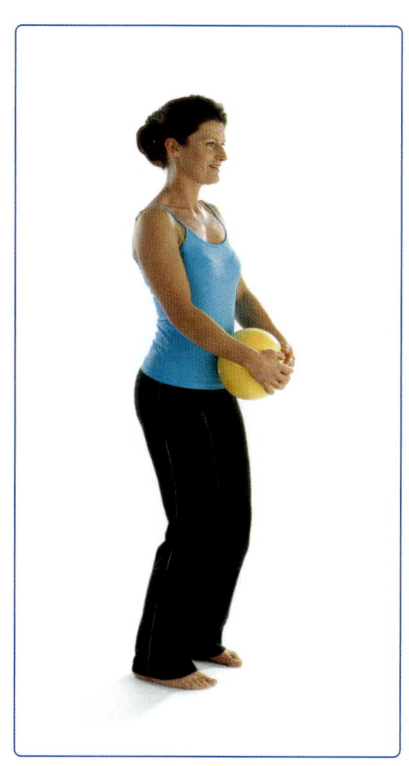

Übungsablauf während der Ausatmung:

- Tief durch den leicht geöffneten Mund ausatmen
- Dabei nacheinander die Schließmuskeln aktivieren
- Die Sitzbeinhöcker zusammenziehen
- Das große Becken nach hinten kippen (Steißbein nach vorne ziehen
- Den „inneren Aufzug" nach innen, oben ziehen

Wahrnehmung:

- Kleines Becken kippt nach oben (Steißbein zieht zum Kinn)
- Unterer Rücken streckt sich
- Alle Beckenbodenschichten sind angespannt
- Knie sind über den Zehenspitzen
- Körperhaltung ist angespannt

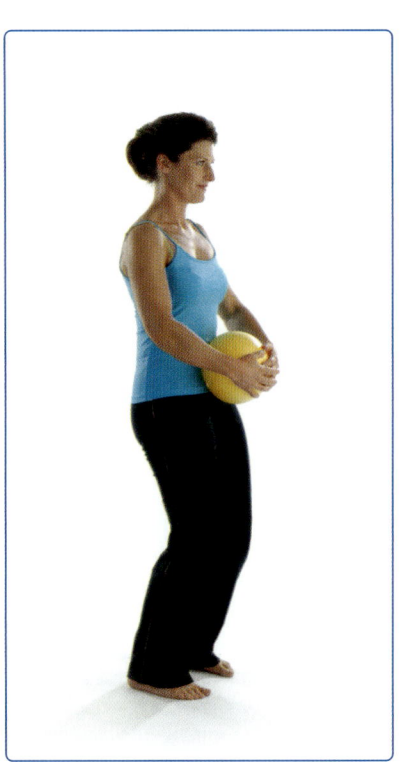

Übungsvariante: Softball im Rücken halten

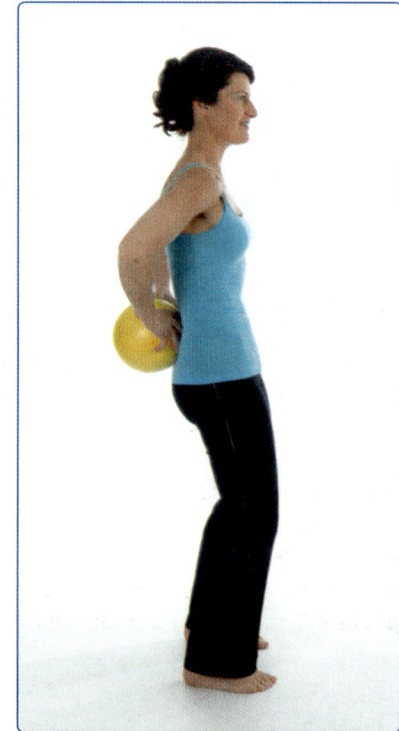

4. Übungseinheit

Übung 4.19: „Die gestreckte Arm-Ball-Quetsche"

Übungszeit: 1 Minute

Übungsziele:

- An- und Entspannung vor allem der mittleren Beckenbodenschicht
- Die Entlastung des Schultergelenks durch Anspannung der Beckenbodenmuskulatur wahrnehmen

Ausgangsposition:

- Aufrecht Stehen
- Die Beine stehen hüftbreit parallel
- Die Knie sind hinter den Zehenspitzen (knieschonend)
- Ein Softball wird vor dem Körper gehalten

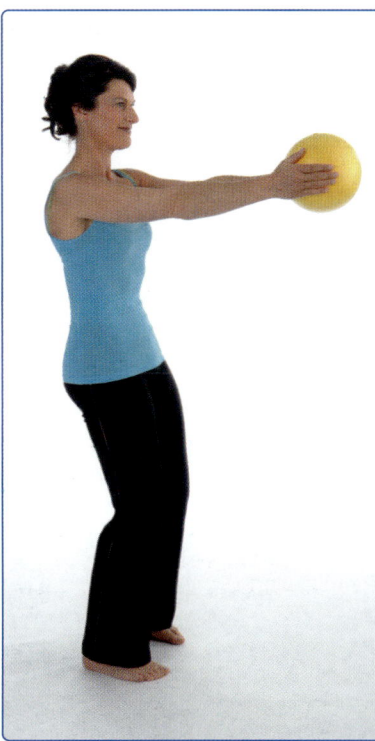

Übungsablauf während der Ausatmung:

- Tief durch den leicht geöffneten Mund ausatmen
- Dabei nacheinander die Schließmuskeln aktivieren
- Die Sitzbeinhöcker zusammenziehen
- Das große Becken nach hinten kippen (Steißbein nach vorne ziehen)
- Den „inneren Aufzug" nach innen, oben ziehen
- Die Hände drücken den Ball leicht zusammen

Wahrnehmung:

- Kleines Becken kippt nach oben (Steißbein zieht zum Kinn)
- Unterer Rücken streckt sich
- Alle Beckenbodenschichten sind angespannt
- Bei der Anspannung der mittleren Beckenbodenschicht entsteht Schulterblattspannung
- Knie sind über den Zehenspitzen
- Körperhaltung ist angespannt

Anmerkungen für die Kursleiterin:

- Die Beckenbodenspannung sollte sich der Armspannung anpassen (Sitzbeinhöckerspannung = Schulterblattspannung)
- **Kontrolle**: Bei zusammengepresstem Ball die Beckenbodenspannung loslassen
  - Keine Spannung im Schulterblattbereich
  - Es entsteht sofort Druck auf Beckenboden und Bauchraum
  - Das Schultergelenk muss den Druck abfangen
  - Der Körper wird instabil
  - Druck entsteht in Hüft-, Knie- und Beingelenken

Übung 4.20: „Die Bein-Ball-Quetsche"

Übungszeit: 1 Minute

Übungsziele:
- An- und Entspannung vor allem der mittleren Beckenbodenschicht
- Entlastung der Hüft-, Knie- und Fußgelenke durch Anspannung des Beckenbodenmuskulatur wahrnehmen

Ausgangsposition:
- Aufrecht Stehen
- Die Beine stehen hüftbreit parallel
- Die Knie sind hinter den Zehenspitzen (knieschonend)
- Ein Softball liegt zwischen den Knien

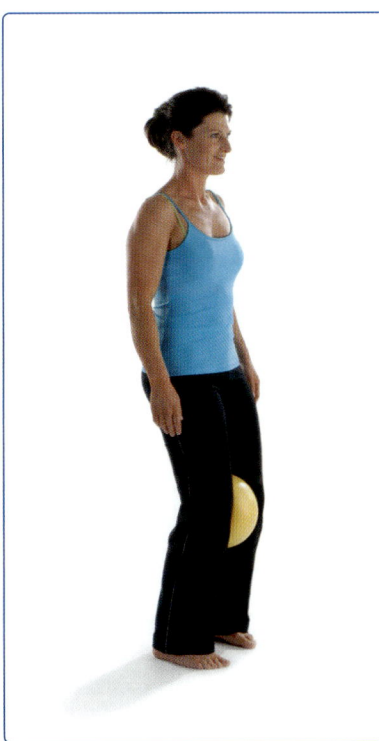

Übungsablauf während der Ausatmung:
- Tief durch den leicht geöffneten Mund ausatmen
- Dabei nacheinander die Schließmuskeln aktivieren
- Die Sitzbeinhöcker zusammenziehen
- Das große Becken nach hinten kippen (Steißbein nach vorne ziehen)
- Den „inneren Aufzug" nach innen, oben ziehen
- Den Ball mit den Knien zusammendrücken

Wahrnehmung:
- Kleines Becken kippt nach oben (Steißbein zieht zum Kinn)
- Unterer Rücken streckt sich
- Alle Beckenbodenschichten sind angespannt
- Bei der Anspannung der mittleren Beckenbodenschicht entsteht Spannung im Schulterblatt- und Hüftbereich
- Beinspannung entsteht
- Knie sind über den Zehenspitzen
- Körperhaltung ist angespannt

Anmerkungen für die Kursleiterin:
- Die Beckenbodenspannung sollte sich der Beinspannung anpassen. Wenn die Knie einen stärkeren Druck auf den Ball ausüben, muss auch die „Sitzbeinhöckerschicht" stärker aktiviert werden. Dabei spannt sich die Schulterblattregion ebenfalls stärker an (Sitzbeinhöckerspannung = Schulterblatt- und Hüftspannung).
- **Kontrolle**: Bei zusammengepresstem Ball die Beckenbodenspannung loslassen
  - Keine Spannung im Schulterblatt- und Hüftbereich
  - Es entsteht sofort Druck auf Beckenboden und Bauch
  - Der Körper wird instabil
  - Druck entsteht in Hüft-, Knie- und Fußgelenken

Übung 4.21: „Der Schmetterling"

Übungszeit: 1 Minute (3-mal zu jeder Körperseite)
Übungsziele:

- An- und Entspannung vor allem der mittleren Beckenbodenschicht
- Entlastung der Gelenke durch Anspannen des Beckenbodens

Ausgangsposition:

- Aufrecht Stehen
- Die Beine stehen hüftbreit parallel
- Die Knie sind hinter den Zehenspitzen (knieschonend)
- Ein Softball liegt zwischen den Knien
- Die Arme sind seitlich in Schulterhöhe angewinkelt

Übungsablauf während der Einatmung:

- Tief durch die Nase einatmen
- Das große Becken nach vorne kippen (Steißbein zeigt nach hinten)
- Alle Beckenbodenschichten lockerlassen

Wahrnehmung:

- Körperhaltung ist entspannt
- Beckenboden ist entspannt
- Unterbauch ist entspannt und wölbt sich nach vorne
- Becken ist weit
- Leichte Hohlkreuzhaltung
- Keine Spannung im Schulter-blatt- und Hüftbereich

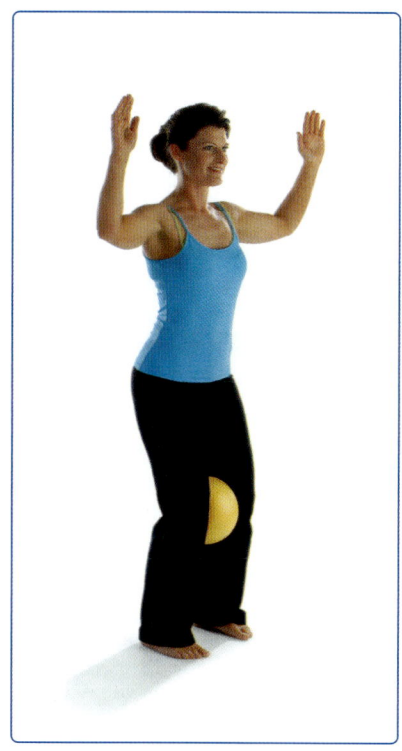

Übungsablauf während der Ausatmung:

- Tief durch den leicht geöffneten Mund ausatmen
- Dabei nacheinander die Schließmuskeln aktivieren
- Die Sitzbeinhöcker zusammenziehen
- Das große Becken nach hinten kippen (Steißbein nach vorne ziehen)
- Den „inneren Aufzug" nach innen, oben ziehen
- Mit starker Anspannung der mittleren Beckenbodenschicht den Oberkörper zur Seite bewegen (das Becken dabei nicht abkippen!)

Achtung: Die Anspannung der mittleren und inneren Beckenbodenschicht muss der Schwerkraft des Oberkörpers standhalten!

Wahrnehmung:

- Kleines Becken kippt nach oben (Steißbein zieht zum Kinn)
- Unterer Rücken streckt sich
- Alle Beckenbodenschichten sind angespannt
- Spannung im Schulterblatt und Hüftbereich
- Becken ist enger
- Knie sind über den Zehenspitzen
- Körperhaltung ist angespannt bei stabiler Beckenbodenanspannung!

Anmerkungen für die Kursleiterin:

- Die Anspannung der mittleren und inneren Beckenbodenschicht muss der Schwerkraft von Oberkörper und Arm standhalten. Wenn die Beckenbodenspannung nicht gehalten werden kann, weicht das Becken zur Seite aus. Eine Hohlkreuzhaltung entsteht.
- Zur **Kontrolle** kann die Kursleiterin das Becken der Frau seitlich festhalten.

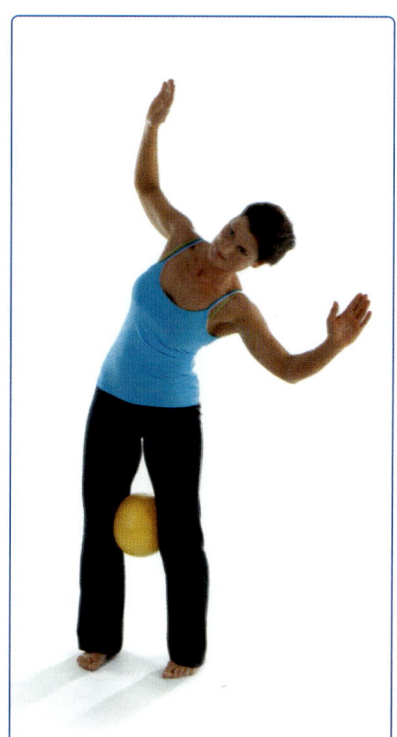

Übung 4.22: „Der einflügelige Schmetterling"

Übungsziele:

- Kräftigung und Dehnung der seitlichen Bauch- und Rumpfmuskeln
- Anspannung vor allem der mittleren Beckenbodenschicht
- Entlastung der Gelenke durch Anspannung der Beckenbodenmuskulatur wahrnehmen

Ausgangsposition:

- Aufrecht Stehen
- Die Beine stehen hüftbreit parallel
- Die Knie sind hinter den Zehenspitzen (knieschonend)
- Ein Softball liegt zwischen den Knien
- Die Arme sind seitlich in Schulterhöhe angewinkelt

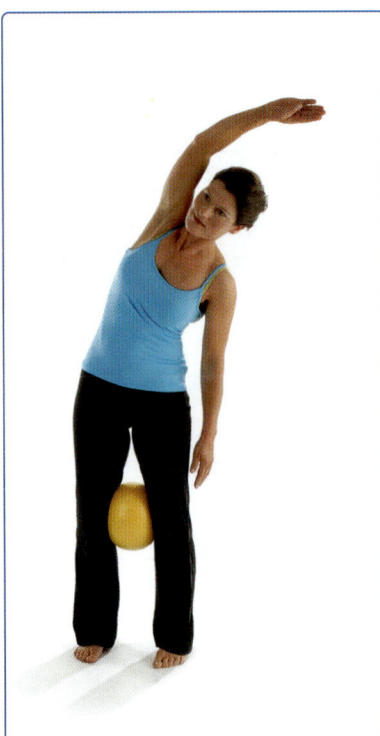

Übungsablauf während der Ausatmung:

- Tief durch den leicht geöffneten Mund ausatmen
- Dabei nacheinander die Schließmuskeln aktivieren
- Die Sitzbeinhöcker zusammenziehen
- Das große Becken nach hinten kippen (Steißbein nach vorne ziehen)
- Den „inneren Aufzug" nach innen, oben ziehen
- Die Anspannung der mittleren Beckenbodenschicht erzeugt Druck auf den Ball
- Unter Nachspannung der mittleren Beckenbodenschicht den rechten Arm über den Kopf auf die linke Körperseite führen

Wahrnehmung:

- Kleines Becken kippt nach vorne (Steißbein zieht zum Kinn)
- Unterer Rücken streckt sich
- Alle Beckenbodenschichten sind angespannt
- Spannung im Schulterblatt- und Hüftbereich
- Knie sind über den Zehenspitzen
- Körperhaltung ist angespannt bei stabiler Beckenbodenanspannung!

Anmerkungen für die Kursleiterin:

- Die Anspannung der mittleren und inneren Beckenbodenschicht muss der Schwerkraft von Oberkörper und Arm standhalten. Wenn die Beckenbodenspannung nicht gehalten werden kann, weicht das Becken zur Seite aus. Eine Hohlkreuzhaltung entsteht.
- Zur **Kontrolle** kann die Kursleiterin das Becken der Frau seitlich festhalten.

Übung 4.23: „Der Nachtfalter"

Übungszeit: 10 Sekunden

Übungsziele:

- Anspannung vor allem der mittleren und inneren Beckenbodenschicht
- Entlastung der Gelenke beim Anspannen des Beckenbodens wahrnehmen

Ausgangsposition:

- Aufrecht Stehen
- Die Beine stehen hüftbreit parallel
- Die Knie sind hinter den Zehenspitzen (knieschonend)
- Ein Softball liegt zwischen den Knien
- Die angewinkelten Arme sind vor dem Brustbein

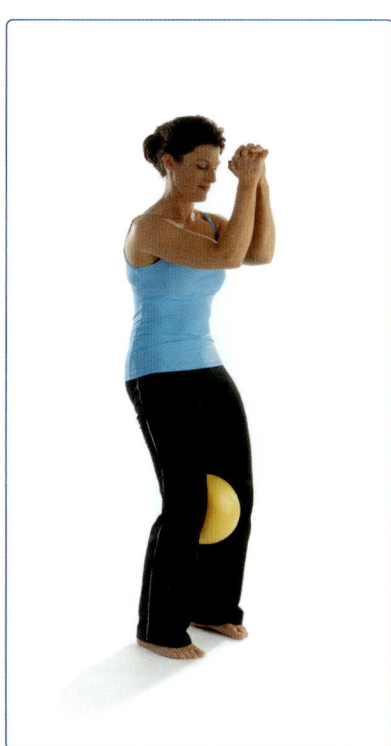

Übungsablauf während der Ausatmung:

- Tief durch den leicht geöffneten Mund ausatmen
- Dabei nacheinander die Schließmuskeln aktivieren
- Die Sitzbeinhöcker zusammenziehen
- Das große Becken nach hinten kippen – Steißbein nach vorne ziehen
- Den „inneren Aufzug" nach innen, oben ziehen
- Die Anspannung der mittleren Beckenbodenschicht erzeugt Druck auf den Ball
- Die Unterarme fest zusammendrücken

Wahrnehmung:

- Kleines Becken kippt nach oben (Steißbein zieht zum Kinn)
- Unterer Rücken streckt sich
- Alle Beckenbodenschichten sind angespannt
- Spannung in Beinen, Schulterblatt und Hüfte
- Knie sind über den Zehenspitzen
- Körperhaltung ist angespannt bei stabiler Beckenbodenanspannung!

Anmerkungen für die Kursleiterin:

- Die Anspannung der mittleren und inneren Beckenbodenschicht muss der Schwerkraft und dem Druck der Arme standhalten!
- Wenn der Beckenboden angespannt wird, erreicht man eine enorme Kraft und Körperstabilität. Dies sollte von den Frauen **auch im Alltag** genutzt werden.

Übung 4.24: „Die gerade Körperrolle"

Übungszeit: je ca. 10 Sekunden Entspannungs- und Dehnungsphase

Übungsziele:

- Dehnung und Entspannung der Rücken, Gesäß- und der hinteren Beinmuskulatur
- An- und Entspannung des Beckenbodens

Ausgangsposition:

- Aufrecht Stehen
- Die Beine stehen hüftbreit parallel
- Die Knie sind hinter den Zehenspitzen (knieschonend)
- Ein Softball liegt zwischen den Knien

Vorsicht: Die Beine bleiben immer leicht gebeugt! (Druckverminderung auf die LWS, Spannung der mittleren Beckenbodenschicht kann gehalten werden)

Übungsablauf während der Ausatmung:

- Tief durch den leicht geöffneten Mund ausatmen
- Dabei nacheinander die Schließmuskeln aktivieren
- Die Sitzbeinhöcker zusammenziehen
- Das große Becken nach hinten kippen (Steißbein nach vorne ziehen)
- Den „inneren Aufzug" nach innen, oben ziehen
- Zuerst den Kopf, dann die Arme und dann die Wirbel, Wirbel für Wirbel, nach unten rollen

Wahrnehmung:

- Kleines Becken kippt nach oben (Steißbein zieht zum Kinn)
- Unterer Rücken streckt sich
- Alle Beckenbodenschichten sind angespannt
- Knie sind über den Zehenspitzen
- Körperhaltung ist angespannt

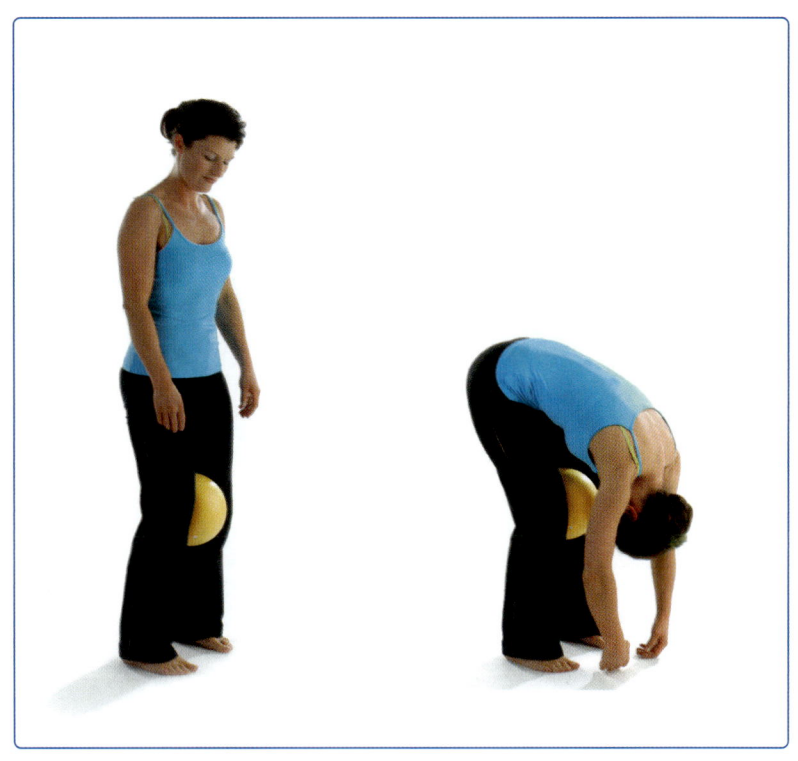

Anmerkungen für die Kursleiterin:

- **Selbstkontrolle**: Durch korrekte Atmung und eine angepasste Becken-bodenspannung beim Hinunterrollen entsteht ein geringer Druck auf die Bauchorgane! Beim Lösen der Beckenbodenspannung wölbt sich die Bauch-decke nach vorne (Bauchdruck)
- **Vorsicht** bei Kursteilnehmerinnen mit Bandscheibenproblemen, Harninkon-tinenz oder Bluthochdruck

Übungsvariante: „Die seitliche Körperrolle"

Übungsziele:

- Dehnung und Entspannung der seitlichen Rücken, Gesäß- und hinteren Beinmuskulatur

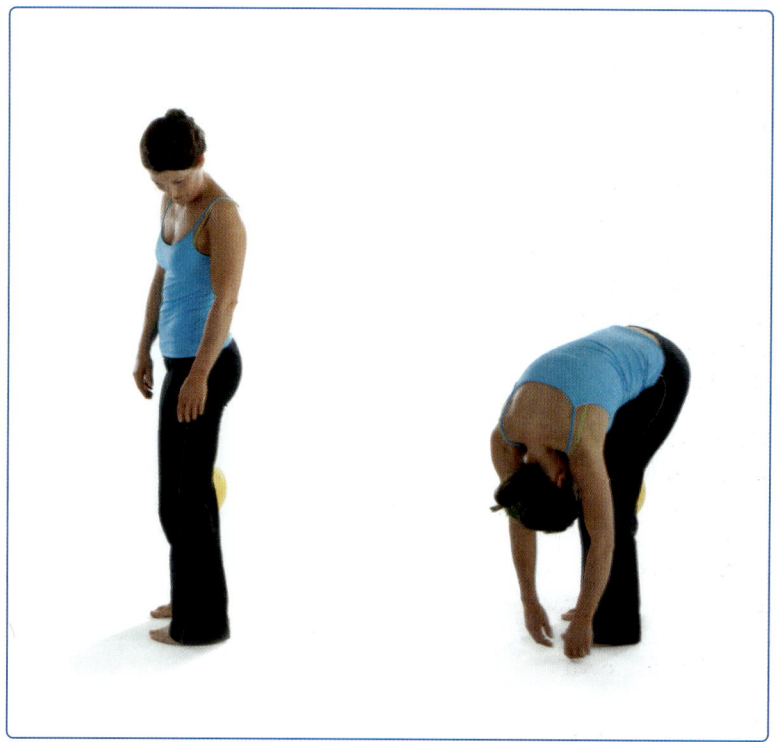

Übung 4.25: „Der Igel"

Übungszeit: je ca. 10 Sekunden Entspannungs- und Dehnungsphase
Übungsziele: Entspannung und Dehnung der Gesäß- und Rückenmuskulatur

Ausgangsposition:
- Entspannter Fersensitz, evtl. auf dem Ball
- Die Arme hängen locker neben dem Oberkörper

Übungsablauf während der Einatmung:
- Entspanntes Sitzen im Fersensitz

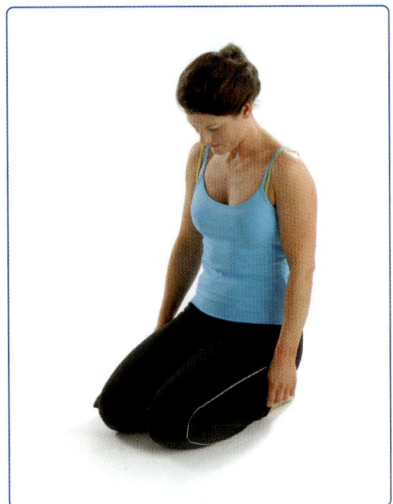

Übungsablauf während der Ausatmung:
- Tief durch den leicht geöffneten Mund ausatmen
- Dabei nacheinander die Schließmuskeln aktivieren
- Die Sitzbeinhöcker zueinander ziehen
- Das große Becken nach hinten kippen (Steißbein nach vorne ziehen)
- Den „inneren Aufzug" nach innen oben ziehen
- Den Oberkörper langsam nach vorne beugen
- Die Stirn bewegt sich in Richtung Unterlage
- Die Arme hinter das Gesäß ablegen

In dieser Position ca. 20–30 Sekunden verharren, dabei tief ein- und ausatmen und die Dehnung wahrnehmen.

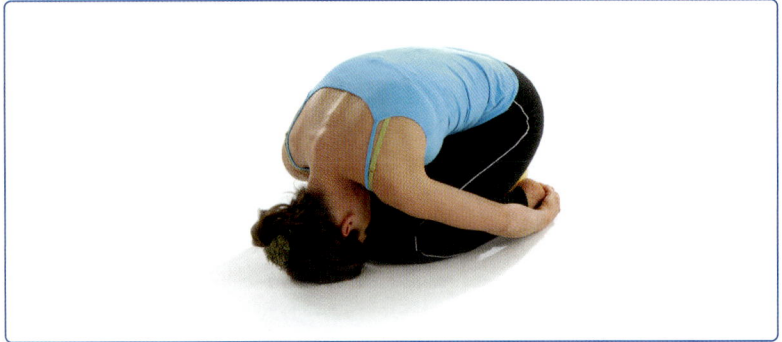

Anmerkungen für die Kursleiterin:
- Die Kursteilnehmerin sollte mit dem Gesäß Kontakt zu den Fersen haben.
- Vorsicht bei Kursteilnehmerinnen mit **Knieproblemen** oder **Harninkontinenz!**
- Diese Entspannungsübung ist eine sehr gute Ergänzung der vorhergehenden Übung „Die Schlange".

Wahrnehmung:
- Dehnung der Gesäßmuskulatur
- Dehnung der Rückenmuskulatur

5. Übungseinheit: Übungen mit dem Stab

Übungsziele:
- Korrekte Haltung
- Erkennen von muskuläre Dysbalancen (Haltungsschwächen oder -schäden)
- Beckenbodenschonendes Verhalten in Alltagssituationen

Übungsübersicht:
1. Übungen im Stehen (Übung 5.1–5.7 und 5.12)
2. Übungen in Rückenlage (Übung 5.8–5.11)
3. Übungen in Schulter-Fuß-Lage (Übung 5.13–5.16)
4. Übungen im Vierfüßlerstand (Übung 5.17–5.20)
5. Übungen im Ellenbogen-Knie-Strand (Übung 5.21)
6. Übungen in Bauchlage (Übung 5.22-5.23)
7. Partnerübungen (Übung 5.24)
8. Entspannungsübung (Übung 5.25)

Das Übungsgerät **Stab** macht Haltungsschwächen oder -schäden sichtbar. Es ist insbesondere nach einer Schwangerschaft sehr hilfreich, weil die Frauen nach der Geburt meist eine verkürzte untere Rückenmuskulatur und eine überdehnte Bauchmuskulatur haben.

Mithilfe des Stabes können die Frauen sich ihrer eigenen **Körperhaltung** viel besser bewusst werden. Jede Körperhaltung hat Auswirkungen auf den Beckenboden. Sein Anspannungszustand beeinflusst die Körperhaltung. Muskuläre Dysbalancen können erkannt und durch Beckenbodentraining ausgeglichen werden. Auch die Bedeutung der verschiedenen Beckenstellungen wird den Kursteilnehmerinnen in dieser Stunde noch klarer.

Die Kursleiterin kann bei Bedarf einzelnen Frauen gezielte Beckenboden- übungen der An- oder Entspannung zuteilen. Frauen mit Hohlkreuzneigung sollten z.B. den Beckenboden stärken.

Hausaufgaben
1. Jede Kursteilnehmerin hat einen Besen oder ein Staubsaugerrohr. Beim täglichen Kehren oder Saugen sollte der Besen oder das Rohr für Rückenübungen genutzt werden:
a) Stab waagrecht in den Rücken legen
b) Stab senkrecht an den Rücken anpassen

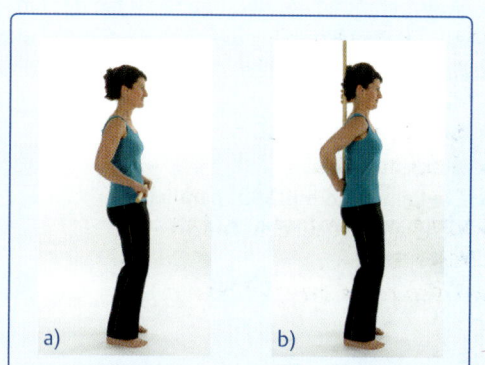

2. Mit dem Stab den Partner an sich heranziehen oder wegdrücken
a) sich gegenseitig wegdrücken
b) sich zueinander ziehen

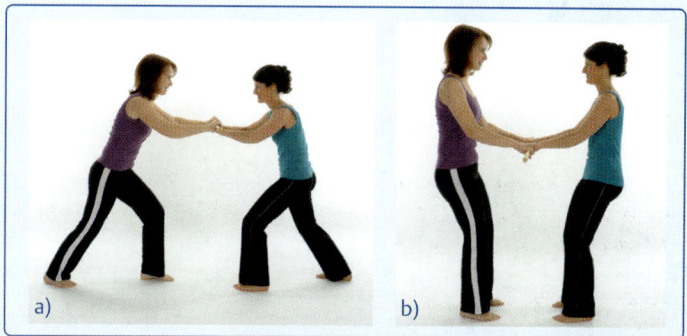

Übung 5.1: Beckenschaukel im Stehen (Basisübung)

Übungszeit: 3 Minuten
Übungsziele:
- Wahrnehmung des Beckenbodens bei der Ein- und Ausatmung
- An- und Entspannung der mithelfenden Muskelgruppen
- Erkennen des Zusammenspiels von Bauch- und Rückenmuskulatur

Ausgangsposition:
- Aufrechtes Stehen
- Die Beine sind hüftbreit parallel
- Der Stab liegt auf dem Bauch

Übungsablauf während der Einatmung:
- Tief durch die Nase einatmen
- Das große Becken nach vorne kippen (Steißbein zeigt nach hinten)
- Alle Beckenbodenschichten locker lassen

Wahrnehmung:
- Körperhaltung ist entspannt
- Beckenboden ist entspannt
- Stab liegt auf entspanntem Unterbauch (Bauchwölbung)
- Becken ist weit
- Steißbein zeigt nach hinten
- Leichte Hohlkreuzhaltung (angespannte Rückenmuskulatur)

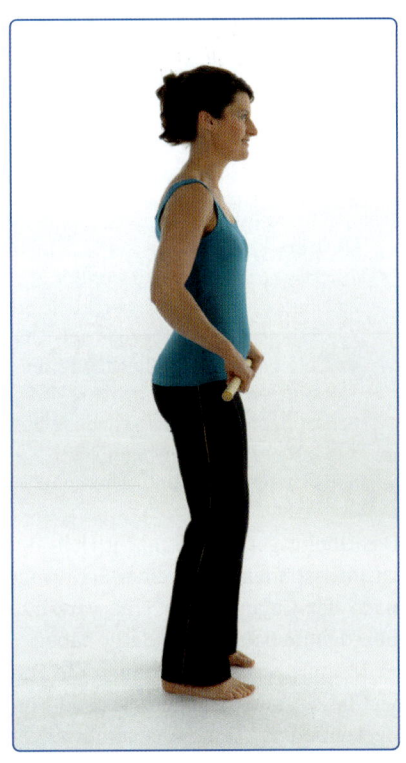

Übungsablauf während der Ausatmung:

- Tief durch den leicht geöffneten Mund ausatmen
- Dabei nacheinander die Schließmuskeln aktivieren
- Die Sitzbeinhöcker zusammenziehen
- Das große Becken nach hinten kippen (Steißbein nach vorne ziehen)
- Den „inneren Aufzug" nach innen, oben ziehen

Wahrnehmung:

- Kleines Becken kippt nach oben (Steißbein zieht zum Kinn)
- Unterer Rücken streckt sich
- Alle Beckenbodenschichten sind angespannt
- Knie sind über den Zehenspitzen
- Körperhaltung ist angespannt
- Stab liegt auf dem flachen Bauch

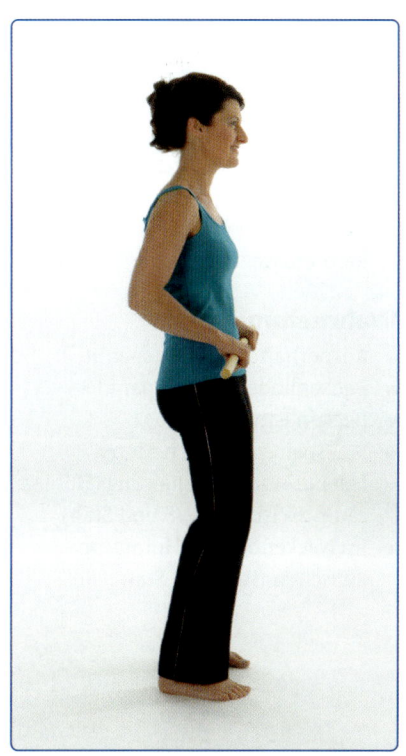

Übungsvarianten:

- **Beckenkippen:** In kurzen nacheinander folgenden 2, 3, 4 Vorwärts- oder Rückwärtsbewegungen die komplette Beckenschaukel vollenden.
- **Beckenkreisen**: Dabei die „Sitzbeinhöckerschicht" beobachten!

Anmerkungen für die Kursleiterin:

- **Kontrolle**: Die Bewegung der Wirbelsäule kann am Stab kontrolliert werden:
  Grundsätzlich gilt:
  - Beckenboden**entspannung** = Steißbein geht locker nach hinten und der Stab bewegt sich in das Hohlkreuz
  - Beckenboden**anspannung** = Steißbein geht nach vorne (Schambein zum Kinn), der Stab liegt jetzt auf dem flachen Rücken

5. Übungseinheit

Übung 5.2: „Stocksteif"

Übungszeit: 2 Minuten
Übungsziele:

- Mithilfe der Beckenbodenanspannung den Rücken an den Stab anpassen
- Wahrnehmung des Zusammenspiels zwischen der Beckenboden- und der Rumpf-, Becken- und Beinmuskulatur

Ausgangsposition:

- Aufrechtes Stehen
- Die Beine stehen hüftbreit parallel
- Der Stab liegt entlang der Wirbelsäule mit bleibendem Kontakt zum Kopf und Kreuzbein
- Kontrollhaltung der Hände: in Nackenhöhe und LWS-Bereich!

Übungsablauf während der Einatmung:

- Tief durch die Nase einatmen
- Das große Becken nach vorne kippen (Steißbein zeigt nach hinten)
- Alle Beckenbodenschichten locker lassen

Wahrnehmung:

- Körperhaltung ist entspannt
- Beckenboden ist entspannt
- Becken ist weit
- Steißbein zeigt nach hinten
- Leichte Hohlkreuzhaltung (Hohlraum zwischen LWS und Stab)
- Im Nackenbereich Hohlraum zwischen HWS und Stab

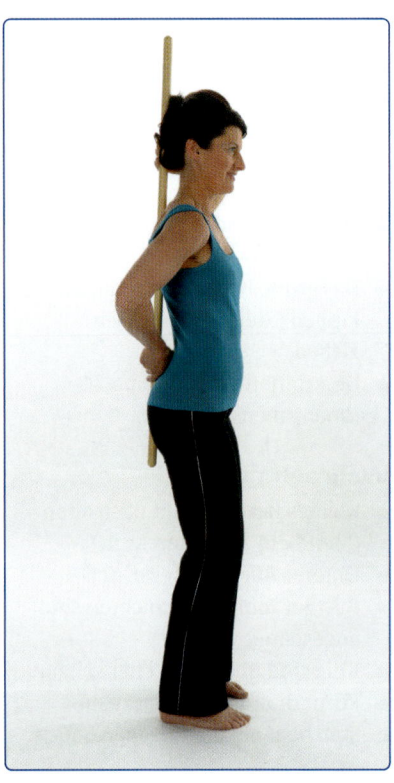

Übungsablauf während der Ausatmung:

- Tief durch den leicht geöffneten Mund ausatmen
- Dabei nacheinander die Schließmuskeln aktivieren
- Die Sitzbeinhöcker zusammenziehen
- Das große Becken nach hinten kippen (Steißbein nach vorne ziehen)
- Den „inneren Aufzug" nach innen, oben ziehen
- Den Rücken an den Stab angleichen
- Ein Doppelkinn machen (dabei kann sich die HWS leichter an den Stab annähern)

Wahrnehmung:

- Kleines Becken kippt nach oben (Steißbein zieht zum Kinn)
- Unterer Rücken streckt sich
- Hohlraum zwischen LWS und Stab verkleinert sich
- Alle Beckenbodenschichten sind angespannt
- Knie sind über den Zehenspitzen
- Körperhaltung ist angespannt
- HWS streckt sich durch Doppelkinn
- Stab liegt mit wenig oder gar keinem Abstand auf dem Rücken

Anmerkungen für die Kursleiterin:

- **Kontrolle**: Die Bewegung der Wirbelsäule kann am Stab kontrolliert werden Grundsätzlich gilt:
  - Beckenboden**entspannung** = Steißbein geht locker nach hinten und es entsteht ein Hohlkreuz
  - Beckenboden**anspannung** = Steißbein geht nach vorne (Schambein zum Kinn), die LWS streckt sich, der Stab liegt jetzt auf dem flachen Rücken

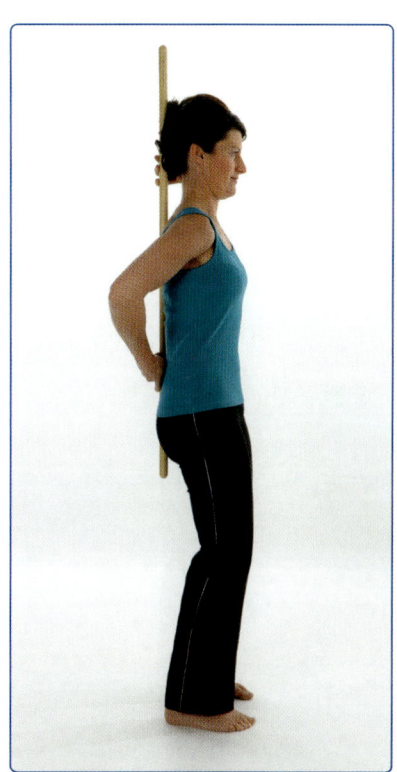

Übung 5.3: „Das gedrehte Seepferdchen"

Übungszeit: 2 Minuten
Übungsziele: Beckenbodenspannung und Beckenstellung trotz Oberkörperrotation halten

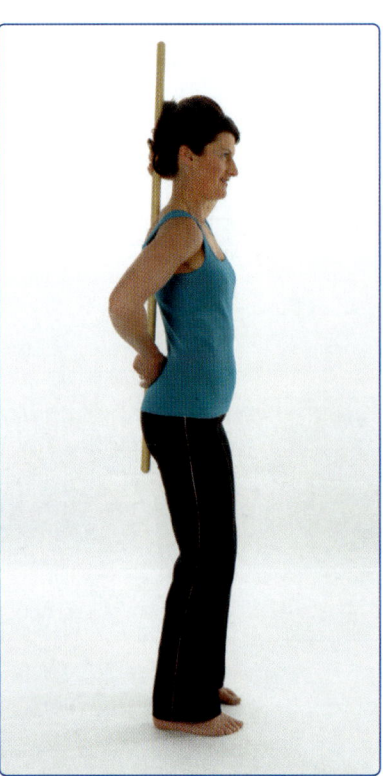

Übungsablauf während der Einatmung:

- Tief durch die Nase einatmen
- Das große Becken nach vorne kippen (Steißbein zeigt nach hinten)
- Alle Beckenbodenschichten locker lassen

Wahrnehmung:

- Körperhaltung ist entspannt
- Beckenboden ist entspannt
- Becken ist weit
- Steißbein zeigt nach hinten
- Leichte Hohlkreuzhaltung (Hohlraum zwischen LWS und Stab)
- Im Nackenbereich Hohlraum zwischen HWS und Stab

Übungsablauf während der Ausatmung:

- Tief durch den leicht geöffneten Mund ausatmen
- Dabei nacheinander die Schließmuskeln aktivieren
- Die Sitzbeinhöcker zueinander ziehen
- Das große Becken nach hinten kippen (Steißbein nach vorne ziehen)
- Den „inneren Aufzug" nach innen, oben ziehen
- Den Rücken an den Stab angleichen
- Der Oberkörper rotiert wenig zur Seite

Achtung: Der Rücken bleibt während der seitlichen Drehung am Stab
(= Beckenbodenspannung bleibt erhalten) und das Becken bleibt gerade.

Wahrnehmung:

- Kleines Becken kippt nach oben (Steißbein zieht zum Kinn)
- Unterer Rücken streckt sich
- Alle Beckenbodenschichten sind angespannt
- Knie sind über den Zehenspitzen
- Körperhaltung ist angespannt
- Stab liegt auf geradem Rücken
- Beckenbodenspannung hält Hüftspannung!

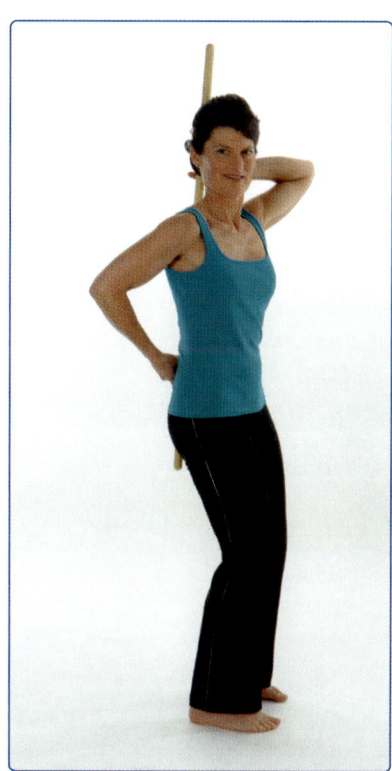

Anmerkungen für die Kursleiterin:

- **Kontrolle**: Die Bewegung der Wirbelsäule kann am Stab kontrolliert werden.
- Achtung: Die Beckenbodenspannung muss der Übung angepasst werden! Dies ist nur mit Anspannung der mittleren und inneren Schicht möglich (LWS bleibt am Stab).
- Kein Ausweichen der Hüfte!
- Frauen mit einem flachen oberen und unteren Rücken dürfen diese Übung mit einer leichten Hohlkreuzhaltung ausführen. Dabei bleibt die mittlere Beckenbodenschicht angespannt.

Übung 5.4: „Wasser schöpfen"

Übungszeit: 2 Minuten
Übungsziel: Atemrhythmus und Beckenbodenanspannung an die Übung anpassen

Ausgangsposition:
- Aufrechtes Stehen
- Die Beine stehen hüftbreit parallel
- Der Stab liegt in den Händen

Übungsablauf während der Einatmung:
Vorstellung: Den entleerten Wasserkübel (Stab) vor dem Körper nach unten bewegen, dann Wasser schöpfen …
- Tief durch die Nase einatmen
- Becken und Rücken gerade halten
- Die Beckenbodengrundspannung halten
- Den Stab vor dem Körper zum Boden führen
- „Wasser schöpfen"

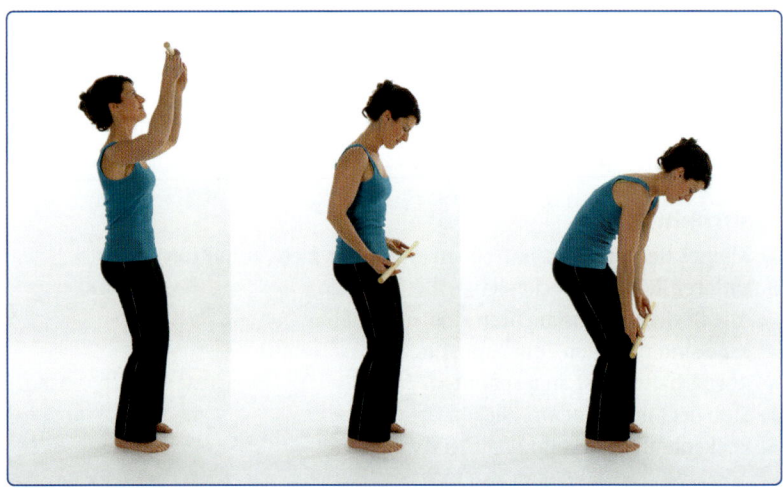

Wahrnehmung:
- Körperhaltung ist etwas angespannt
- Beckenbodenspannung ist der Übung angepasst
- Rücken ist leicht gekrümmt

Übungsablauf während der Ausatmung:

Vorstellung: Den vollen Wasserkübel (Stab) von sich weg nach oben heben, danach den Wasserkübel über dem Kopf entleeren

- Tief durch den leicht geöffneten Mund ausatmen
- Dabei nacheinander die Schließmuskeln aktivieren
- Die Sitzbeinhöcker zueinander ziehen
- Das große Becken nach hinten kippen (Steißbein nach vorne ziehen)
- Den „inneren Aufzug" nach innen, oben ziehen

Anmerkungen für die Kursleiterin:

Die Kursteilnehmerinnen immer an die **3 A und die 2 E** erinnern.

- Bei **A**nstrengung (in diesem Fall beim Wasserschöpfen und dem Hochheben des schweren Wasserkübels) – ausatmen und den Beckenboden **a**nspannen!
- Beim **E**inatmen kommt die **E**ntspannung (in diesem Fall den leeren leichten Wasserkübel vor dem Köper herunternehmen).

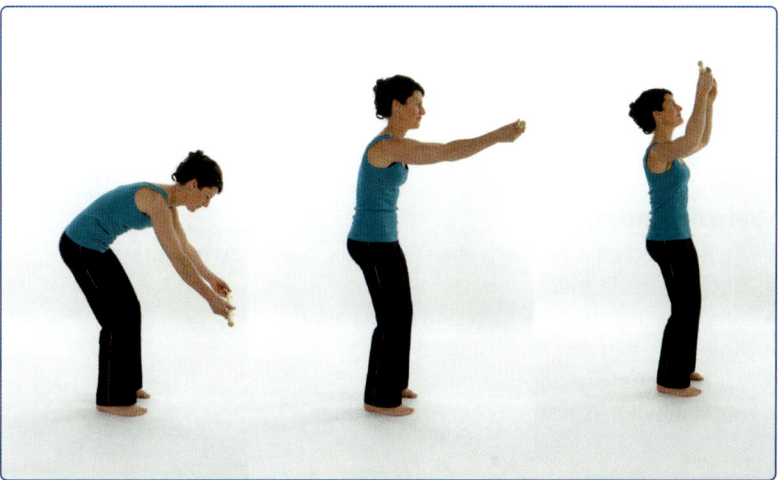

Wahrnehmung:

- Kleines Becken kippt nach oben (Schambein zieht zum Kinn)
- Unterer Rücken streckt sich
- Alle Beckenbodenschichten sind angespannt
- Knie sind über den Zehenspitzen
- Körperhaltung ist angespannt
- Beckenbodenanspannung bei Anstrengung

Übung 5.5: „Stab über den Kopf"

Übungszeit: 2 Minuten
Übungsziel: Atemrhythmus und Beckenbodenanspannung an die Übung anpassen

Ausgangsposition:
- Aufrechtes Stehen
- Die Beine sind hüftbreit parallel
- Der Stab wird mit den Händen von oben umfasst

Achtung: Anderer Atemrhythmus! Die Beckenbodenspannung passt sich der höchsten Anstrengung an!

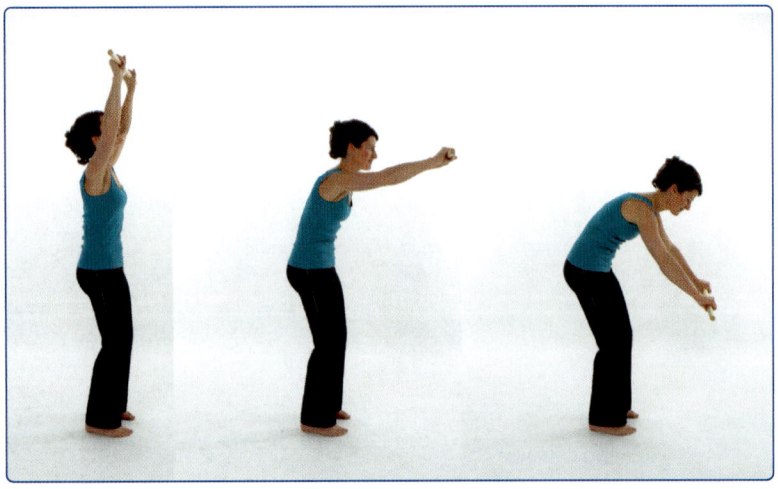

Übungsablauf während der Ausatmung:
In der Vorstellung ist der Stab an einem Gummiband an der Decke befestigt. Es kostet Anstrengung, den Stab von oben nach unten herunterzuziehen (kreisende Bewegung).
- Tief durch den leicht geöffneten Mund ausatmen
- Dabei nacheinander die Schließmuskeln aktivieren
- Sitzbeinhöcker zueinander ziehen
- Das große Becken nach hinten kippen (Steißbein nach vorne ziehen)
- Den „inneren Aufzug" nach innen, oben ziehen
- Den Stab von sich weg, gegen den Zug von oben, nach unten ziehen

Wahrnehmung:
- Kleines Becken kippt nach oben (Schambein zieht zum Kinn)
- Rücken streckt sich
- Alle Beckenbodenschichten sind angespannt
- Knie sind über den Zehenspitzen
- Körperhaltung ist angespannt
- Beckenbodenanspannung bei Anstrengung

Übungsablauf während der Einatmung:

- Den Stab gegen den Zug von oben langsam wieder gerade hinaufziehen lassen!
- Tief durch die Nase einatmen
- Becken und Rücken gerade halten
- Die Beckenbodengrundspannung halten
- Den Stab langsam nach oben ziehen lassen

Anmerkungen für die Kursleiterin:

Die Kursteilnehmerinnen immer an die **3 A und die 2 E** erinnern.

- Bei **A**nstrengung (in diesem Fall beim Wasserschöpfen und dem Hochheben des schweren Wasserkübels) – **a**usatmen und den Beckenboden **a**nspannen!
- Beim **E**inatmen kommt die **E**ntspannung (in diesem Fall den leeren leichten Wasserkübel vor dem Köper herunternehmen).

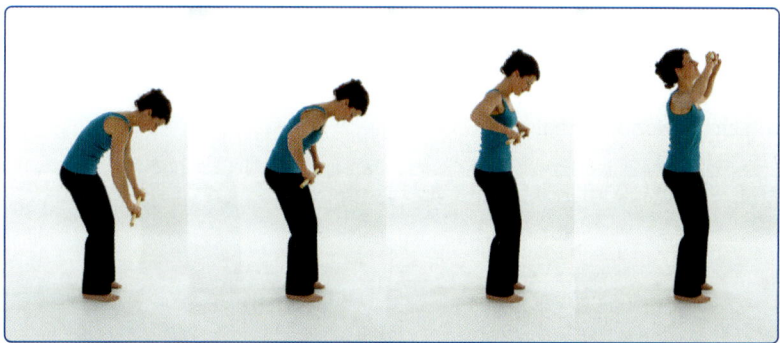

Wahrnehmung:

- Körperhaltung ist entspannter
- Beckenbodenspannung ist der Übung angepasst
- Rücken ist stabil

Übung 5.6: „Der Schmetterling mit Stab"

Übungszeit: auf jede Seite 3-mal abwechselnd

Übungsziele:
- Die Beckenbodenspannung und die Beckenstellung der Übung anpassen
- Kräftigung und Dehnung der seitlichen Bauch- und Rumpfmuskeln

Ausgangsposition:
- Aufrecht Stehen
- Die Beine sind hüftbreit parallel
- Die Knie sind hinter den Zehenspitzen (knieschonend)
- Die Arme sind seitlich in Schulterhöhe angewinkelt
- Der Stab liegt quer auf dem Kopf

Übungsablauf während der Einatmung:
- Tief durch die Nase einatmen
- Das große Becken nach vorne kippen (Steißbein zeigt nach hinten)
- Alle Beckenbodenschichten locker lassen

Wahrnehmung:
- Körperhaltung ist entspannt
- Beckenboden ist entspannt
- Unterbauch ist entspannt und wölbt sich nach vorne
- Becken ist weit
- Leichte Hohlkreuzhaltung

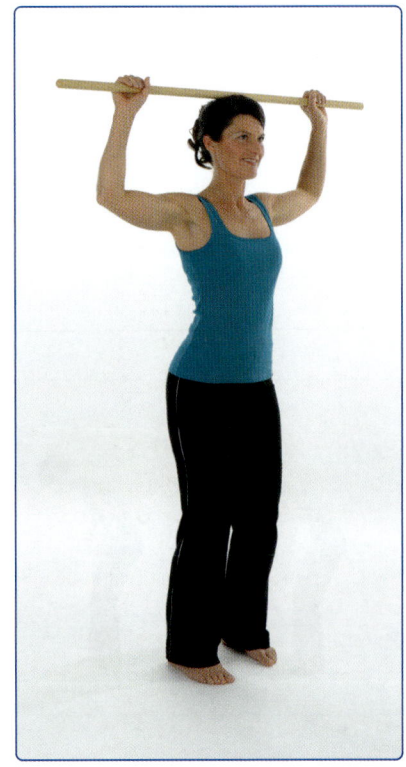

Übungsablauf während der Ausatmung:

- Tief durch den leicht geöffneten Mund ausatmen
- Dabei nacheinander die Schließmuskeln aktivieren
- Sitzbeinhöcker zueinander ziehen
- Das große Becken nach hinten kippen (Steißbein nach vorne ziehen)
- Den „inneren Aufzug" nach innen, oben ziehen
- Mit starker Anspannung der mittleren und inneren Beckenbodenschicht den Oberkörper zur Seite bewegen

Wahrnehmung:

- Kleines Becken kippt nach oben (Steißbein zieht zum Kinn)
- Unterer Rücken streckt sich
- Alle Beckenbodenschichten sind angespannt
- Knie sind über den Zehenspitzen
- Körperhaltung ist angespannt bei stabiler Beckenbodenanspannung

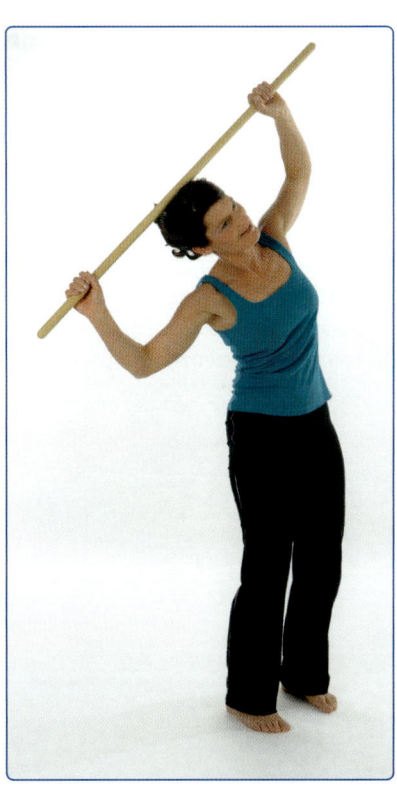

Selbstkontrolle:

Den Oberkörper nur so weit zur Seite neigen, wie die Beckenbodenspannung gehalten werden kann! Das Becken bleibt gerade.

- Ellenbogen sind seitlich neben den Schultern
- Rücken ist aufgerichtet
- Beine sind leicht gebeugt (wenig Belastung auf die LWS)
- In der Vorstellung kann ein Ball zwischen den Knien gehalten werden (d.h. mehr Beinspannung durch Nachspannung der mittleren Beckenbodenschicht)

Lässt die Beckenbodenspannung während der Übung nach, wird eine erhöhte Druckbelastung der unteren Wirbelsäule und der Hüft-, Knie- und Fußgelenke deutlich spürbar.

Anmerkungen für die Kursleiterin:

- Die Anspannung der mittleren und inneren Beckenbodenschicht muss der Kraftanforderung standhalten!
- **Kontrolle**: Das Becken bleibt gerade – Kein Abkippen oder Ausweichen!
- Kursteilnehmerinnen mit **Wirbelsäulenproblemen** dürfen diese Übung nicht durchführen.

Übung 5.7: „Der taumelnde Schmetterling"

Übungszeit: auf jede Seite 3-mal abwechselnd

Übungsziele:

- Die Beckenbodenspannung und die Beckenstellung der Übung anpassen
- Kräftigung und Dehnung der seitlichen Bauch- und Rumpfmuskeln
- Mobilisierung der Wirbelsäule (isoliert LWS)

Ausgangsposition:

- Aufrechtes Stehen
- Beine hüftbreit parallel
- Knie sind über den Zehenspitzen
- Arme sind seitlich angewinkelt in Schulterhöhe
- Stab liegt auf Schultern

Übungsablauf während der Einatmung:

- Tief durch die Nase einatmen
- Das große Becken nach vorne kippen (Steißbein zeigt nach hinten)
- Alle Beckenbodenschichten locker lassen

Wahrnehmung:

- Körperhaltung ist entspannt
- Beckenboden ist entspannt
- Unterbauch ist entspannt und wölbt sich nach vorne
- Becken ist weit
- Leichte Hohlkreuzhaltung

Übungsablauf während der Ausatmung:

- Tief durch den leicht geöffneten Mund ausatmen
- Dabei nacheinander die Schließmuskeln aktivieren
- Die Sitzbeinhöcker zueinander ziehen
- Das große Becken nach hinten kippen (Steißbein nach vorne ziehen)
- Den „inneren Aufzug" nach innen, oben ziehen
- Den Schulterbereich aus der Taille zur Seite schieben

Achtung: Die Anspannung der mittleren und inneren Beckenbodenschicht muss der Kraftanforderung standhalten! Kontrolle: Das Becken bleibt gerade – kein Abkippen! Beim Lösen der Beckenbodenanspannung entsteht eine Hohlkreuzhaltung.

Wahrnehmung:

- Kleines Becken kippt nach oben (Steißbein zieht zum Kinn)
- Unterer Rücken streckt sich
- Alle Beckenbodenschichten sind angespannt
- Knie sind über den Zehenspitzen
- Körperhaltung ist angespannt bei stabiler Beckenbodenanspannung

Selbstkontrolle:

Den Oberkörper nur so weit zur Seite schieben, wie die Beckenbodenspannung gehalten werden kann!

- Ellenbogen sind seitlich neben den Schultern
- Rücken ist aufgerichtet
- Beine sind leicht gebeugt (wenig Belastung auf die LWS)
- In der Vorstellung kann ein Ball zwischen den Knien gehalten werden (d.h. mehr Beinspannung)

Lässt die Beckenbodenspannung während der Übung nach, ist eine erhöhte Druckbelastung der unteren Wirbelsäule und der Hüft-, Knie- und Fußgelenke deutlich spürbar.

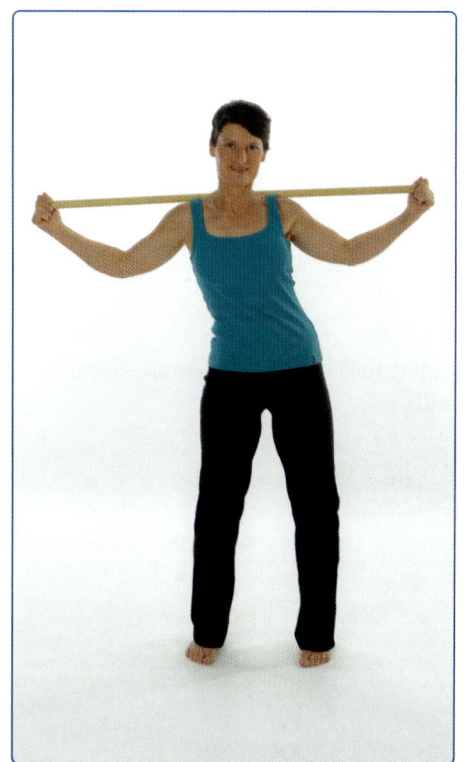

Anmerkungen für die Kursleiterin:
- Kursteilnehmerinnen mit **Wirbelsäulenproblemen** dürfen diese Übung nicht durchführen.

Übung 5.8: „Die Stabschaukel" (Basisübung)

Übungszeit: 2 Minuten

Übungsziele:

- Entlastung des Beckenbodens durch korrekte Atmung
- An- und Entspannung der Bauch-, Becken- und Rumpfmuskulatur

Ausgangsposition:

- Liegen in Rückenlage mit hüftbreit aufgestellten Beinen
- Die Arme halten den Stab am Unterbauch über dem Schulterbereich
- Der Stab liegt auf dem Unterbauch

Übungsablauf während der Einatmung:

- Tief durch die Nase einatmen
- Das große Becken kippt nach oben kippen (Steißbein zur Unterlage)
- Alle Beckenbodenschichten locker lassen

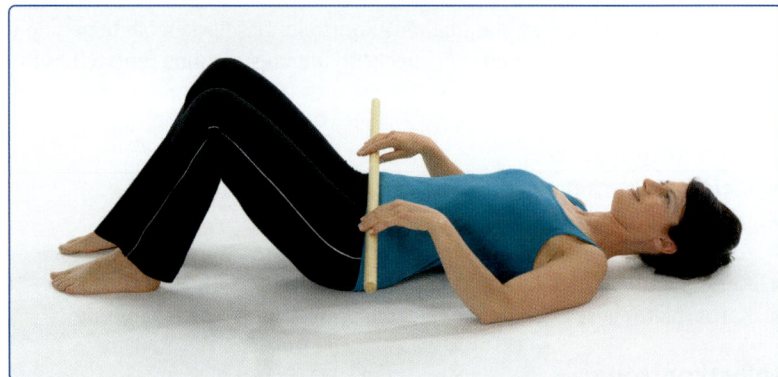

Wahrnehmung:

- Lungenvolumen vergrößert sich
- Zwerchfell schiebt sich in Richtung Bauchraum
- Bauchdecke hebt sich
- Bauchorgane „rutschen" in Richtung Beckenboden
- Kleines Becken kippt nach unten (Steißbein zeigt Richtung Unterlage)
- Hohlkreuzhaltung entsteht
- Becken ist weit

Übungsablauf während der Ausatmung:

- Tief durch den leicht geöffneten Mund ausatmen
- Dabei nacheinander die Schließmuskeln aktivieren
- Die Sitzbeinhöcker zueinander ziehen
- Das große Becken nach hinten kippen (Steißbein nach vorne ziehen)
- Den „inneren Aufzug" nach innen, oben ziehen

Anmerkungen für die Kursleiterin:
- Die **Ausatmung** sollte die Beckenbodenspannung nicht belasten! Deshalb bleibt der Mund während der Ausatmung leicht geöffnet (**a**usatmen = **a**nspannen).
- Ein Keilkissen unter dem Kreuzbein macht diese Übung zu einer Entlastungsübung, die auch bei Blasenschwäche und Senkung geeignet ist.

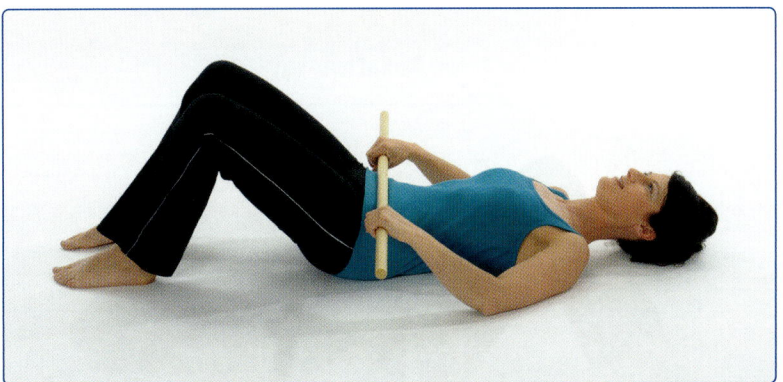

Wahrnehmung:

- Lungenvolumen verkleinert sich
- Zwerchfell schiebt sich in Richtung Lunge
- Bauchdecke senkt sich
- Bauchorgane bewegen sich in Richtung Lungenraum
- Druckentlastung des Beckenbodens
- Kleines Becken kippt nach oben (Schambein zieht zum Kinn)
- Unterer Rücken streckt sich
- Alle Beckenbodenschichten sind angespannt
- Becken ist enger

Übung 5.9: Übungsvarianten der „Stabschaukel"

Übungszeit: jeweils 1 Minute

a) Fersenbetonte Fußstellung:

Übungsziel: Anspannung des Beckenbodens im hinteren Beckenboden-bereich (Aftergegend)

Übungsablauf während der Ausatmung:

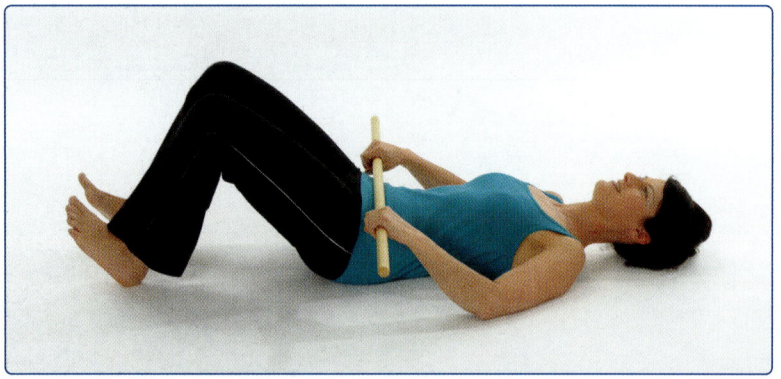

b) Zehenspitzenbetonte Fußstellung:

Übungsziel: Anspannung des Beckenbodens im vorderen Beckenboden-bereich (Harnröhrenschließmuskel)

Übungsablauf während der Ausatmung:

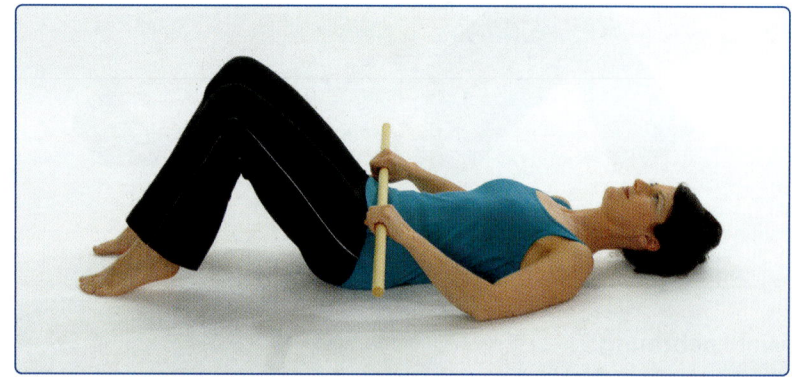

c) Eine Ferse von der Unterlage anheben

Übungsziele:

- Kräftigung der unteren, schrägen Bauchmuskulatur
- Beckenbodenspannung und Beckenstellung müssen gehalten werden

Übungsablauf während der Ausatmung:

Selbstkontrolle: Das Becken darf nicht abkippen!

d) Ein Bein von der Unterlage anheben:

Übungsziele:

- Kräftigung der unteren schrägen Bauchmuskulatur
- Beckenbodenspannung und Beckenstellung müssen gehalten werden

Übungsablauf während der Ausatmung:

- Alle Beckenbodenschichten nacheinander anspannen
- Ein Bein anheben

Selbstkontrolle: Das Becken darf dabei nicht abkippen! Die Beckenboden-spannung muss der Übung angepasst werden.

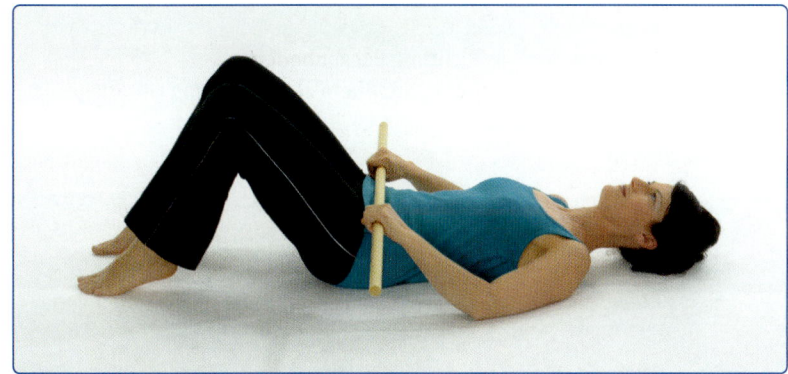

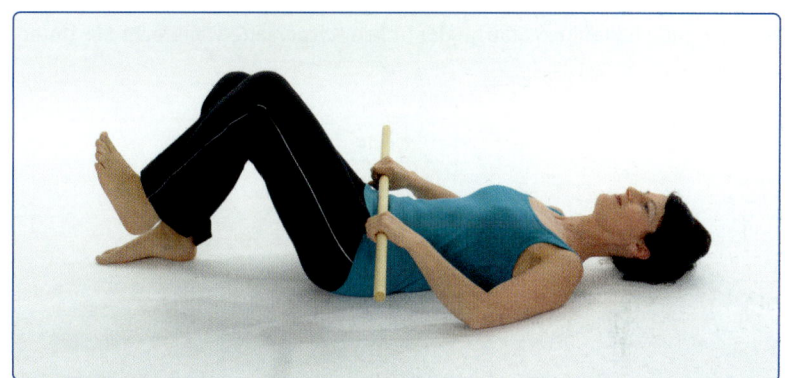

Anmerkungen für die Kursleiterin:

- Bei Kursteilnehmerinnen mit **Zustand nach Sectio** kann die Narbe spürbar sein oder die Beckenbodenanspannung der Übung nicht standhalten. Dann sind Bauchmuskulatur und Beckenboden noch zu schwach und die Übung muss abgebrochen werden.

Übung 5.10: „Die seitliche Raupe"

Übungszeit: 2 Minuten

Übungsziele:

- Die Beckenbodenspannung und die Beckenstellung müssen gehalten werden
- Kräftigung der schrägen Bauch- und Rumpfmuskulatur

Ausgangsposition:

- Liegen in Rückenlage mit hüftbreit aufgestellten Beinen
- Die Hände halten den Stab an der linken Körperseite waagrecht zur Unterlage

Übungsablauf während der Einatmung:

- Tief durch die Nase einatmen
- Das große Becken nach oben kippen (Steißbein zur Unterlage)
- Alle Beckenbodenschichten locker lassen

Wahrnehmung:

- Lungenvolumen vergrößert sich
- Zwerchfell schiebt sich in Richtung Bauchraum
- Bauchdecke hebt sich
- Bauchorgane „rutschen" in Richtung Beckenboden
- Kleines Becken kippt nach unten (Steißbein zeigt Richtung Unterlage)
- Hohlkreuzhaltung entsteht
- Becken ist weit

Übungsablauf während der Ausatmung:

- Tief durch den leicht geöffneten Mund ausatmen
- Dabei nacheinander die Schließmuskeln aktivieren
- Die Sitzbeinhöcker zueinander ziehen
- Den „inneren Aufzug" nach innen, oben ziehen
- Den Kopf zur Seite drehen und seitlich mit dem Stab ein wenig anheben
- Den Stab an der äußeren Oberschenkelseite nach vorne schieben

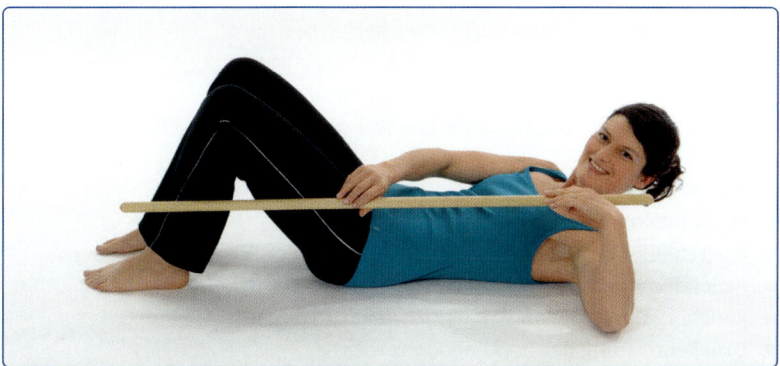

Wahrnehmung:

- Lungenvolumen verkleinert sich
- Zwerchfell schiebt sich in Richtung Lungenraum
- Bauchdecke senkt sich
- Bauchorgane bewegen sich in Richtung Lungenraum
- Druckentlastung des Beckenbodens
- Kleines Becken kippt nach oben (Schambein zieht zum Kinn)
- Unterer Rücken streckt sich
- Alle Beckenbodenschichten sind angespannt
- Becken ist enger
- Obere Bauchmuskulatur spannt sich an

Anmerkungen für die Kursleiterin:

- Die **Ausatmung** sollte die Beckenbodenspannung nicht belasten! Deshalb bleibt der Mund während der Ausatmung leicht geöffnet (ausatmen = anspannen)
- Das Becken darf bei der Übung nicht abkippen!

Übungsvarianten: Fersen- und zehenspitzenbetonte Fußstellung

Übung 5.11: „Die schräge Raupe"

Übungszeit: zu jeder Körperseite 2-mal
Übungsziele:
- Beckenbodenspannung und Beckenstellung müssen gehalten werden
- Kräftigung der schrägen Bauch- und Rumpfmuskulatur

Ausgangsposition:
- Liegen in Rückenlage mit hüftbreit aufgestellten Beinen
- Die Hände halten den Stab an der linken Körperseite waagrecht zur Unterlage

Übungsablauf während der Ausatmung:
- Tief durch den leicht geöffneten Mund ausatmen
- Dabei die Schließmuskeln nacheinander aktivieren
- Die Sitzbeinhöcker zueinander ziehen
- Den „inneren Aufzug" nach innen, oben ziehen
- Ein Bein von der Unterlage anheben
- und zusätzlich den Kopf seitlich anheben
- Den Stab an der äußeren Oberschenkelseite nach vorne schieben

Wahrnehmung:
- Lungenvolumen verkleinert sich
- Zwerchfell schiebt sich in Richtung Lungenraum
- Bauchdecke senkt sich
- Bauchorgane bewegen sich in Richtung Lungenraum
- Druckentlastung des Beckenbodens
- Kleines Becken kippt nach oben (Schambein zieht zum Kinn)
- Unterer Rücken streckt sich
- Alle Beckenbodenschichten sind angespannt
- Becken ist enger
- Schräge Bauchmuskulatur spannt sich an

Anmerkungen für die Kursleiterin:
- Übungsvariante für Fortgeschrittene.
- Das Becken darf bei dieser Übung nicht abkippen!
- Die **Ausatmung** sollte die Beckenbodenspannung nicht belasten! Deshalb bleibt der Mund während der Ausatmung leicht geöffnet (ausatmen = anspannen)
- Vorsicht bei Kursteilnehmerinnen mit **Zustand nach Sectio!**

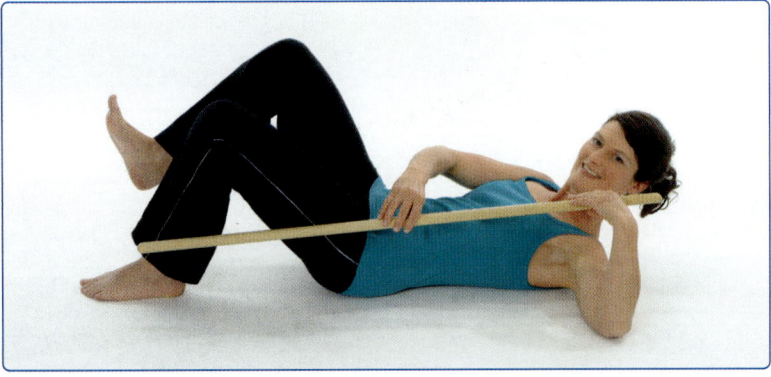

Übung 5.12: Balance über Stab

Übungszeit: 1–2 Minuten

Übungsziele:

- Gleichgewicht
- Anpassungsfähigkeit der Beckenbodenspannung an die Übung

Ausgangsposition:

- Aufrechtes Stehen
- Die Beine sind hüftbreit parallel
- Der Stab liegt unter den Füßen

Übungsablauf:

- Beidbeinig oder einbeinig auf dem Stab balancieren
- Die Beckenbodengrundspannung der Übung anpassen

Wahrnehmung:

- Bei Balanceübungen reagiert der Beckenboden immer mit!

Anmerkungen für die Kursleiterin:

- Jede Balance-Übung ist eine Beckenbodenübung!
- **Vorsicht**: auf glattem Boden – Gefahr des Wegrutschens!

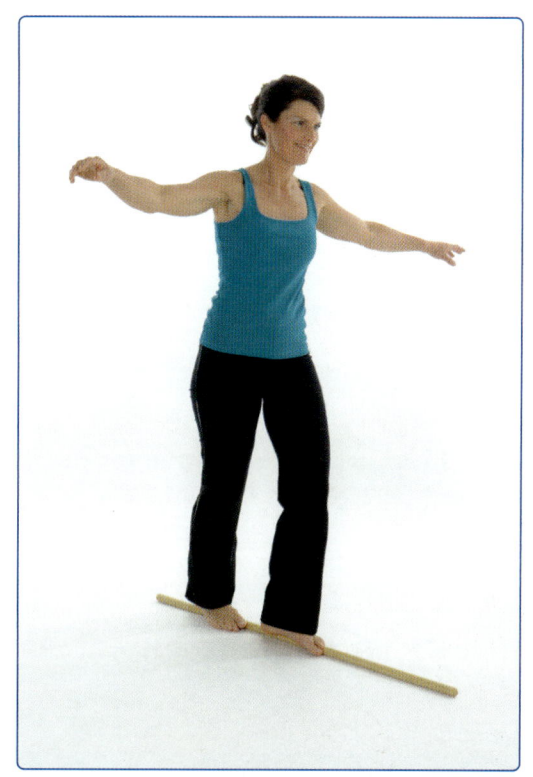

Übung 5.13: Große Beckenschaukel (Basisübung)

Übungszeit: 2 Minuten

Übungsziele:

- Entlastung des Beckenbodens und der Bauchorgane
- Wahrnehmung und Kräftigung der Gesäß- und Oberschenkelmuskulatur

Ausgangsposition:

- Liegen in Rückenlage mit hüftbreit aufgestellten Beinen
- Der Stab liegt unter dem Kreuzbein
- Die Arme halten den Stab

Übungsablauf während der Einatmung:

- Tief durch die Nase einatmen
- Das kleine Becken zur Unterlage kippen (Steißbein zeigt Richtung Unterlage)
- Alle Beckenbodenschichten locker lassen

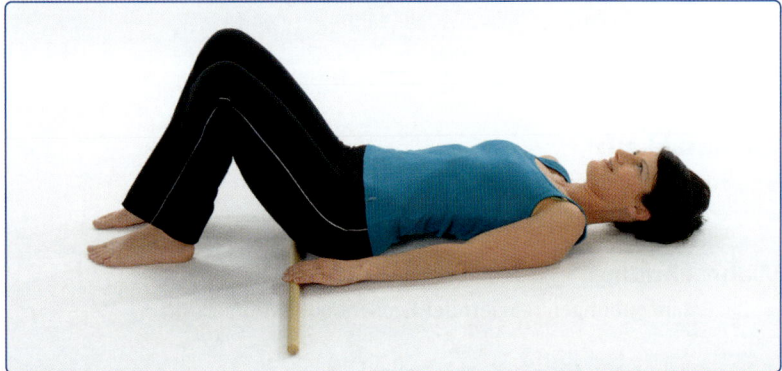

Wahrnehmung:

- Lungenvolumen vergrößert sich
- Bauchdecke hebt und entspannt sich
- Bauchorgane „rutschen" in Richtung Beckenboden
- Hohlkreuzhaltung entsteht
- Alle Beckenbodenschichten sind entspannt

Übungsablauf während der Ausatmung:

- Durch den leicht geöffneten Mund ausatmen
- Dabei nacheinander die Schließmuskeln aktivieren
- Die Sitzbeinhöcker zueinander ziehen
  Dabei das große Becken zur Unterlage kippen (Schambein zieht Richtung Kinn)
- Zuletzt den „inneren Aufzug" nach innen, oben ziehen
- Das Becken Wirbel für Wirbel von der Unterlage anheben

Anmerkungen für die Kursleiterin:

- Diese Übung ist eine Umkehr- oder Entlastungsübung, da sich der Druck auf den Beckenboden und die Bauchorgane verringert.
- Gute Ausgangslage zum Trainieren der Gesäßmuskulatur.
- Die Hände können auf die Hüftknochen gelegt werden, um ein Abkippen des Beckens zu bemerken (Verlust der Beckenbodenspannung).

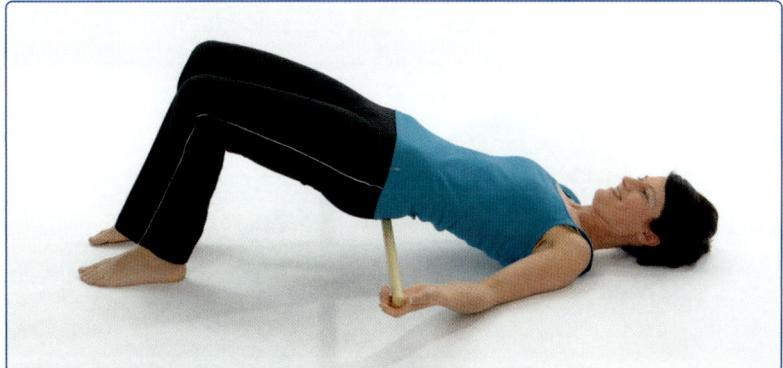

Wahrnehmung:

- Lungenvolumen verkleinert sich
- Bauchdecke senkt sich und Unterbauch spannt sich an
- Unterer Rücken streckt sich
- Schulterblatt- und Beinspannung
- Alle Beckenbodenschichten sind angespannt
- Knie, Beckenkamm und Brustbein bilden eine Ebene

Übung 5.14: Große Beckenschaukel mit unterschiedlichen Fußstellungen

Übungszeit: je 2 Minuten

a) Fersenbetonte Fußstellung
Übungsziel: Kräftigung des Afterschließmuskels (Reaktionstraining)

Übungsablauf bei normaler Atmung:
- Abwechselnd den Ringmuskel an- und entspannen
- Wahrnehmen der Auswirkung der fersenbetonten Fußstellung auf den Afterschließmuskel

b) Zehenspitzenbetonte Fußstellung
Übungsziel: Aktivierung des Harnröhrenschließmuskes

Übungsablauf bei normaler Atmung:
- Abwechselnd den Ringmuskel an- und entspannen
- Wahrnehmen der Auswirkung der zehenspitzenbetonten Fußstellung auf den Harnröhrenschließmuskel

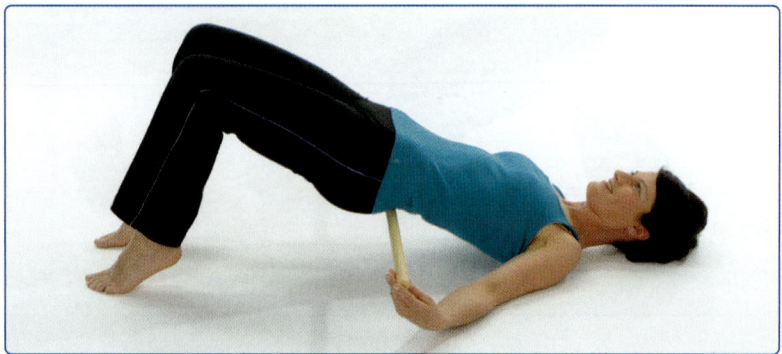

Anmerkungen für die Kursleiterin:
- Diese Übung ist eine Umkehrübung und entlastet den Beckenboden sowie die Blase. Sie ist für Frauen mit **Belastungsinkontinenz** geeignet.
- Während der Ausatmungs- und Anspannungsphase können auch Widerstandslaute gesprochen werden: fit, ruck, ch, Brrrrrr, …

Übung 5.15: „Die Kniegrätsche"

Übungszeit: 3 Wiederholungen, jeweils 6 Sekunden halten

Übungsziele:

- Kräftigung der mittleren Beckenbodenmuskulatur
- Kräftigung der Gesäß- und Beinmuskulatur
- Angepasste Beckenbodenspannung beim Öffnen und Schließen der Beine

Ausgangsposition:

- Liegen in Rückenlage mit hüftbreit aufgestellten Beinen
- Das Becken ist von der Unterlage abgehoben
- Die Hände halten den Stab
- Ellenbogenkontakt zur Unterlage
- Der Stab liegt im Kreuzbeinbereich und dient als Stütze

Übungsablauf während der Ausatmung:

- Tief durch den leicht geöffneten Mund ausatmen
- Dabei die Schließmuskeln nacheinander aktivieren
- Die Sitzbeinhöcker zueinander ziehen
- Den „inneren Aufzug" nach innen, oben ziehen
- Die Knie mit der benötigten Beckenbodenspannung grätschen
- 6 Sekunden halten

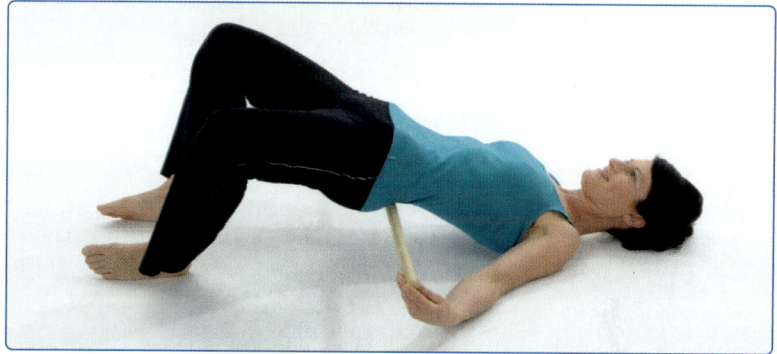

Wahrnehmung:

- Lungenvolumen verkleinert sich
- Bauchdecke senkt sich
- Kleines Becken kippt nach oben (Schambein zieht zum Kinn)
- Unterer Rücken streckt sich
- Alle Beckenbodenschichten sind angespannt
- Gesäß- und Beinmuskulatur sind angespannt
- Becken ist eng
- Die Beckenbodenspannung passt sich der Übung an

Übung 5.16: „Die Kniepresse"

Übungszeit: 3 Wiederholungen, jeweils 6 Sekunden halten

Übungsziele:
- Kräftigung der mittleren Beckenbodenmuskulatur
- Kräftigung der Gesäß- und Beinmuskulatur
- Angepasste Beckenbodenspannung beim Öffnen und Schließen der Beine

Ausgangsposition:
- Liegen in Rückenlage mit hüftbreit aufgestellten Beinen
- Das Becken ist von der Unterlage abgehoben
- Die Hände halten den Stab
- Ellenbogenkontakt zur Unterlage
- Der Stab liegt im Kreuzbeinbereich und dient als Stütze

Übungsablauf während der Ausatmung:
- Tief durch den leicht geöffneten Mund ausatmen
- Dabei die Schließmuskeln nacheinander aktivieren
- Die Sitzbeinhöcker zueinander ziehen
- Den „inneren Aufzug" nach innen, oben ziehen
- Die Knie mit Hilfe der „Sitzbeinhöckerschicht" zusammenpressen
- 6 Sekunden halten

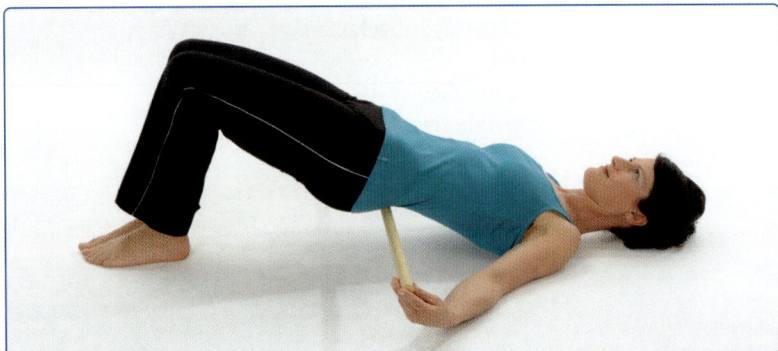

Wahrnehmung:
- Lungenvolumen verkleinert sich
- Bauchdecke senkt sich
- Kleines Becken kippt nach oben (Schambein zieht zum Kinn)
- Unterer Rücken streckt sich
- Alle Beckenbodenschichten sind angespannt
- Gesäß- und Beinmuskulatur sind angespannt
- Becken ist eng
- Die Beckenbodenspannung passt sich der Übung an

Übungsvarianten: Kniepresse mit verschiedenen Fußstellungen

Zehenspitzenbetonte Fußstellung:

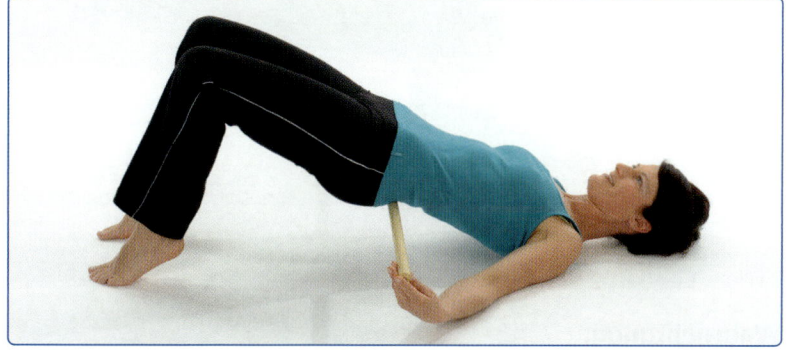

Anmerkungen für die Kursleiterin:
- Beim Öffnen der Knie sollte die Anspannung der mittleren Beckenboden-schicht gehalten werden!
- Über die Ellenbogen kann ein Abkippen des Beckens wahrgenommen wer-den. Dann entsteht ein ungleicher Druck auf die Ellenbogen.

Übung 5.17: Beckenschaukel im Vierfüßlerstand (Basisübung)

Übungszeit: 2 Minuten

Übungsziele:

- Ent- und Anspannung des Beckenbodens
- Entlastung des Beckenbodens
- Wahrnehmung und Kräftigung der Bauch-, Rücken, Gesäß- und Hüftmuskulatur
- Mobilisation der Wirbelsäule

Ausgangsposition:

- Die Knie befinden sich unter der Hüfte
- Die Hände befinden sich unter den Schultern
- Der Stab liegt auf dem Rücken, entlang der Wirbelsäule

Anmerkungen für die Kursleiterin:

- Ein unter die Knie gelegtes Kissen entlastet den Beckenboden und die Bauchorgane
- Diese Entlastungsübung eignet sich vor allem für Kursteilnehmerinnen mit Problemen im hinteren Beckenbodenbereich (Hämorrhoiden, Darmsenkung), vor allem in der fersenbetonten Fußstellung
- Bei fersenbetonter Fußstellung ist die Anspannung des Afterschließmuskels deutlich leichter durchzuführen!
- Bei zehenspitzenbetonter Fußstellung ist die Anspannung des Harnröhrenschließmuskels deutlich leichter durchzuführen!
- Diese Übungen können auch als **Partnerübungen** durchgeführt werden (bessere Kontrollmöglichkeit!)

Übungsablauf während der Einatmung:

- Tief durch die Nase einatmen
- Das große Becken nach unten kippen (Steißbein zeigt nach hinten)

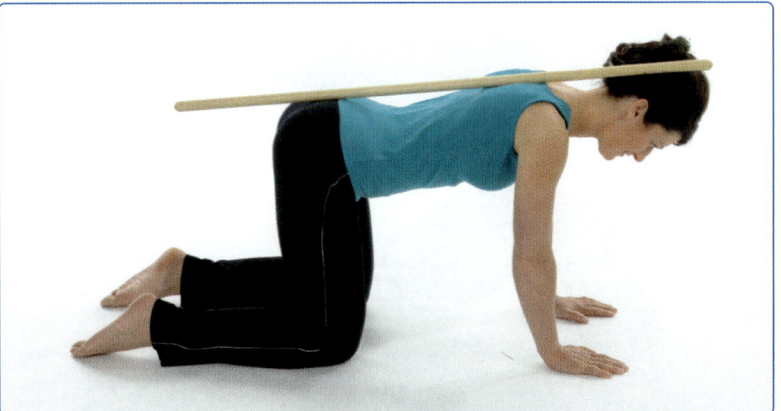

Wahrnehmung:

- Hohlkreuzhaltung entsteht (durch den Stab gut sichtbar)
- Alle Beckenbodenschichten sind entspannt

Übungsablauf während der Ausatmung:

- Durch den leicht geöffneten Mund ausatmen
- Zuerst die Schließmuskeln aktivieren
- Die Sitzbeinhöcker zueinander ziehen
- Dabei das große Becken nach oben kippen (Schambein zieht zum Kinn)
- Zuletzt den „inneren Aufzug" nach innen, oben ziehen

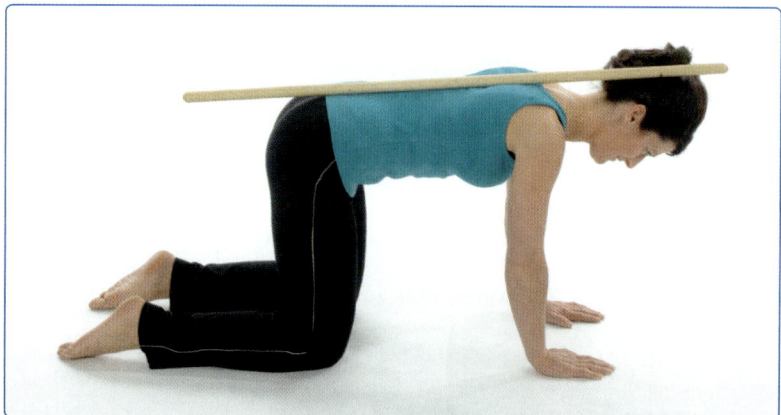

Wahrnehmung:

- Unterer Rücken streckt sich zum Stab
- Bauchdecke spannt sich an
- Alle Beckenbodenschichten sind angespannt

Übungsvarianten: Einbeziehen der Fußstellungen

a) Fersenbetonte Ausgangsstellung:

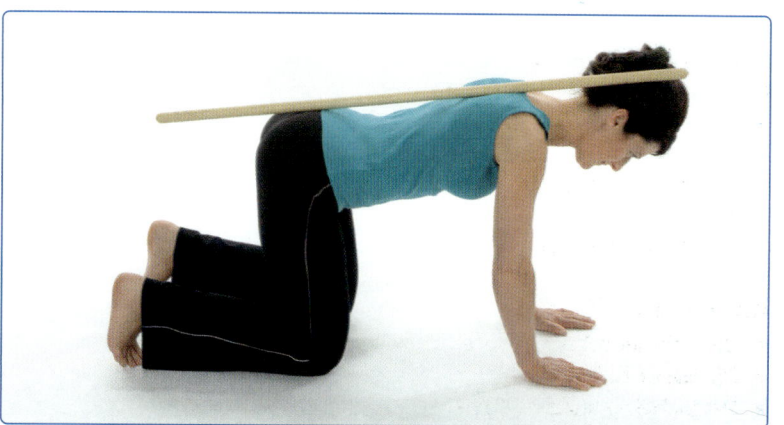

b) Zehenspitzenbetonte Ausgangsstellung:

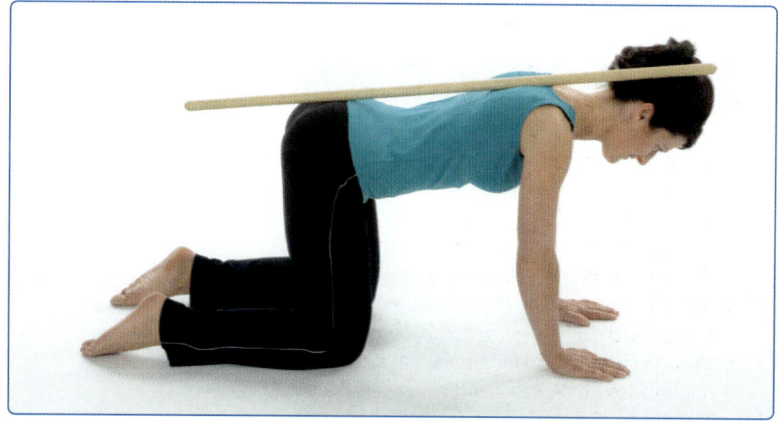

Übung 5.18: Beckenschaukel mit Anheben eines Beins

Übungszeit: 2 Minuten

Übungsziele:

- Kräftigung des Beckenbodens
- Kräftigung der schrägen Bauch-, der Rücken- und Gesäßmuskulatur

Übungsablauf während der Ausatmung:

- Durch den leicht geöffneten Mund ausatmen
- Zuerst die Schließmuskeln aktivieren
- Die Sitzbeinhöcker zueinander ziehen
- Dabei das große Becken nach oben kippen (Schambein zieht zum Kinn)
- Zuletzt den „inneren Aufzug" nach innen, oben ziehen
- Ein Bein von der Unterlage anheben

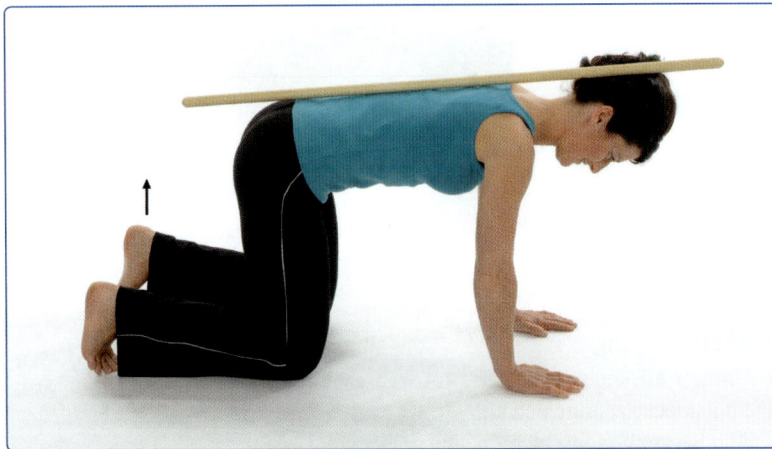

Wahrnehmung:

- Unterer Rücken streckt sich
- Bauchdecke spannt sich an
- Alle Beckenbodenschichten sind angespannt
- Schräge Bauchmuskulatur ist angespannt

Anmerkungen für die Kursleiterin:

- Dabei darf das Becken nicht abkippen (Verlust der Beckenbodenanspannung). Sonst muss die Übung abgebrochen werden.
- Vorsicht bei Kursteilnehmerinnen mit **Zustand nach Sectio.**

Übung 5.19: „Kopf hoch"

Übungszeit: 3-mal den Kopf rauf und runter

Übungsziele:

- Mobilisation, Kräftigung und Dehnung der Halswirbelsäule
- Ent- und Anspannung des Beckenbodens

Ausgangsposition mit Beckenbodengrundspannung:

- Die Knie befinden sich unter der Hüfte
- Die Hände befinden sich unter den Schultern
- Der Beckenboden ist angespannt
- Der Stab liegt auf der Wirbelsäule

Übungsablauf während der Einatmung:

- Tief durch die Nase einatmen
- Die Beckenbodenspannung und die Stellung der Lendenwirbelsäule bleiben erhalten (keine Hohlkreuzhaltung)
- Den Kopf bewusst nach unten dehnen (Kinn zur Brust ziehen)

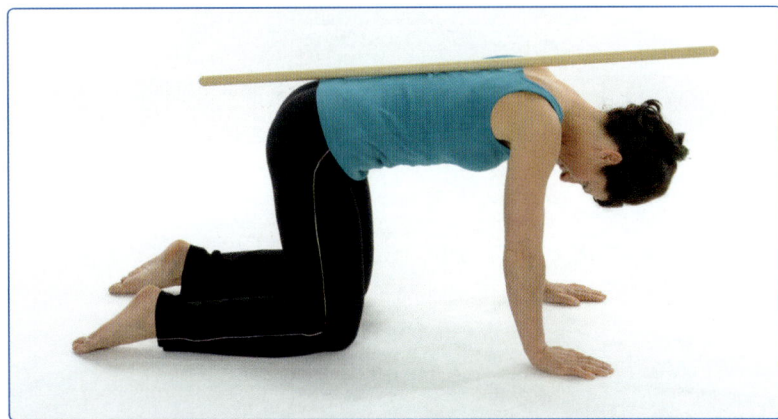

Wahrnehmung:

- Alle Beckenbodenschichten bleiben im Grundtonus
- Halsmuskulatur dehnt sich

Übungsablauf während der Ausatmung:

- Durch den leicht geöffneten Mund ausatmen
- Zuerst die Schließmuskeln aktivieren
- Die Sitzbeinhöcker zueinander ziehen
- Dabei das große Becken nach oben kippen (Schambein zieht zum Kinn)
- Zuletzt den „inneren Aufzug" nach innen, oben ziehen
- Ein Doppelkinn bilden und dabei den Kopf zum Stab anheben (Streckung der HWS)

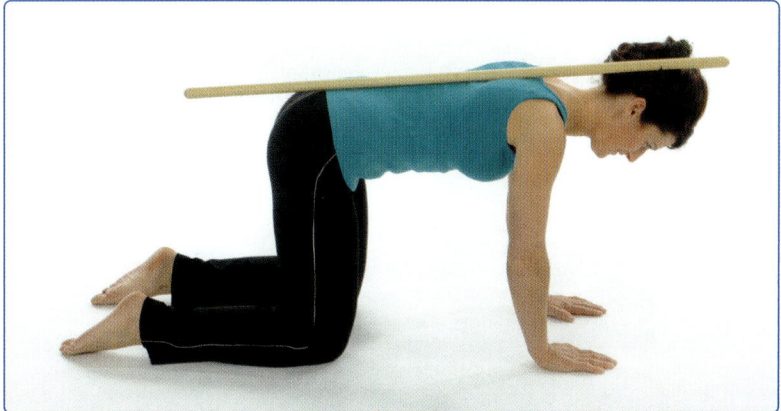

Wahrnehmung:

- Unterer Rücken streckt sich
- Bauchdecke spannt sich an
- Alle Beckenbodenschichten sind angespannt
- Doppelkinn bleibt
- Anspannung der Hals- und Nackenmuskulatur
- Wirbelsäule und Kopf bilden eine Ebene

Anmerkungen für die Kursleiterin:
- Der Rücken bleibt im übrigen Wirbelsäulenabschnitt am Stab, also gerade (konstante Beckenbodenanspannung).

Übung 5.20: „Brust hoch"

Übungszeit: 3-mal die Brustwirbelsäule rauf und runter

Übungsziele:

- An- und Entspannung des Beckenbodens
- Mobilisation, Kräftigung und Dehnung der Brustwirbelsäule

Angespannte Ausgangsposition:

- Der Beckenboden ist angespannt
- Die Lendenwirbelsäule ist gestreckt, keine Hohlkreuzhaltung (der Stab liegt auf)

Übungsablauf während der Einatmung:

- Tief durch die Nase einatmen
- Die Beckenbodenspannung und die Stellung der Lendenwirbelsäule erhalten
- Das Brustbein in Richtung Unterlage bewegen (Vorstellungshilfe: „Die Brust stillt das auf dem Boden liegende Kind")

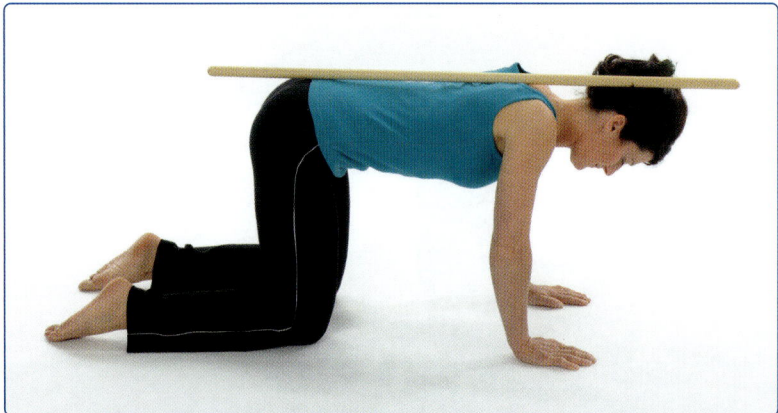

Wahrnehmung:

- Beckenboden und LWS bleiben angepasst
- Brustmuskulatur dehnt sich
- Schulterblätter nähern sich an

Übungsablauf während der Ausatmung:

- Durch den leicht geöffneten Mund ausatmen
- Zuerst die Schließmuskeln aktivieren
- Die Sitzbeinhöcker zueinander ziehen
- Dabei den „inneren Aufzug" nach innen, oben ziehen
- Das große Becken mit der Brustwirbelsäule nach oben schieben (Vorstellungshilfe: die Brust wird dem Kind entzogen)

Anmerkungen für die Kursleiterin:

- Der Stab macht die An- und Entspannung des Beckenbodens sichtbar!
- Diese Übung ist sehr gut als **Partnerübung** geeignet, da sich die Kursteilnehmerinnen so gegenseitig kontrollieren können.

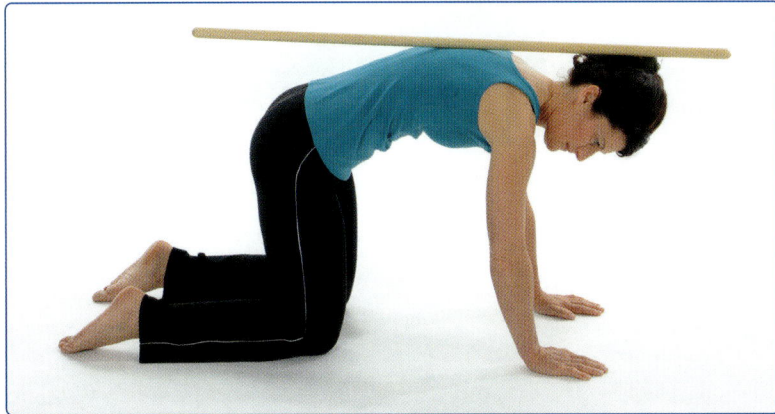

Wahrnehmung:

- Bauchmuskulatur spannt sich an
- Alle Beckenbodenschichten sind angespannt
- Wirbelsäule krümmt sich, Katzenbuckel entsteht

Übung 5.21: „Der schnüffelnde Hase" (Basisübung)

Übungszeit: 2 Minuten
Übungsziele: Entlastung des Beckenbodens und der Bauchorgane

Ausgangsposition:
- Vierfüßlerstand, von dort das Gewicht auf die Ellenbogen verlagern
- Die Knie befinden sich unter dem Becken
- Die Ellenbogen befinden sich unter den Schultern
- Kopf, Schultern und Gesäß bilden eine Ebene
- Der Stab wird vor den Körper gehalten

Anmerkungen für die Kursleiterin:
- Diese Entlastungsübung eignet sich vor allem für Kursteilnehmerinnen mit Problemen im hinteren Beckenbodenbereich (Hämorrhoiden, Darmsenkung), vor allem in der fersenbetonten Fußstellung.
- Bei der fersenbetonten Fußstellung ist die Anspannung des Afterschließmuskels deutlich leichter durchzuführen.
- Durch die Verlagerung des Schwerpunktes wird der Beckenboden entlastet, da die Bauchorgane in Richtung Zwerchfell rutschen.
- Bei der Hohlkreuzhaltung kann ein Druck auf die Blase entstehen! Deshalb ist die Übung nicht für Frauen mit **Harninkontinenz** geeignet.
- Vorsicht auch bei Frauen mit **Bluthochdruck**.

Übungsablauf während der Einatmung:
- Tief durch die Nase einatmen
- Das kleine Becken nach hinten kippen (Steißbein zeigt nach hinten, oben)

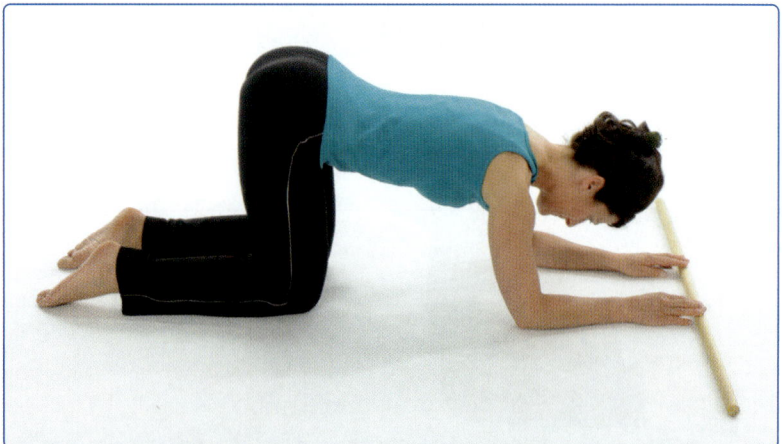

Wahrnehmung:
- Hohlkreuzhaltung entsteht
- Alle Beckenbodenschichten sind entspannt

Übungsablauf während der Ausatmung:

- Durch den leicht geöffneten Mund ausatmen
- Zuerst die Schließmuskeln aktivieren
- Die Sitzbeinhöcker zueinander ziehen
- Dabei das große Becken nach oben kippen (Schambein zieht zum Kinn)
- Zuletzt den „inneren Aufzug" nach innen, oben ziehen

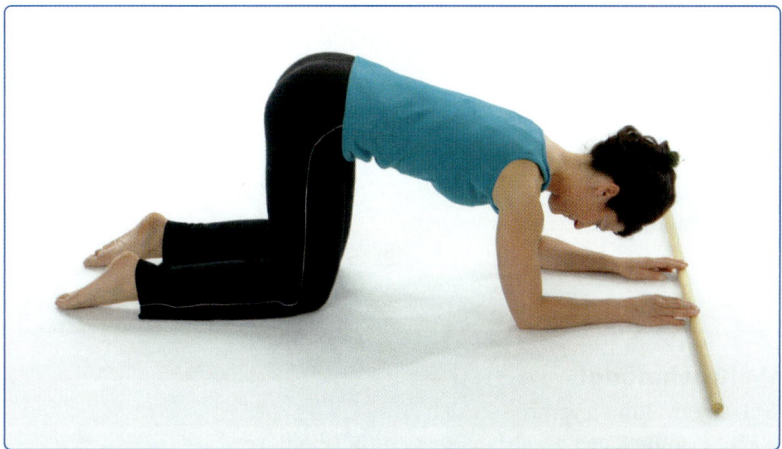

Wahrnehmung:

- Unterer Rücken streckt sich
- Bauchdecke spannt sich an
- Alle Beckenbodenschichten sind angespannt, aber druckentlastet

Übungsvariante: Fersenbetonte Fußstellung

Übungsablauf bei normaler Atmung:

- Abwechselnd den Ringmuskel an- und entspannen
- Wahrnehmen der fersenbetonten Fußstellung zum Afterschließmuskel

a) In entspannter Körperhaltung:

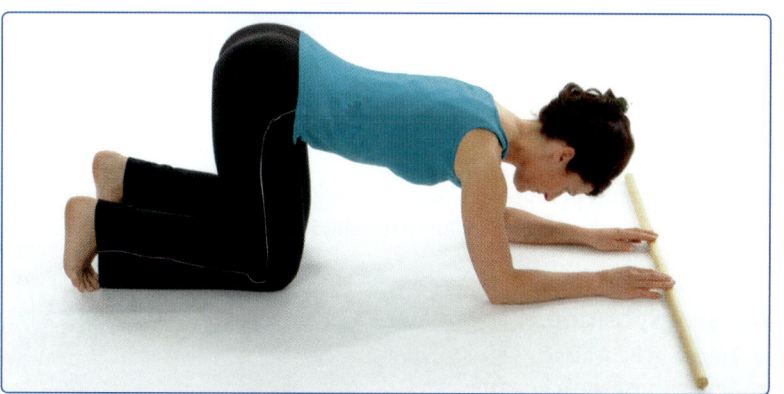

b) In angespannter Körperhaltung:

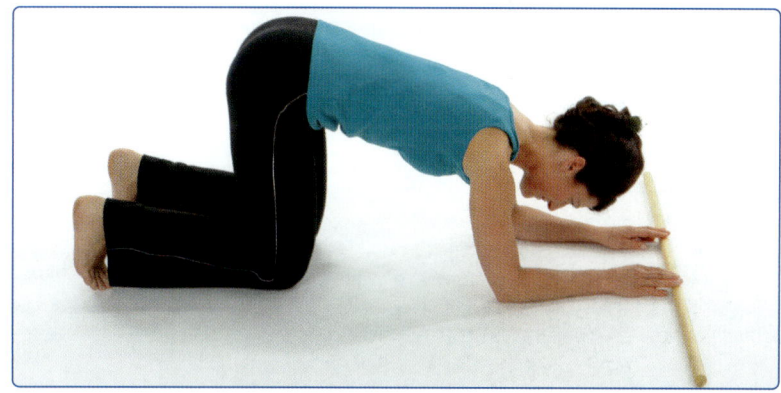

Übung 5.22: Beckenschaukel in Bauchlage (Basisübung)

Anmerkungen für die Kursleiterin:
- Die enorme Beanspruchung der Bauchmuskulatur in der Schwangerschaft und die daraus folgende Belastung der Rückenmuskulatur erfordern eine gezielte Dehnung sowie die Kräftigung der Bauchmuskulatur in enger Verbindung mit den Muskelschichten des Beckenbodens.

Übungszeit: 2 Minuten

Übungsziele:
- Wahrnehmung der An- und Entspannung der Beckenbodenmuskulatur
- Kräftigung der unteren Bauchmuskulatur, Rücken- Gesäß- und Beckenmuskulatur

Ausgangsposition:
- Liegen in Bauchlage
- Seitlich angewinkelte Arme
- Die Stirn liegt auf den Handrücken
- Die Beine sind ausgestreckt
- Ein untergelegtes Kissen vermindert den Druck auf die Brust (stillende Mütter)

Übungsablauf während der Einatmung:
- Tief durch die Nase einatmen
- Das kleine Becken mit dem Steißbein nach oben bewegen
- Das große Becken und das Schambein bewegen sich zur Unterlage

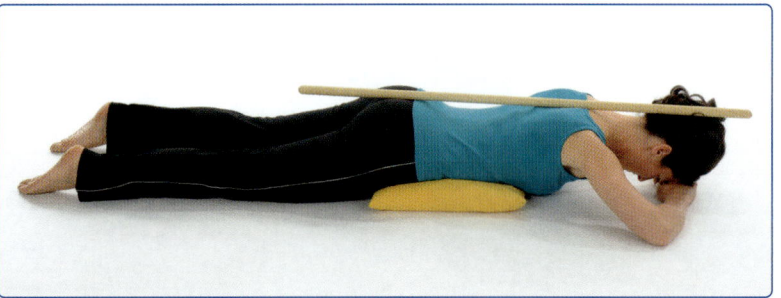

Wahrnehmung:
- Lungenvolumen vergrößert sich
- Entspannte Bauchdecke bewegt sich zur Unterlage
- Leichte Hohlkreuzhaltung entsteht
- Alle Beckenbodenschichten sind entspannt
- Becken ist weit

Übungsablauf während der Ausatmung:

- Durch den leicht geöffneten Mund ausatmen
- Zuerst die Schließmuskeln aktivieren
- Die Sitzbeinhöcker zueinander ziehen
- Dabei das große Becken zur Unterlage kippen (Steißbein zieht zur Unterlage)
- Zuletzt den „inneren Aufzug" nach innen, oben ziehen

Übungsvariante: Fersenbetonte Fußstellung

Übungsablauf bei normaler Atmung:

- Abwechselnd den Ringmuskel an- und entspannen
- Wahrnehmen der Wirkung der fersenbetonten Fußstellung zum Afterschließmuskel

a) In entspannter Körperhaltung:

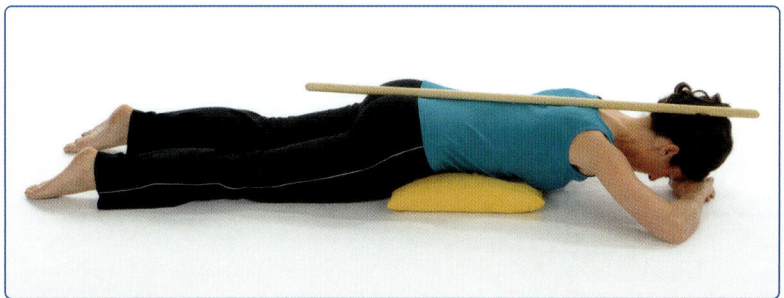

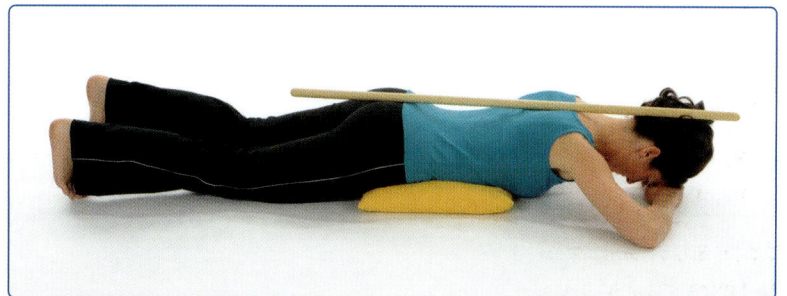

Wahrnehmung:

- Lungenvolumen verkleinert sich
- Kleines Becken mit Steißbein kippt nach unten (Schambein zur Unterlage)
- Angespannte Bauchdecke hebt sich etwas von der Unterlage
- Unterer Rücken streckt sich
- Alle Beckenbodenschichten sind angespannt

b) In angespannter Körperhaltung:

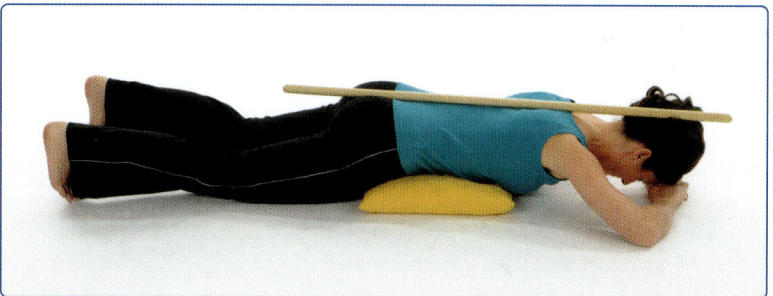

Anmerkungen für die Kursleiterin:

- Die **Halswirbelsäule** sollte in Verlängerung der BWS sein (die Stirn ruht auf den Handrücken oder den aufgestellten Fäusten).
- Vorsicht bei Kursteilnehmerinnen mit Zustand nach **Sectio**!
- Bei der **fersenbetonten** Fußstellung ist die Anspannung des Afterschließmuskels deutlich leichter durchzuführen!

Übung 5.23: „Reck und streck dich"

Übungszeit: 1–2 Minuten

Übungsziele:
- Minimalanspannung des Beckenbodens
- Gesamtkörperdehnung

Ausgangsposition:
- Ausgestreckte Bauchlage
- Die Arme sind seitlich angewinkelt
- Die Hände halten den Stab vor dem Kopf

Übungsablauf während der Einatmung:
- Tief durch die Nase einatmen
- Das kleine Becken mit dem Steißbein nach oben bewegen
- Das große Becken und das Schambein zur Unterlage bewegen

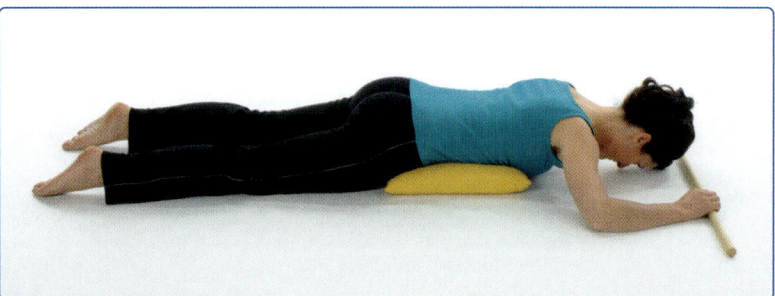

Wahrnehmung:
- Lungenvolumen vergrößert sich
- entspannte Bauchdecke bewegt sich zur Unterlage
- leichte Hohlkreuzhaltung entsteht
- Alle Beckenbodenschichten sind entspannt
- Becken ist weit

Übungsablauf während der Ausatmung:

- Durch den leicht geöffneten Mund ausatmen
- Die Beckenbodenschichten in eine Minimalspannung bringen
- Recken und strecken bis in die Zehen- und Fingerspitzen

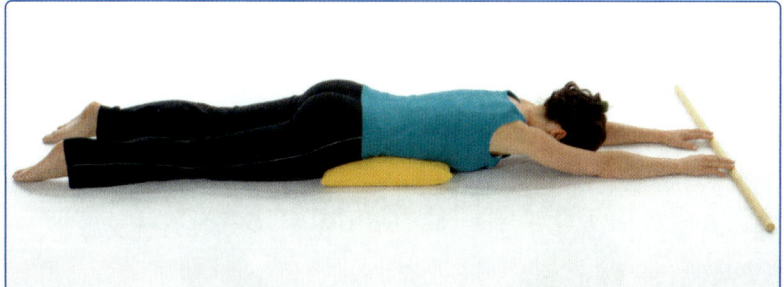

Wahrnehmung:

- Lungenvolumen verkleinert sich
- Die Haltung stabilisiert die Wirbelsäule

Anmerkungen für die Kursleiterin:

- Nach starker Beanspruchung der Beckenbodenmuskulatur reagiert der Körper oftmals mit Gähnen. Dies ist eine Reaktion der Reflexzone der inneren Beckenbodenschicht – das Kiefergelenk lockert sich!
- Vorsicht bei Kursteilnehmerinnen mit **Bandscheibenproblemen** im LWS-Bereich. Sie sollten bei dieser Übung unbedingt ein Kissen unter das Becken legen (Rücken bleibt gestreckt) und die Beckenbodenspannung erhalten oder die Übung nicht mitmachen.
- Auch Frauen mit einer noch nicht gut verheilten **Sectio-Narbe** können die Übung in Bauchlage nur bedingt durchführen
- Bei dieser Übung kann auch beim Einatmen gedehnt werden.

5. Übungseinheit

Übung 5.24: „Beckenboden-Power"

Übungszeit: 3 Minuten

Übungsziele:
- Ganzkörperspannung durch die Anspannung des Beckenbodens
- Die Kraft von innen wahrnehmen und nutzen

Ausgangsposition:
- Aufrechtes Stehen
- Die Beine sind hüftbreit parallel
- Der Stab wird von beiden Partnerinnen gehalten

Übungsablauf während der Ausatmung und Anspannung:

a) sich gegenseitig wegdrücken

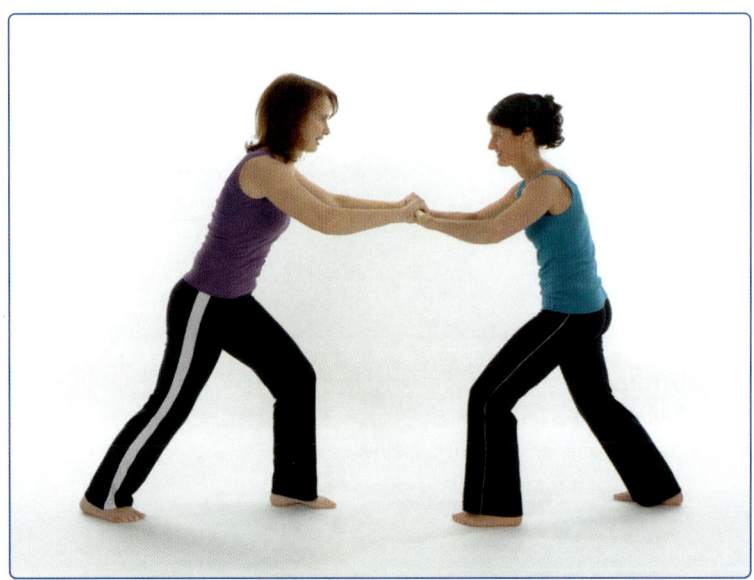

b) sich zueinander ziehen

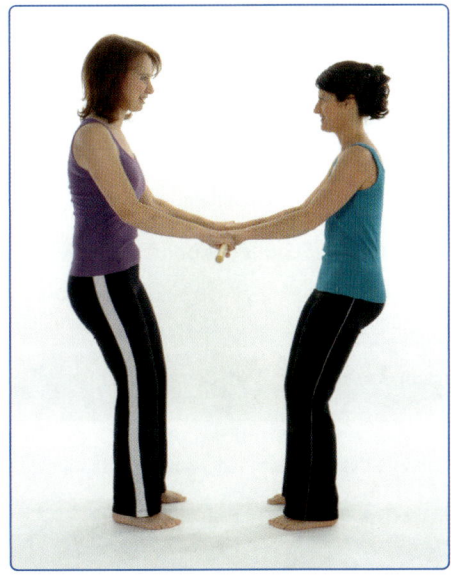

Alle Beckenbodenschichten vor der Zug- oder Druckbelastung aktivieren:

- Durch den leicht geöffneten Mund ausatmen
- Zuerst die Schließmuskeln aktivieren
- Die Sitzbeinhöcker zueinander ziehen
- Dabei das große Becken zur Unterlage kippen (Steißbein zieht zur Unterlage)
- Zuletzt den „inneren Aufzug" nach innen, oben ziehen

Anmerkungen für die Kursleiterin:

- **Kontrolle**: Eine Kursteilnehmerin lässt den Beckenboden los ... Die Partnerin kann sie jetzt ganz leicht zu sich ziehen oder wegdrücken! Sie ist „kraft- und haltlos".
- Kraftübungen mit Beckenbodenanspannung sind effektiver sowie gelenk- und bandscheibenschonend.
- Es können auch Ausrufe wie „Hauruck" gesprochen werden! Dabei erleben die Kursteilnehmerinnen, dass sich der Beckenboden bei allen Widerstandslauten (CH, CK, Brrr) reflexartig anspannt! „U" erzeugt zusätzlich einen Sogeffekt (innere Beckenbodenschicht).

Wahrnehmung:

- Mit einem angespannten Beckenboden kann ein Bewegungsablauf kontrolliert durchgeführt werden
- Es entsteht weniger Druck auf Bandscheiben und Gelenke
- Je höher die Beckenbodengrundspannung, desto größere Kraftanstrengungen sind möglich!

Übung 5.25: Fußmassage

Übungszeit: jede Seite mindestens 2 Minuten
Übungsziel: Entspannung des ganzen Körpers über die Fußreflexzonen

Ausgangsposition:

- Aufrechtes Stehen
- Die Beine stehen hüftbreit parallel
- Der Stab liegt unter dem Fuß

Übungsablauf:

- Die Fußsohle rollt den Stab vor und zurück
- Das Standbein ist leicht angewinkelt
- Mal weniger, mal mehr Druck auf den Stab ausüben
- Die Beckenbodengrundspannung der Übung anpassen

Nach 2 Minuten den Fuß vom Stab nehmen und beidbeinig auf die Unterlage stellen (wenn möglich harter Boden).

Wahrnehmung:

- Fußsohlen sind weich, warm und flach
- Die massierte Körperhälfte ist entspannter (Schulter-/Kopfbereich, Beinspannung…)

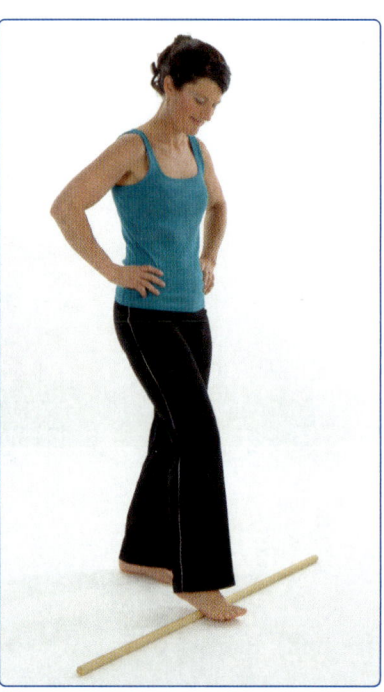

Anmerkungen für die Kursleiterin:

- Je länger die Übung mit einem Bein durchgeführt wird, desto größer ist die Entspannung.
- Bei der Massage des ersten Fußes schmerzt das Standbein.
- Bei der Massage des zweiten Fußes ist das bereits massierte Bein entspannt und leistungsfähiger!

6. Übungseinheit:
Übungen mit dem Sitzballkissen

Übungsziele:
- Trainieren von Gleichgewicht und Koordination
- Wahrnehmen des Zusammenspiels zwischen Beckenboden und Rücken-, Bauch-, Gesäß- und Beinmuskulatur

Übungsübersicht:
1. Übungen im Stehen (Übung 6.1–6.4)
2. Übungen im Knien (Übung 6.5–6.6)
3. Übungen im Sitzen (Übung 6.7–6.9)
4. Übungen im Vierfüßlerstand (Übung 6.10–6.11)
5. Übungen im Ellenbogen-Knie-Stand (Übung 6.12–6.14)
6. Übungen in Rückenlage (Übung 6.15–6.20)
7. Übungen in Schulter-Fuß-Lage (Übung 6.21)
8. Übungen in Seitenlage (Übung 6.22–6.23)
9. Übungen in Bauchlage (Übung 6.24–6.27)

In dieser Unterrichtseinheit geht es um das **Zusammenspiel** zwischen Beckenbodenmuskulatur und Bauch-, Rücken-, Gesäß- und Beinmuskulatur. Die Übungen mit dem Softballkissen sind eine erneute Herausforderung für den bereits trainierten Beckenboden. Ein noch nicht ausreichend trainierter Beckenboden ist bei Gleichgewichtsübungen auf dem Softballkissen überfordert. Dies erkennt man an den Ausgleichshaltungen, die diese Frauen automatisch einnehmen. Sie verlieren das Gleichgewicht und kippen um.

Das **Sitzballkissen** (Softballkissen) ist ein luftgefülltes Gummikissen, das es in verschiedenen Dicken und Größen gibt. Es eignet sich hervorragend für

Balance-Übungen. Kleine Gumminoppen auf einer Seite des Sitzkissens dienen zur Massage der betroffenen Körperteile und verhindern ein Wegrutschen.

Durch das fortgesetzte Training wird die Beckenbodenmuskulatur von den Frauen inzwischen sehr bewusst wahrgenommen und eingesetzt. Mithilfe des Sitzballkissens können sie den Anspannungszustand des Beckenbodens im Gleichgewichtszustand wahrnehmen.

Das **Ziel** der letzten Unterrichtseinheit ist es, dass die Frauen spüren, wie der Beckenboden in jeder Körperhaltung und -lage den Herausforderungen des Alltags standhält. Dies ist der entscheidende Faktor bei der **Prävention** von Harn- und Stuhlinkontinenz, Descensus der Genitalorgane und Haltungsschwächen. Besonders häufige Haltungsschäden nach einer Geburt sind die Hohlkreuzhaltung mit nachfolgenden Knie- und Schulterproblemen sowie Verspannungen im Nacken.

Hausaufgaben
- Wenn ein Sitzballkissen im Haushalt vorhanden ist: im Alltag Balance im Stehen üben, z.B. beim Telefonieren oder Zähneputzen
- Mit einem normalen Kissen bei jeder Gelegenheit Kopfbalance üben, z.B. beim Telefonieren, beim Gang durch die Wohnung, beim Treppensteigen.
Dies streckt die Rückenmuskulatur und erfordert Beckenbodenspannung! Sehr zu empfehlen bei Rückenproblemen im LWS-Bereich durch den „Babybauch".

Übung 6.1: Beckenschaukel im Stehen (Basisübung)

Übungszeit: 2 Minuten
Übungsziele:

- Wahrnehmung des Beckenbodens bei der Ein- und Ausatmung
- An- und Entspannung der mithelfenden Muskelgruppen
- Mobilisieren der LWS

Ausgangsposition:

- Aufrechtes Stehen
- Die Beine stehen hüftbreit parallel
- Die Hände liegen an der Hüfte
- Ein Sitzballkissen liegt auf dem Kopf

Übungsablauf während der Einatmung:

- Tief durch die Nase einatmen
- Das große Becken nach vorne kippen (Steißbein zeigt nach hinten)
- Alle Beckenbodenschichten lockerlassen

Wahrnehmung:

- Körperhaltung ist entspannt
- Beckenboden ist entspannt
- Unterbauch ist entspannt und wölbt sich nach vorne
- Becken ist weit
- Steißbein zeigt nach hinten
- Leichte Hohlkreuzhaltung
- „Wackelige Angelegenheit"

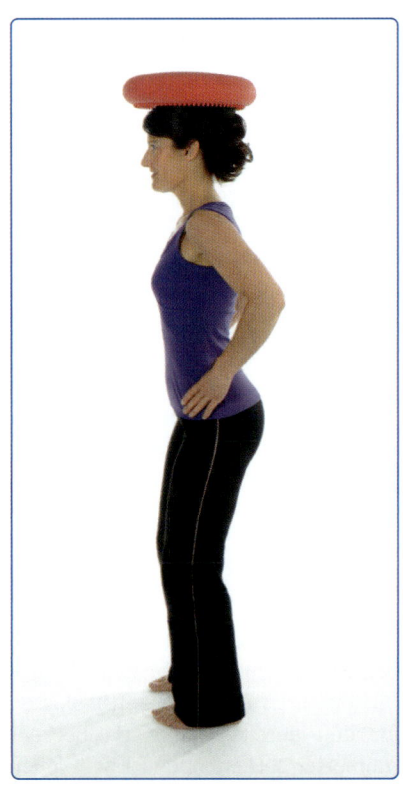

Übungsablauf während der Ausatmung:

- Tief durch den leicht geöffneten Mund ausatmen
- Dabei nacheinander die Schließmuskeln aktivieren
- Die Sitzbeinhöcker zueinander ziehen
- Das große Becken nach hinten kippen (Steißbein nach vorne ziehen)
- Den „inneren Aufzug" nach innen, oben ziehen

Wahrnehmung:

- Kleines Becken kippt nach oben (Steißbein zieht zum Kinn)
- unterer Rücken streckt sich
- alle Beckenbodenschichten sind angespannt
- Knie sind über den Zehenspitzen
- Körperhaltung ist angespannt

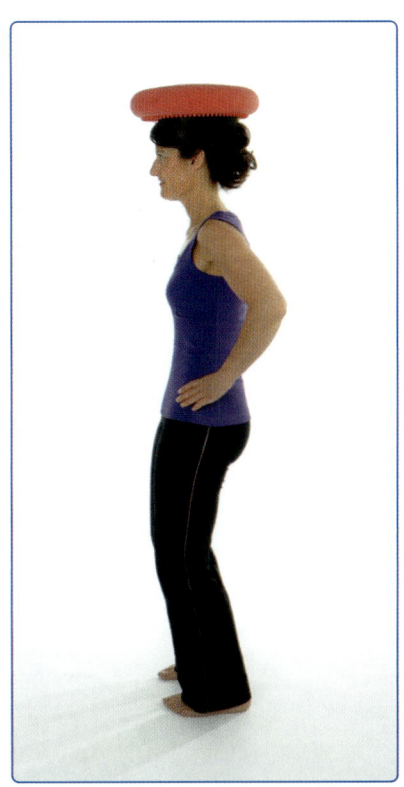

Anmerkungen für die Kursleiterin:

- Alle Kopf-Balance-Übungen bewirken eine Wirbelsäulenstreckung. Diese Übungen sind deshalb sehr gut für Kursteilnehmerinnen mit Bandscheibenproblemen oder Skoliose geeignet.
- Kissen mit Noppen verhindern ein Wegrutschen vom Kopf.

Übung 6.2: Kreisen

Übungszeit: 2 Minuten

Ausgangsposition:

- Aufrechtes Stehen
- Die Beine stehen hüftbreit parallel
- Die Hände liegen an der Hüfte
- Ein Sitzballkissen liegt auf dem Kopf

a) Hüftkreisen
Übungsziele:

- Mobilisieren der LWS
- Wahrnehmung der An- und Entspannung des Beckenbodens

Übungsablauf während der Ein- und Ausatmung:

- Das Becken kreisen
- Die Beine haben dabei immer gleich festen Kontakt zum Boden

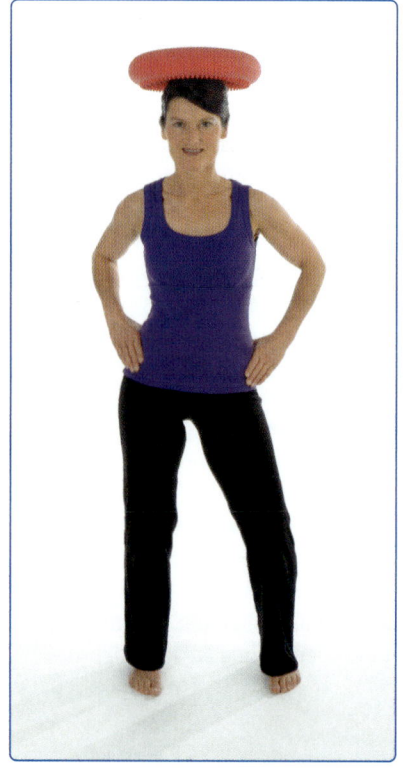

Anmerkungen für die Kursleiterin:

- Lasten auf dem Kopf sind leichter zu tragen, weil sich die Wirbelsäule zur Last schiebt! Dadurch ist die Belastung von Gelenken und Bandscheiben geringer.

b) Brustkreisen

Übungsziele:

- Mobilisieren der BWS
- Eine konstante Beckenbodenspannung erleichtert das Brustkreisen

Übungsablauf während der Ein- und Ausatmung:

- Nur den Brustbereich kreisen
- Dabei das Becken mit der Beckenbodenspannung gerade (mittig) halten

Wahrnehmung:

- Bei angepasster Beckenbodenspannung fällt das Brustkreisen leichter!

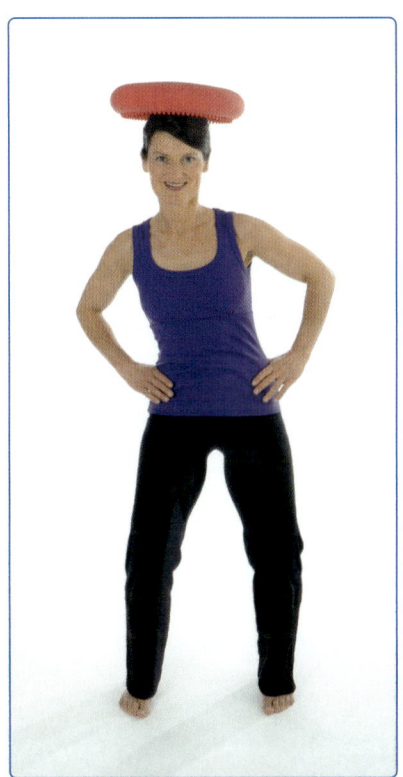

c) Kopfkreisen

Übungsziele:

- Mobilisieren der HWS
- Eine konstante Beckenbodenspannung erleichtert das Kopfkreisen

Übungsablauf während der Ein- und Ausatmung:

- „Neugierig sein" und das Kinn nach vorne strecken
- Das Kinn wieder nach hinten ziehen (Doppelkinn machen)

Wahrnehmung:

- Beim „Neugierigsein" (Kinn nach vorne) spannt sich der vordere Beckenbodenbereich (Harnröhrenschließmuskel) an
- Beim Doppelkinnmachen aktiviert sich der hintere Beckenbodenbereich (Afterschließmuskel)

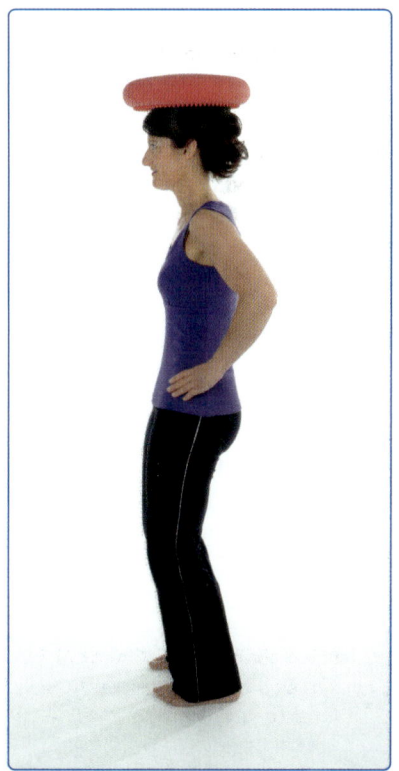

Übung 6.3: „Stand-Balance" (Basisübung)

Übungszeit: 10–20 Sekunden

Übungsziele:

- Balance halten
- Reaktion und konstante Anspannung des Beckenbodens

Ausgangsposition:

- Aufrechtes Stehen auf dem Sitzballkissen
- Die Beine stehen hüftbreit parallel
- Die Hände liegen an der Hüfte

Übungsablauf:

- Zweibeinig auf dem Sitzball-kissen balancieren

Wahrnehmung:

- Balance ist Beckenbodenspan-nung!

Anmerkungen für die Kursleiterin:

- Bei Sitzballkissen mit Noppen erhält die Kursteilnehmerin gleichzeitig eine angenehme Fußmassage.

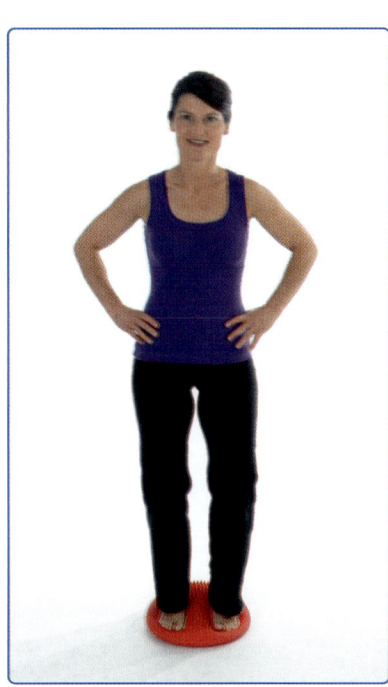

Übungsvariante: „Einbeinbalance"

Übungsablauf:

- Einbeinig auf dem Sitzballkissen balancieren

Wahrnehmung:

- Balance ist Beckenbodenspannung

Anmerkungen für die Kursleiterin:

- Falls die Balance sehr schwierig ist, können sich die Kursteil-nehmerinnen gegenseitig an den Händen festhalten.

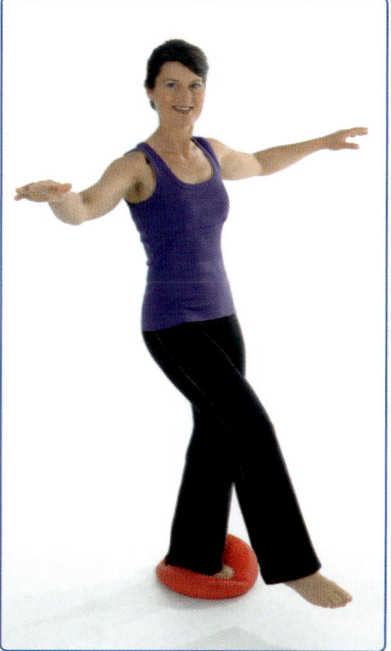

Übung 6.4: „Still gestanden"

Übungszeit: wenige Sekunden fast still stehen
Übungsziel: Die Beckenbodenspannung der Übung anpassen
(zu starke oder zu geringe Anspannung = instabile „wackelige" Position)

Übungsablauf:

- Beidbeinig ruhig auf dem Sitzballkissen stehen

Wahrnehmung:

- Zu viel oder zu wenig Beckenbodenspannung macht unruhig

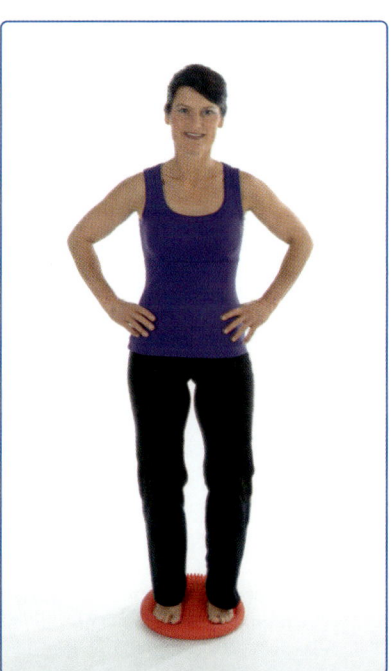

Übung 6.5: „Knie-Balance" (Basisübung)

Übungszeit: 2 Minuten
Übungsziel: Die Beckenbodenspannung der Übung anpassen
(zu starke oder zu geringe Anspannung = instabile „wackelige" Position)

Ausgangsposition:

- Die Noppen des Kissens zeigen zur Unterlage
- Aufrechtes Knien auf dem Sitzballkissen
- Die Beine sind hüftbreit parallel
- Die Zehenspitzen berühren die Unterlage
- Die Hände liegen an der Hüfte

Übungsablauf:

- Kniend auf dem Sitzballkissen balancieren

Wahrnehmung:

- Balance ist Beckenbodenspannung!

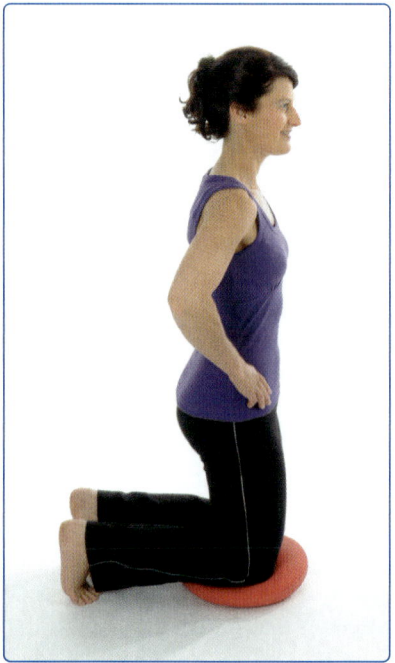

Anmerkungen für die Kursleiterin:

- Zum Stabilisieren können Übungsvariationen wie die Beckenschaukel mit Ein- und Ausatmung bei Ent- bzw. Anspannung des Beckenbodens sinnvoll sein!

Übungsvarianten

a) Einbeinige Kniebalance

- Langsam einen Unterschenkel von der Unterlage anheben
- Die Beckenbodenspannung muss sich der Übung anpassen

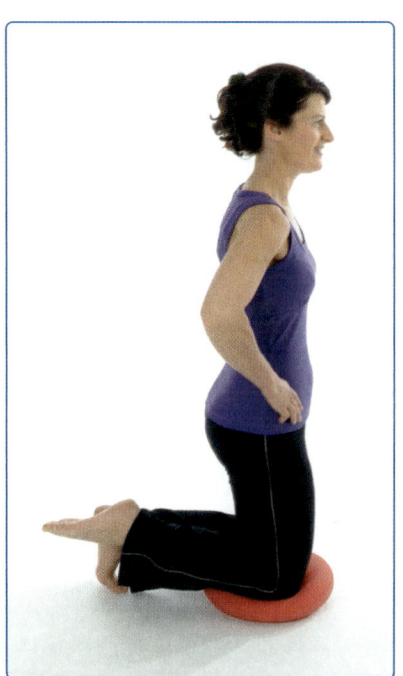

b) Zweibeinige Kniebalance

- Langsam den 2. Unterschenkel von der Unterlage anheben
- Mehr Balance – mehr Beckenbodenspannung (vor allem der mittleren Beckenbodenschicht)

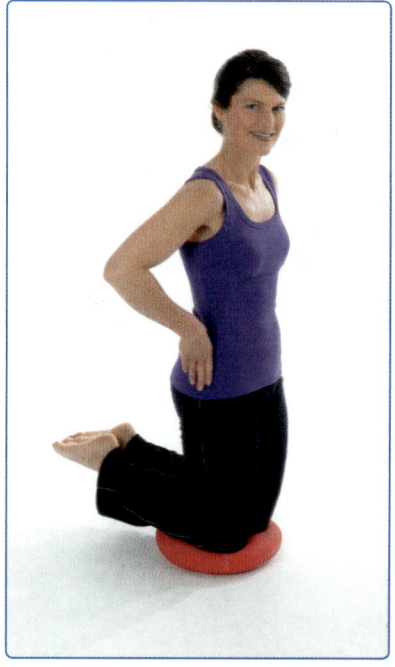

Übung 6.6: „Der coole Affe"

Übungszeit: 2 Minuten
Übungsziel: Koordination und Balance in Bezug zur Beckenbodenanspannung

Ausgangsposition:

- Aufrechtes Knien auf dem Sitzballkissen
- Die Noppen des Kissens zeigen zur Unterlage
- Die Beine sind hüftbreit parallel
- Die Zehenspitzen berühren die Unterlage
- Die Hände liegen an der Hüfte

Übungsablauf während der Einatmung:

- Tief durch die Nase einatmen
- Das kleine Becken nach hinten kippen (Steißbein zeigt nach hinten, oben)

Wahrnehmung:

- Hohlkreuzhaltung entsteht
- Alle Beckenbodenschichten sind entspannt
- „Wackelige Angelegenheit"

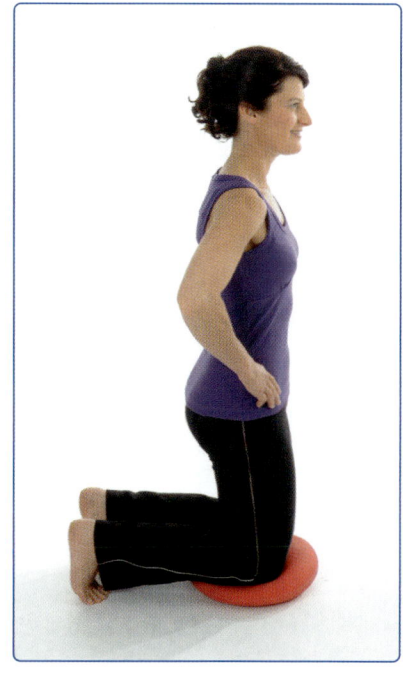

Übungsablauf während der Ausatmung:

- Durch den leicht geöffneten Mund ausatmen
- Zuerst die Schließmuskeln aktivieren
- Die Sitzbeinhöcker zueinander ziehen
- Dabei das große Becken nach hinten kippen (Schambein zieht zum Kinn)
- Den „inneren Aufzug" nach innen, oben ziehen
- Wirbel für Wirbel langsam den Oberkörper in den Vierfüßlerstand bringen

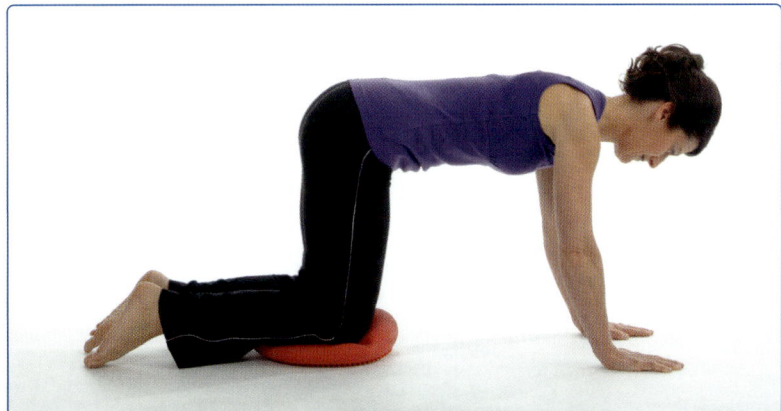

Wahrnehmung:

- Mit Konzentration auf den Beckenboden, auf „die innere Mitte", fällt diese Übung leichter
- Beckenbodenspannung muss sich der Anspannung der umliegenden Muskeln anpassen!
- Anschließend können sich die Kursteilnehmerinnen wieder vom Vierfüßlerstand in die Kniebalance aufrichten.

Anmerkungen für die Kursleiterin:

- Wichtig ist ein fließender, **langsamer** Übungsablauf
- Je langsamer die Übung durchgeführt wird, desto mehr Konzentration auf den Beckenboden ist erforderlich
- Kursteilnehmerinnen mit **Zustand nach Sectio** werden sich bei dieser Übung sehr schwer tun, da die stabilisierenden Muskelschichten eingeschränkt sind.

Übungsvariante: gleiche Übung ohne Bodenkontakt der Füße

Übung 6.7: „Sitzbalance" (Basisübung)

Übungszeit: 1 Minute

Übungsziele:
- Balance
- Die Beckenbodenspannung der Übung anpassen

Ausgangsposition:
- Sitzen auf dem Sitzballkissen
- Die Noppen des Kissens zeigen zur Unterlage
- Die Arme halten sich an den Knien

Übungsablauf während der Einatmung:
- Tief durch die Nase einatmen
- Alle Beckenbodenschichten lockerlassen

Wahrnehmung:
- Hohlkreuzhaltung entsteht
- Alle Beckenbodenschichten sind entspannt
- Entspanntes Sitzen
- Rundrücken entsteht

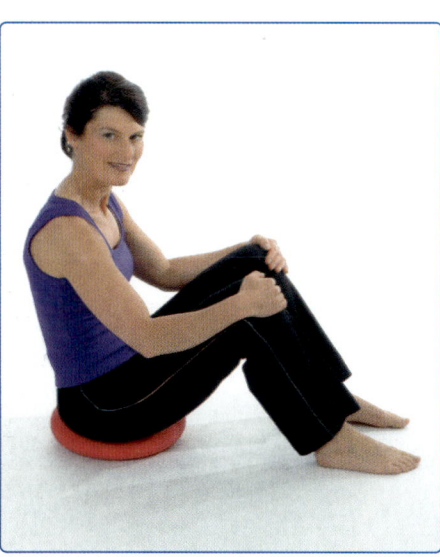

Übungsablauf während der Ausatmung:
- Durch den leicht geöffneten Mund ausatmen
- Zuerst die Schließmuskeln aktivieren
- Die Sitzbeinhöcker zueinander ziehen
- Dabei das große Becken nach hinten kippen (Schambein zieht zum Kinn)
- Zuletzt den „inneren Aufzug" nach innen, oben ziehen

Wahrnehmung:
- Unterer Rücken streckt sich
- Bauchdecke spannt sich an
- Alle Beckenbodenschichten sind angespannt
- Oberkörper richtet sich auf

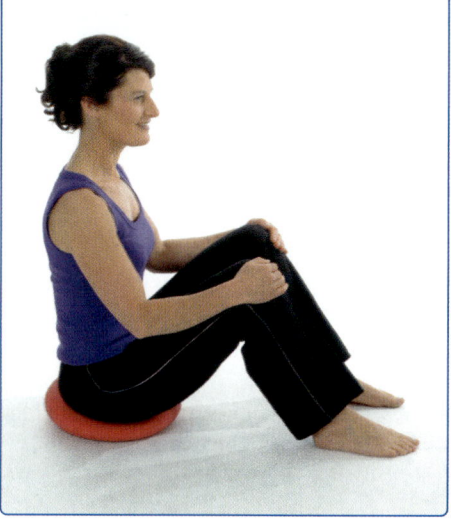

Anmerkungen für die Kursleiterin:

● Schnelle Fersen-Zehen-Bewegungen fördern die Venenpumpe. Gut geeignet bei Varizen und zur Thromboseprophylaxe.

Übungsvarianten: Einbeziehen der Fußstellungen

a) Fersenbetont

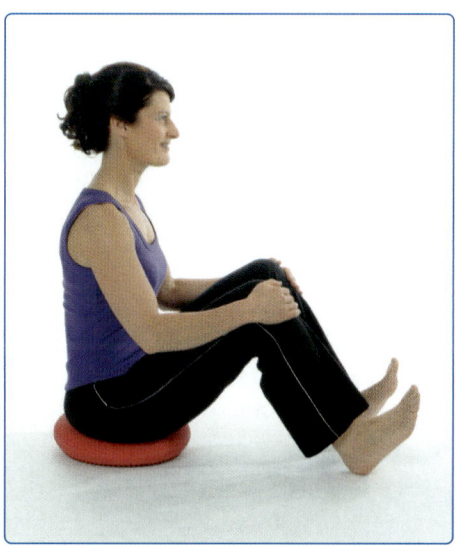

b) Zehenspitzenbetont

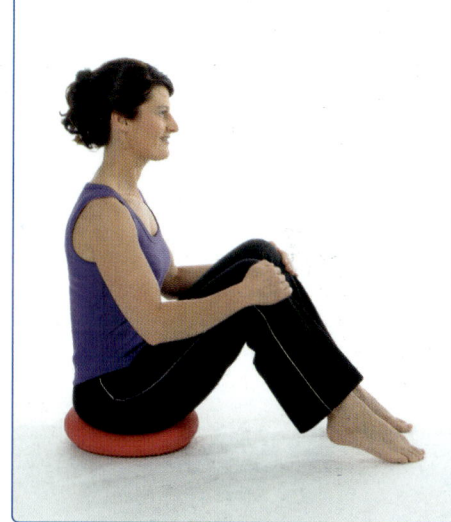

Übung 6.8: „Sitz-Bauch-fit"

Übungszeit: 2 Minute

Übungsziele:

- Balance und Koordination
- Kräftigung der schrägen Bauchmuskulatur
- Die Beckenbodenspannung der Übung anpassen

Ausgangsposition:

- Sitzen auf dem Sitzballkissen
- Die Noppen des Kissens zeigen zur Unterlage
- Die Arme halten sich an den Knien

Übungsablauf während der Einatmung:

- Tief durch die Nase einatmen
- Alle Beckenbodenschichten lockerlassen

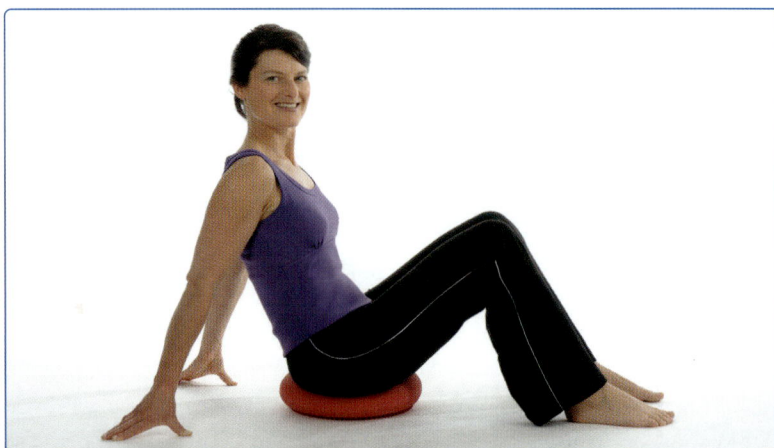

Wahrnehmung:

- Hohlkreuzhaltung entsteht
- Alle Beckenbodenschichten sind entspannt
- Entspanntes Sitzen

Übungsablauf während der Ausatmung:

- Durch den leicht geöffneten Mund ausatmen
- Zuerst die Schließmuskeln aktivieren
- Die Sitzbeinhöcker zueinander ziehen
- Dabei das große Becken nach hinten kippen (Schambein zieht zum Kinn)
- Zuletzt den „inneren Aufzug" nach innen, oben ziehen
- Fersenbetont einen Unterschenkel von der Unterlage anheben

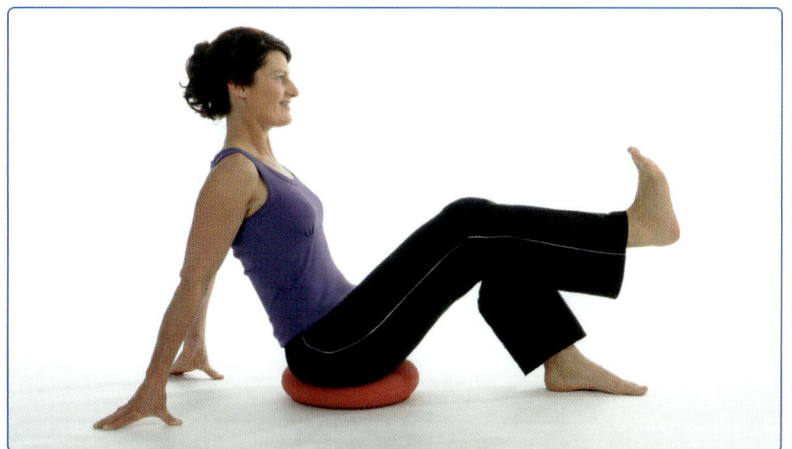

Übungsvariante: Zehenspitzenbetonte Fußstellung

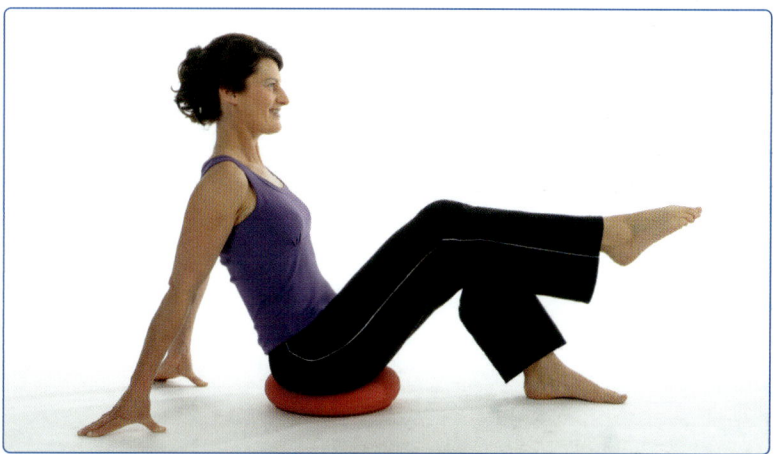

Wahrnehmung:

- Unterer Rücken streckt sich
- Bauchdecke spannt sich an
- Alle Beckenbodenschichten sind angespannt
- Stabile Körperhaltung
- Anspannung im unteren schrägen Bauchbereich

Anmerkungen für die Kursleiterin:

- Kursteilnehmerinnen mit **Zustand nach Sectio** haben meistens Schwierigkeiten bei dieser Übung. Mit Einbeziehen der Fußstellungen fällt sie leichter.

Übung 6.9: „Bootfahren"

Übungszeit: 1–2 Minuten

Übungsziele:

- Balance und Koordination
- Kräftigung der unteren Bauchmuskulatur
- Kräftigung der Bein-, Arm und Rückenmuskulatur
- Kräftigung der gesamten Beckenbodenmuskulatur

Ausgangsposition:

- Sitzen auf dem Sitzballkissen
- Die Noppen des Kissens zeigen zur Unterlage
- Die Beine sind leicht angewinkelt
- Die Arme liegen seitlich des Körpers

Übungsablauf während der Ein- und Ausatmung:

- Durch den leicht geöffneten Mund atmen
- Mit den Beinen nach vorne bewegen
- Die Arme bewegen sich mit

Wahrnehmung:

- Bei angespanntem Beckenboden entsteht eine aufrechte, stabile Körperhaltung
- Bei schwacher Anspannung des Beckenbodens wird die Übung sehr wackelig und unkontrolliert
- Starke Anspannung der unteren Bauchmuskulatur

Anmerkungen für die Kursleiterin:

- Kursteilnehmerinnen mit **Zustand nach Sectio** haben in der Regel Probleme bei dieser Übung.

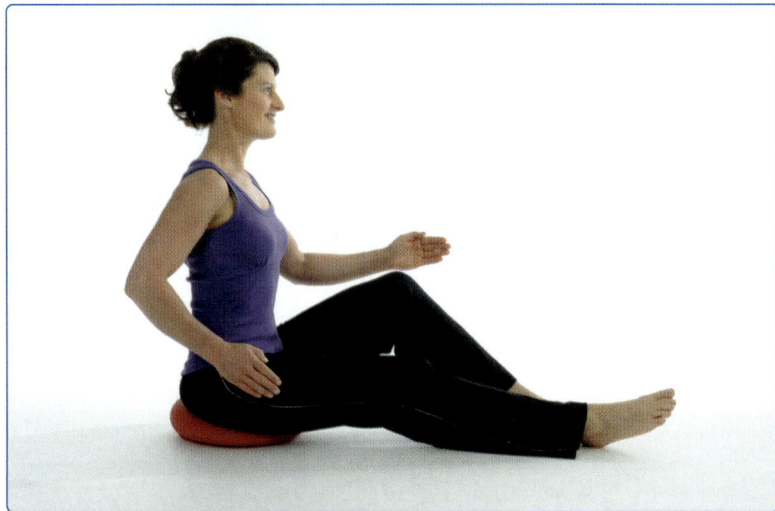

Übung 6.10: Beckenschaukel im Vierfüßlerstand (Basisübung)

Übungszeit: 2 Minuten

Übungsziele:

- Kräftigung der Bauch-, Rücken, Rumpf-, Gesäß- und Hüftmuskulatur
- An- und Entspannung des Beckenbodens

Ausgangsposition: Vierfüßlerstand

- Die Knie befinden sich unter der Hüfte
- Die Hände befinden sich unter den Schultern
- Das Sitzballkissen liegt mit den Noppen zur Unterlage unter den Knien

Übungsablauf während der Einatmung:

- Tief durch die Nase einatmen
- Das große Becken kippt nach unten (Steißbein zeigt nach hinten)

Wahrnehmung:

- Hohlkreuzhaltung entsteht
- Alle Beckenbodenschichten sind entspannt

Übungsablauf während der Ausatmung:

- Durch den leicht geöffneten Mund ausatmen
- Zuerst die Schließmuskeln aktivieren
- Die Sitzbeinhöcker zueinander ziehen
- Dabei das große Becken nach oben kippen (Schambein zieht zum Kinn)
- Zuletzt den „inneren Aufzug" nach innen, oben ziehen

Wahrnehmung:

- Unterer Rücken streckt sich
- Bauchdecke spannt sich an
- Alle Beckenbodenschichten sind angespannt

Übungsvarianten: Einbeziehen der Fußstellungen

Anmerkungen für die Kursleiterin:
- Dies ist eine Entlastungsübung, dabei verringert sich der Druck auf die Bauch- und Beckenorgane.

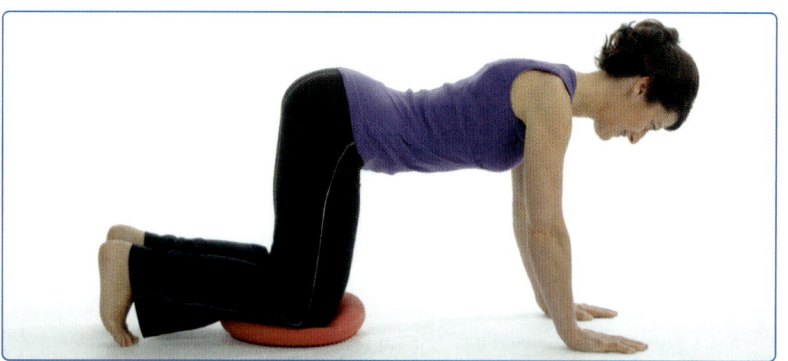

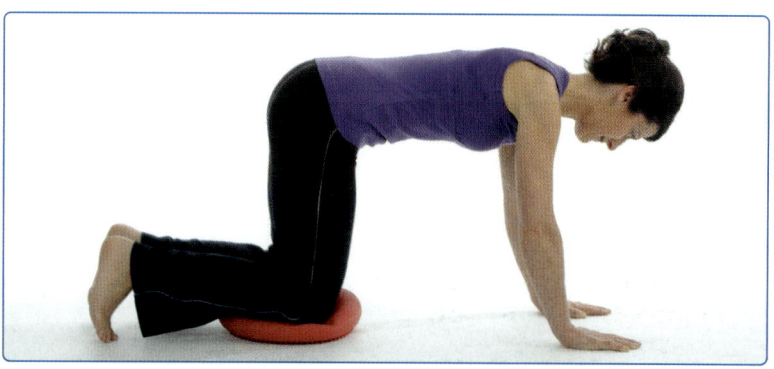

Übung 6.11: „Der Katzenbuckel"

Übungszeit: 2 Minuten

Übungsziele:

- Wahrnehmung und Kräftigung der Bauch-, Rücken, Gesäß- und Hüftbeugermuskulatur
- An- und Entspannung des Beckenbodens
- Mobilisation der Wirbelsäule

Ausgangsposition: Vierfüßlerstand

- Die Knie befinden sich unter der Hüfte
- Die Hände befinden sich unter den Schultern
- Das Sitzballkissen liegt mit den Noppen zur Unterlage unter den Knien

Übungsablauf während der Einatmung:

- Tief durch die Nase einatmen
- Das kleine Becken nach hinten kippen (Steißbein zeigt nach hinten, oben)

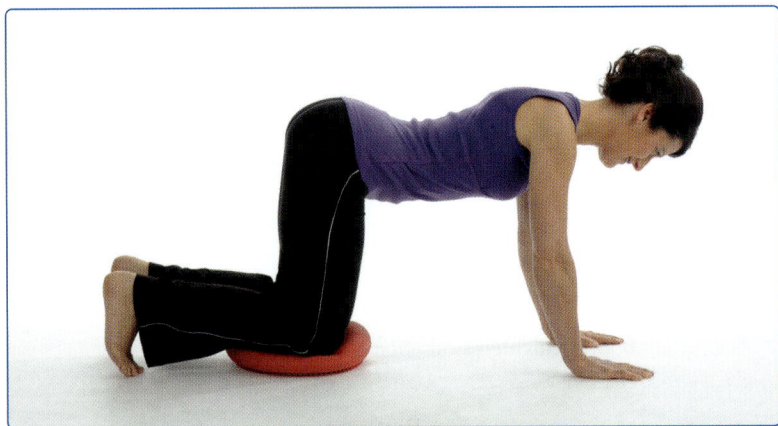

Wahrnehmung:

- Hohlkreuzhaltung entsteht
- Alle Beckenbodenschichten sind entspannt

Übungsablauf während der Ausatmung:

- Durch den leicht geöffneten Mund ausatmen
- Zuerst die Schließmuskeln aktivieren
- Die Sitzbeinhöcker zueinander ziehen
- Dabei das große Becken nach oben kippen (Schambein zieht zum Kinn)
- Wirbel für Wirbel die Wirbelsäule nach oben drücken (Rundrücken machen)
- Das Kinn zur Brust ziehen
- Den „inneren Aufzug" Stockwerk für Stockwerk nach innen, oben ziehen

Anmerkungen für die Kursleiterin:

- Wichtig ist ein fließender Übungsablauf während der Ausatmung.
- Auf eine gelenkschonende Ausgangsstellung achten (Knie unter den Hüftgelenken, Hände unter den Schultern)

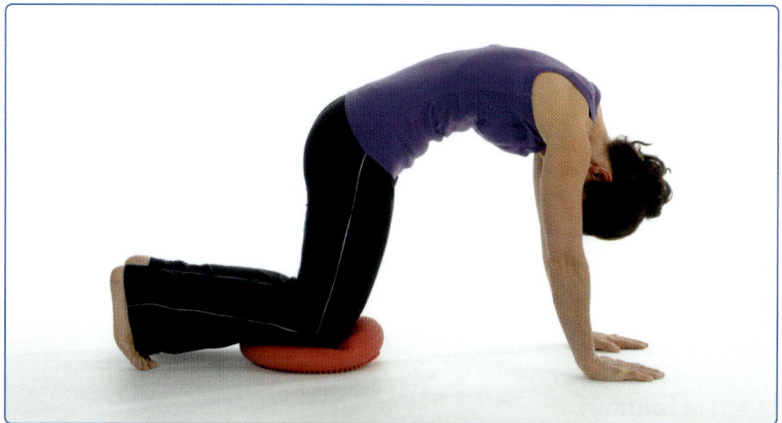

Wahrnehmung:

- Rücken krümmt sich
- Bauchmuskulatur zieht sich stark zusammen
- Kinn zeigt zum Schambein
- Alle Beckenbodenschichten sind angespannt

Übung 6.12: „Der schnüffelnde Hase" (Basisübung)

Anmerkungen für die Kursleiterin:

- Durch die Verlagerung des Schwerpunktes im Ellenbogen-Knie-Stand wird der Beckenboden entlastet, da die Bauchorgane in Richtung Zwerchfell rutschen.
- Bei einem entspannten Beckenboden (Hohlkreuzhaltung) entsteht jedoch Druck auf die Blase! Diese Übung ist daher **nicht geeignet bei Harninkontinenz**.
- Vorsicht auch bei **Bluthochdruck**!

Übungszeit: 2 Minuten
Übungsziel: Gleichgewicht und Stabilität durch Beckenbodenspannung

Ausgangsposition:

- Vierfüßlerstand (fersenbetont), von dort das Gewicht auf die Ellenbogen verlagern
- Die Knie befinden sich unter dem Becken
- Die Ellenbogen befinden sich unter den Schultern
- Kopf, Schultern und Gesäß bilden eine Ebene
- Das Sitzballkissen liegt mit den Noppen nach unten unter den Knien

Übungsablauf während der Einatmung:

- Tief durch die Nase einatmen
- Das große Becken nach unten kippen (Steißbein zeigt nach hinten)

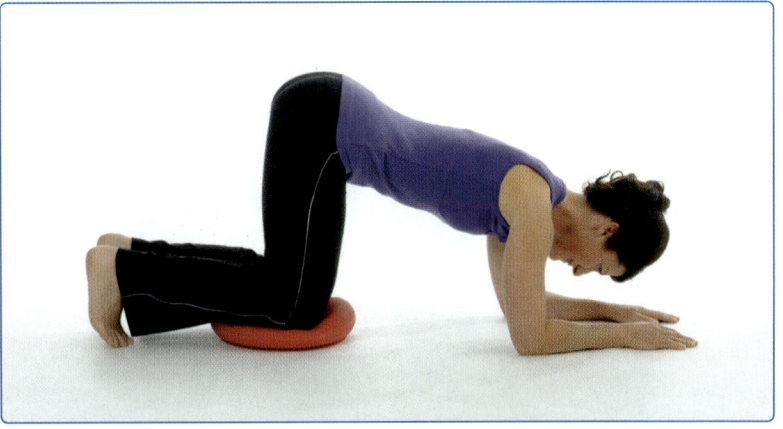

Wahrnehmung:

- Hohlkreuzhaltung entsteht
- Alle Beckenbodenschichten sind entspannt
- Das Becken ist weit

Übungsablauf während der Ausatmung:

- Durch den leicht geöffneten Mund ausatmen
- Zuerst die Schließmuskeln aktivieren
- Die Sitzbeinhöcker zueinander ziehen
- Dabei das große Becken nach oben kippen (Schambein zieht zum Kinn)
- Den „inneren Aufzug" nach innen, oben ziehen

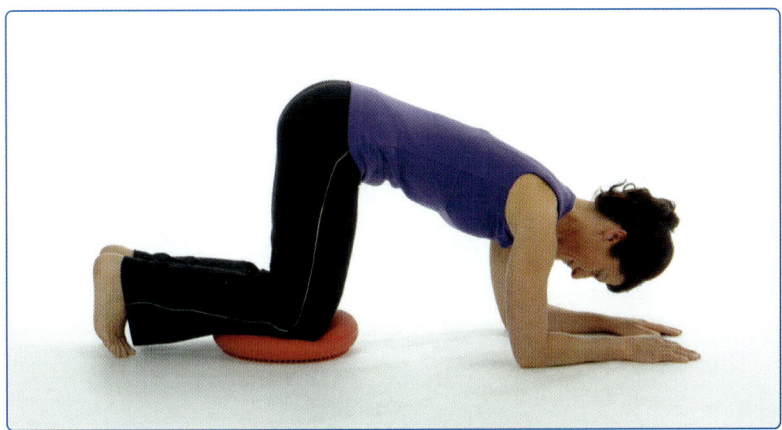

Wahrnehmung:

- Rücken streckt sich
- Bauchmuskulatur spannt sich an
- Alle Beckenbodenschichten sind angespannt
- Stabilität des ganzen Körpers und der Schulterblattregion

Selbstkontrolle: Beim schnellen Loslassen der Beckenbodenschichten wird die Übung wackelig und die Schulterblattspannung lässt nach.

Beobachtung: Dabei entsteht mehr Druck auf die Ellenbogen und die Schultergelenke!

Anmerkungen für die Kursleiterin:

- Die Frauen können bei angespanntem Beckenboden eine stabile Körperhaltung wahrnehmen.
- Diese angespannte Entlastungsübung eignet sich vor allem für Kursteilnehmerinnen mit Problemen im hinteren Beckenbodenbereich (Hämorrhoiden, Darmsenkung), vor allem in der fersenbetonten Fußstellung.

Übungsvariante:

- Die zehenspitzenbetonte Fußstellung eignet sich für Kursteilnehmerinnen mit Harninkontinenzneigung.

Übung 6.13: „Ein-Knie-Stand"

Übungszeit: 2 Minuten

Übungsziele:

- Gleichgewicht und Stabilität durch Beckenbodenspannung erreichen
- Kräftigung der Bauch-, Rücken- und Rumpfmuskulatur

Ausgangsposition:

- Vierfüßlerstand (fersenbetont), von dort das Gewicht auf die Ellenbogen verlagern
- Die Knie befinden sich unter dem Becken
- Die Ellenbogen befinden sich unter den Schultern
- Kopf, Schultern und Gesäß bilden eine Ebene
- Das Sitzballkissen liegt unter den Knien

Übungsablauf während der Einatmung:

- Tief durch die Nase einatmen
- Das große Becken zur Unterlage kippen (Steißbein zeigt nach hinten)

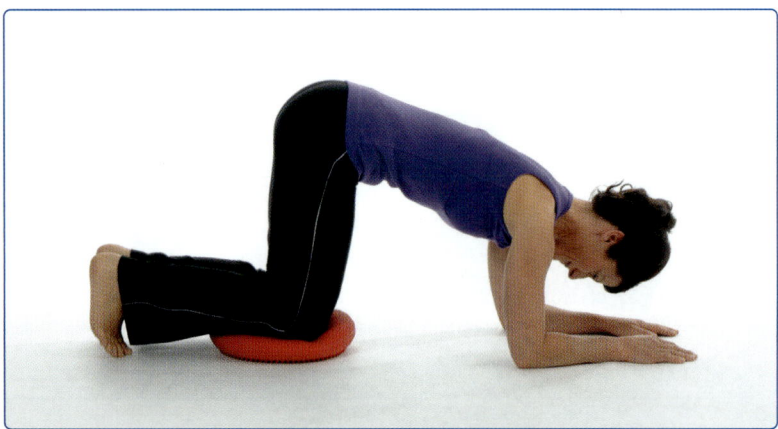

Wahrnehmung:

- Hohlkreuzhaltung entsteht
- Alle Beckenbodenschichten sind entspannt

Übungsablauf während der Ausatmung:

- Durch den leicht geöffneten Mund ausatmen
- Zuerst die Schließmuskeln aktivieren
- Die Sitzbeinhöcker zueinander ziehen
- Dabei das große Becken nach oben kippen (Schambein zieht zum Kinn)
- Den „inneren Aufzug" nach innen, oben ziehen
- Mit stabilem Beckenboden ein Knie von der Unterlage anheben (das Becken darf dabei nicht abkippen)

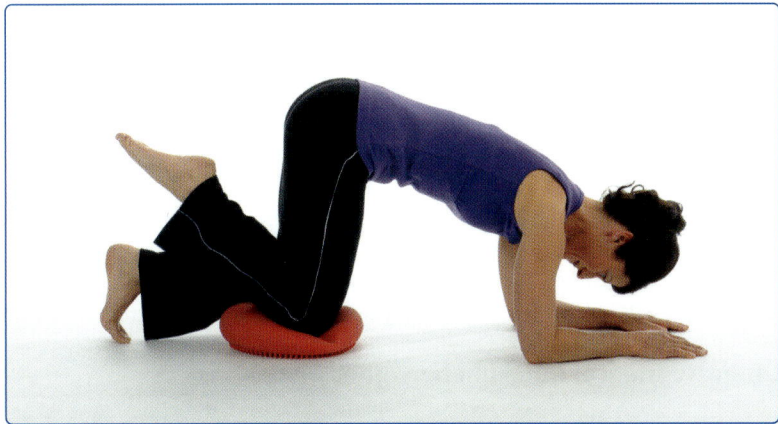

Wahrnehmung:

- Rücken streckt sich
- Bauchmuskulatur spannt sich an
- Alle Beckenbodenschichten sind angespannt
- Stabile Körperhaltung mit Schulterblattspannung

Anmerkungen für die Kursleiterin:

- Die Beckenbodenanspannung sollte trotz des Anheben des Beines bestehen bleiben (Becken darf nicht abkippen)
- Die Kursleiterin kann ihre Hand zur Kontrolle auf das Kreuzbein legen.

Übung 6.14: „Wackelige Ellenbogen"

Übungszeit: 2 Minuten

Übungsziele:

- Gleichgewicht und Stabilität durch Beckenbodenspannung
- Kräftigung der oberen Rumpf-, Schulter- und Armmuskulatur

Ausgangsposition:

- Ellenbogen-Knie-Lage
- Die Knie befinden sich unter dem Becken
- Die Ellenbogen befinden sich unter den Schultern
- Kopf, Schultern und Gesäß bilden eine Ebene
- Das Sitzballkissen liegt unter den Ellenbogen

Übungsablauf während der Einatmung:

- Tief durch die Nase einatmen
- Das kleine Becken nach hinten kippen (Steißbein zeigt nach hinten, oben)

Wahrnehmung:

- Hohlkreuzhaltung entsteht
- Alle Beckenbodenschichten sind entspannt

Übungsablauf während der Ausatmung:

- Durch den leicht geöffneten Mund ausatmen
- Zuerst die Schließmuskeln aktivieren
- Die Sitzbeinhöcker zueinander ziehen
- Dabei das große Becken nach oben kippen (Schambein zieht zum Kinn)
- Zuletzt den „inneren Aufzug" nach innen, oben ziehen

Wahrnehmung:

- Unterer Rücken streckt sich
- Bauchdecke spannt sich an
- Alle Beckenbodenschichten sind angespannt und druckentlastet

Übungsvariante: mit Anheben eines Beines

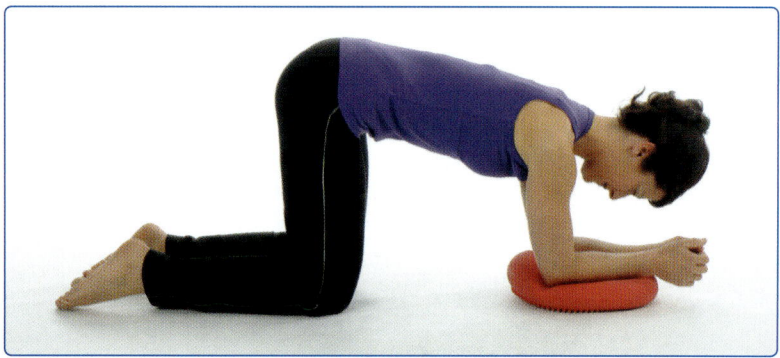

Übung 6.15: Die Beckenschaukel (Basisübung)

Übungszeit: 2 Minuten

Übungsziele:
- Wahrnehmung und Kräftigung der unteren Bauchmuskulatur
- An- und Entspannung des Beckenbodens

Ausgangsposition:
- Liegen in Rückenlage mit hüftbreit aufgestellten Beinen
- Die Hände liegen neben dem Körper oder auf dem unteren Bauchraum
- Ein Sitzballkissen liegt unter dem Gesäß

Übungsablauf während der Einatmung:
- Tief durch die Nase einatmen
- Das kleine Becken zur Unterlage kippen (Steißbein zeigt in Richtung Unterlage)

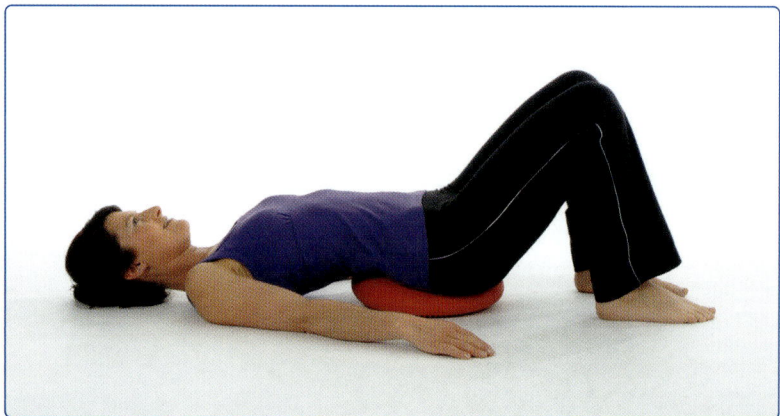

Wahrnehmung:
- Lungenvolumen vergrößert sich
- Bauchdecke hebt und entspannt sich
- Bauchorgane „rutschen" in Richtung Beckenboden
- Hohlkreuzhaltung entsteht
- Alle Beckenbodenschichten sind entspannt

Übungsablauf während der Ausatmung:

- Durch den leicht geöffneten Mund ausatmen
- Zuerst die Schließmuskeln aktivieren
- Die Sitzbeinhöcker zueinander ziehen
- Dabei das große Becken zur Unterlage kippen (Schambein zieht zum Kinn)
- Zuletzt den „inneren Aufzug" nach innen, oben ziehen

Übungsvariante: Einbeziehen der Fußstellungen

Anmerkungen für die Kursleiterin:
- Das Sitzballkissen muss so unter dem Kreuzbein/Gesäß liegen, dass beim entspannten Liegen kein Hohlkreuz entsteht!

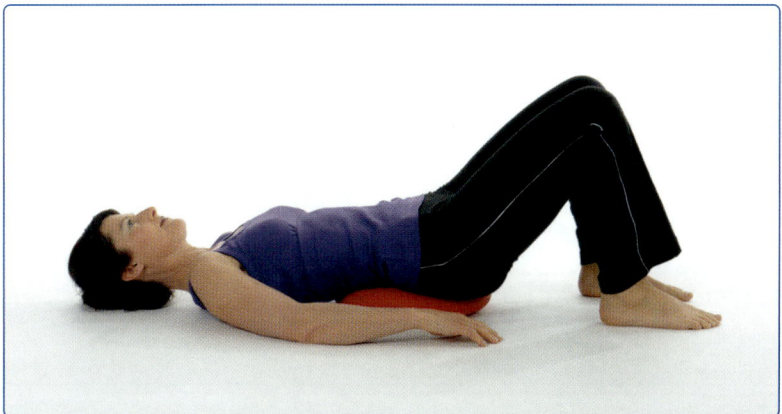

Wahrnehmung:

- Lungenvolumen verkleinert sich
- Bauchdecke senkt sich und Unterbauch spannt sich an
- Unterer Rücken streckt sich
- Alle Beckenbodenschichten sind angespannt

Übung 6.16: „Zeigt her eure Füße!"

Übungszeit: 8-mal abwechselnd die rechte und linke Ferse (oder das Bein) anheben

Übungsziele:

- Halten der Beckenbodenspannung und Beckenstellung während der Übung
- Kräftigung der unteren, schrägen Bauchmuskulatur

Ausgangsposition:

- Liegen in Rückenlage mit hüftbreit aufgestellten Beinen
- Die Hände liegen neben dem Körper oder auf dem unteren Bauchraum
- Ein Sitzballkissen liegt unter dem Gesäß/Kreuzbein

Übungsablauf während der Einatmung:

- Tief durch die Nase einatmen
- Das kleine Becken zur Unterlage kippen (Steißbein zeigt Richtung Unterlage)
- Alle Beckenbodenschichten locker lassen

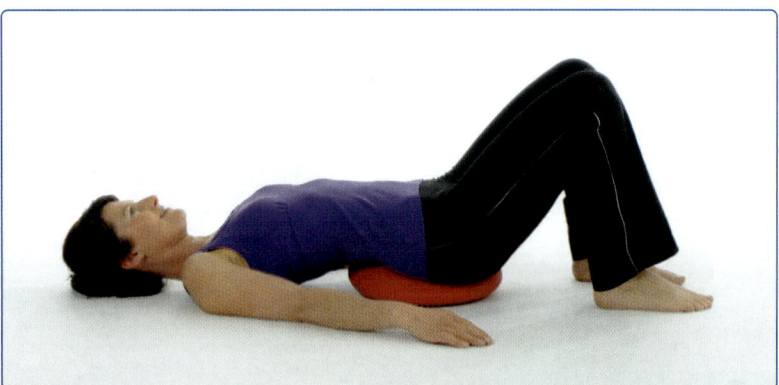

Wahrnehmung:

- Lungenvolumen vergrößert sich
- Bauchdecke hebt und entspannt sich
- Bauchorgane „rutschen" in Richtung Beckenboden
- Hohlkreuzhaltung entsteht
- Alle Beckenbodenschichten sind entspannt

Übungsablauf während der Ausatmung:

- Durch den leicht geöffneten Mund ausatmen
- Zuerst die Schließmuskeln aktivieren
- Die Sitzbeinhöcker zueinander ziehen
- Dabei das große Becken zur Unterlage kippen (Schambein zieht zum Kinn)
- Zuletzt den „inneren Aufzug" nach innen, oben ziehen
- Nur eine Ferse (Fußballen bleibt auf Unterlage) oder ein Bein von der Unterlage anheben

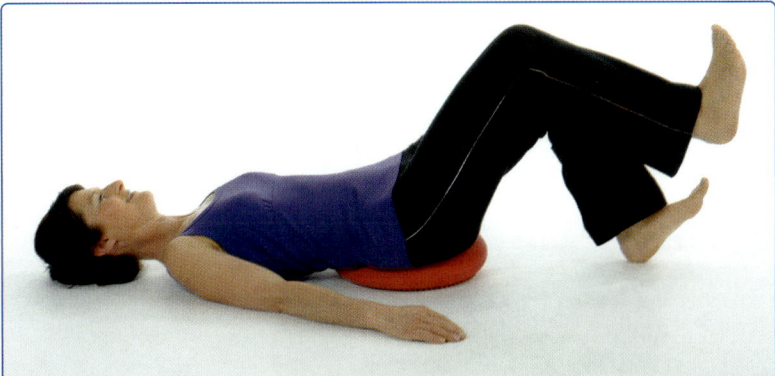

Wahrnehmung:

- Lungenvolumen verkleinert sich
- Bauchdecke senkt sich und Unterbauch spannt sich an
- Unterer Rücken streckt sich
- Alle Beckenbodenschichten sind angespannt
- Untere, schräge Bauchmuskulatur spannt sich an

Anmerkungen für die Kursleiterin:

- Die Kursteilnehmerin muss bei allen dynamischen Bewegungsabläufen die Beckenbodenspannung halten. Das heißt, das **Becken darf nicht seitlich abkippen,** es darf kein Hohlkreuz entstehen oder mit der Arm- oder Schulterpartie mitgearbeitet werden.
- Zur **Selbstkontrolle** können die Fingerspitzen auf die vorderen Darmbeinkämme gelegt werden, um ein Abkippen des Beckens zu bemerken.
- Bei einer guten Beckenbodengrundspannung und einer funktionsfähigen unteren schrägen Bauchmuskulatur können die Frauen diese Übungen gut durchführen.

Übung 6.17: „Wackelige Hüften"

Übungszeit: 2 Minuten

Übungsziele:

- Halten der Beckenbodenspannung und Beckenstellung während der Übung
- Kräftigung der unteren schrägen Bauchmuskulatur

Ausgangsposition:

- Liegen in Rückenlage mit hüftbreit aufgestellten Beinen
- Die Hände liegen neben dem Körper oder auf dem unteren Bauchraum
- Zur besseren Wahrnehmung können die Fingerspitzen auf die vorderen Darmbeinkämme gelegt werden
- Nacheinander mit Beckenbodenspannung die Beine von der Unterlage anheben (sog. Tischhalte)

Übungsablauf während der Einatmung:

- Tief durch die Nase einatmen
- Das kleine Becken zur Unterlage kippen (Steißbein zeigt Richtung Sitzball-kissen

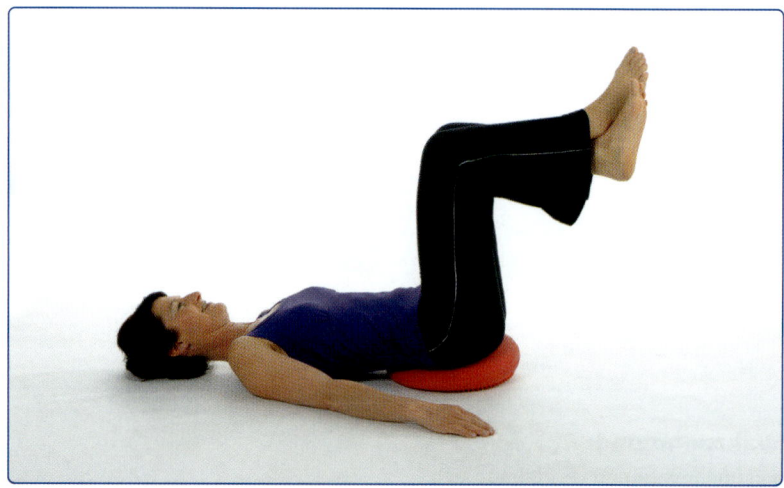

Wahrnehmung:

- Lungenvolumen vergrößert sich
- Bauchdecke hebt und entspannt sich
- Bauchorgane „rutschen" in Richtung Beckenboden
- Hohlkreuzhaltung entsteht
- Alle Beckenbodenschichten sind entspannt

Übungsablauf während der Ausatmung:

- Durch den leicht geöffneten Mund ausatmen
- Zuerst die Schließmuskeln aktivieren
- Die Sitzbeinhöcker zueinander ziehen
- Dabei das große Becken zur Unterlage kippen (Schambein zieht zum Kinn)
- Zuletzt den „inneren Aufzug" nach innen, oben ziehen
- Das „Steißbeinschwänzchen" zieht zur Decke

Achtung: die Knie dürfen nicht über den Bauchraum gezogen/gewippt werden, dies erzeugt Druck auf die Bauchorgane (Blase!).

Wahrnehmung:

- Lungenvolumen verkleinert sich
- Bauchdecke senkt sich und Unterbauch spannt sich an
- Unterer Rücken streckt sich
- Alle Beckenbodenschichten sind angespannt
- Untere Bauchmuskulatur spannt sich an

Anmerkungen für die Kursleiterin:

- Die angewinkelten Beine bilden zweimal einen 90-Grad-Winkel (zwischen Oberschenkel und Bauch sowie zwischen Unterschenkel und Oberschenkel).
- Die Knie dürfen nicht über den Bauchraum gezogen werden (Druck auf Blase und Bauchraum)
- Da bei dieser Übung die Beine von der Unterlage angehoben werden, muss die Kursteilnehmerin die entsprechende Beckenbodenanspannung halten können, d. h.
  - das Becken darf nicht seitlich abkippen (Becken bleibt gerade)
  - es darf kein Hohlkreuz entstehen
  - oder mit der Arm- oder Schulterpartie mitgearbeitet werden
- Zur **Selbstkontrolle** können die Fingerspitzen auf die vorderen Darmbeinkämme gelegt werden, um ein Abkippen des Beckens zu bemerken.
- Bei einem guten Beckenboden und funktionsfähiger unterer, schräger Bauchmuskulatur ist diese Übung gut durchführbar.

Übung 6.18: „Der grätschende Biber"

Übungszeit: 2 Minuten

Übungsziele:
- Beckenbodenspannung und Beckenstellung der Übung anpassen und halten
- Kräftigung der Bauch-, Rücken-, Hüft-, Gesäß- und Beinmuskulatur

Ausgangsposition:
- Liegen in Rückenlage mit hüftbreit aufgestellten Beinen
- Die Hände liegen neben dem Körper oder auf dem unteren Bauchraum
- Nacheinander mit Beckenbodenspannung die Beine von der Unterlage anheben (sog. Tischhalte)
- Zur besseren Wahrnehmung können die Fingerspitzen auf die vorderen Darmbeinkämme gelegt werden

Übungsablauf während der Ausatmung:
- Durch den leicht geöffneten Mund ausatmen
- Zuerst die Schließmuskeln aktivieren
- Die Sitzbeinhöcker zueinander ziehen
- Dabei das große Becken zur Unterlage kippen (Schambein zieht zum Kinn)
- Zuletzt den „inneren Aufzug" nach innen, oben ziehen
- Die angewinkelte Beine mithilfe der „Sitzbeinhöckerschicht" öffnen und schließen (grätschen)

Achtung: Die Knie dürfen nicht über den Bauchraum gezogen/gewippt werden, dies erzeugt Druck auf die Bauchorgane (Blase!)

Wahrnehmung:
- Lungenvolumen verkleinert sich
- Bauchdecke senkt sich und Unterbauch spannt sich an
- Unterer Rücken streckt sich
- Alle Beckenbodenschichten sind angespannt
- Untere Bauchmuskulatur spannt sich an

Anmerkungen für die Kursleiterin:
- Die Beine werden mithilfe der mittleren Beckenbodenschicht zusammengezogen.
- **Kontrolle**: Die Kursteilnehmerinnen lösen kurzfristig die Beckenbodenspannung. Dabei fallen die Beine auseinander = lockerer Bauch, das Becken kippt ab, eine Hohlkreuzhaltung entsteht!

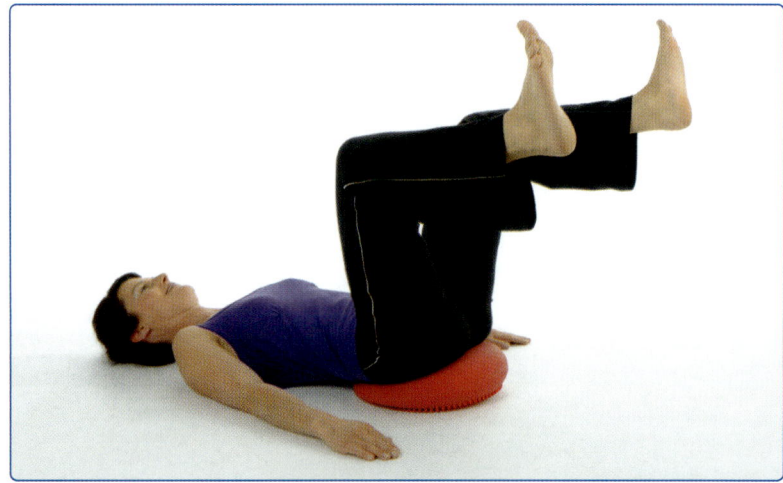

Übung 6.19: „Biber-Schwänzchen in die Höh"

Übungszeit: 10 Steißbeinbewegungen nach oben

Übungsziele:

- Halten der Beckenbodenspannung und Beckenstellung während der Übung
- Kräftigung der unteren, schrägen Bauchmuskulatur

Ausgangsposition:

- Liegen in Rückenlage mit hüftbreit aufgestellten Beinen
- Die Hände liegen neben dem Körper oder auf dem unteren Bauchraum
- Nacheinander mit Beckenbodenspannung die Beine von der Unterlage anheben
- Zur besseren Wahrnehmung können die Fingerspitzen auf die vorderen Darmbeinkämme gelegt werden

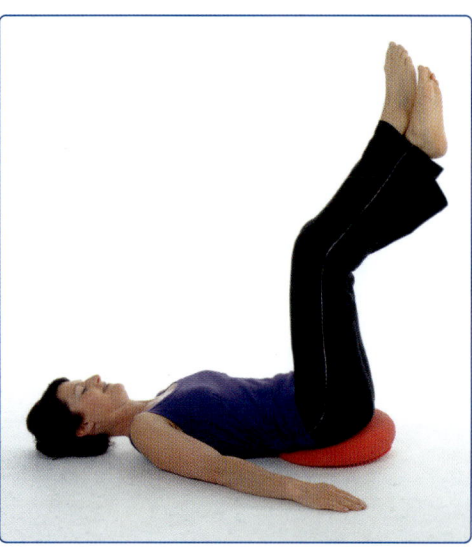

Übungsablauf während der Einatmung (wie bei Übung Beckenschaukel):

- Tief durch die Nase einatmen
- Das kleine Becken zur Unterlage kippen (Steißbein zeigt Richtung Sitzballkissen)

Wahrnehmung:

- Lungenvolumen vergrößert sich
- Bauchdecke hebt und entspannt sich
- Bauchorgane „rutschen" in Richtung Beckenboden
- Hohlkreuzhaltung entsteht
- Alle Beckenbodenschichten sind entspannt

Übungsablauf während der Ausatmung:

- Durch den leicht geöffneten Mund ausatmen
- Zuerst die Schließmuskeln aktivieren
- Die Sitzbeinhöcker zueinander ziehen
- Dabei das große Becken zur Unterlage kippen (Schambein zieht zum Kinn)
- Zuletzt die Aufzugsschicht nach innen, oben ziehen
- Das „Steißbeinschwänzchen" zieht zur Decke

Achtung: Die Knie dürfen nicht über den Bauchraum gezogen/gewippt werden (90-Grad-Winkel zwischen Oberschenkel und Bauchdecke), dies erzeugt Druck auf die Bauchorgane (Blase)!

Wahrnehmung:

- Lungenvolumen verkleinert sich
- Bauchdecke senkt sich und Unterbauch spannt sich an
- Unterer Rücken streckt sich
- Alle Beckenbodenschichten sind angespannt
- Untere Bauchmuskulatur spannt sich an

Anmerkungen für die Kursleiterin:

- Beim Anheben der Beine von der Unterlage darf
  - das Becken nicht seitlich abkippen (Becken bleibt gerade),
  - kein Hohlkreuz entsteht,
  - nicht mit der Arm- oder Schulterpartie mitgearbeitet werden!
- Zur **Selbstkontrolle** können die Fingerspitzen auf die vorderen Darmbeinkämme gelegt werden, um ein Abkippen des Beckens zu bemerken.
- Bei einer guten Beckenbodenspannung und funktionsfähiger unterer schräger Bauchmuskulatur ist diese Übung gut durchführbar.

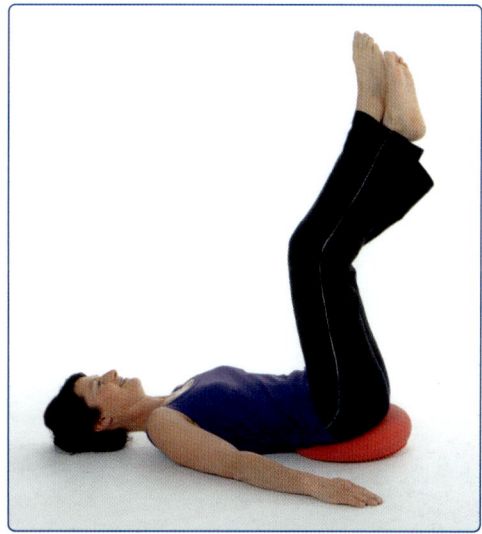

Übung 6.20: „Seitliches Dehnen"

Übungszeit: 2 Minuten

Übungsziele:
- Entspannung des Beckenbodens
- Entspannung und Dehnung der Bauch- und Rumpfmuskulatur

Ausgangsposition:
- Liegen in Rückenlage mit hüftbreit aufgestellten Beinen
- Die Hände liegen neben dem Körper

Übungsablauf während der Einatmung:
- Tief durch die Nase einatmen
- Das kleine Becken zur Unterlage kippen (Steißbein zeigt Richtung Unterlage)

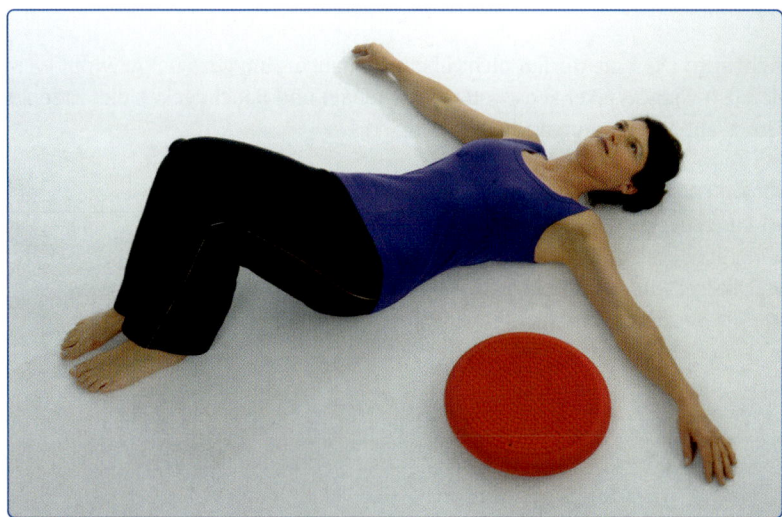

Wahrnehmung:
- Lungenvolumen vergrößert sich
- Bauchdecke hebt und entspannt sich
- Bauchorgane „rutschen" in Richtung Beckenboden
- Hohlkreuzhaltung entsteht
- Alle Beckenbodenschichten sind entspannt

Übungsablauf während der Ausatmung:

- Durch den leicht geöffneten Mund ausatmen
- Zuerst die Schließmuskeln aktivieren
- Die Sitzbeinhöcker zueinander ziehen
- Dabei das große Becken zur Unterlage kippen (Schambein zieht zum Kinn)
- Zuletzt den „inneren Aufzug" nach innen, oben ziehen
- Beide angewinkelten Beine mit der benötigten Beckenbodenspannung seitlich in Richtung Unterlage ablegen
- Danach die Beckenbodenspannung lösen
- Gleichzeitig den Kopf zur gegenüberliegenden Seite drehen
- Die Dehnung ca. 20–30 Sekunden halten

Anmerkungen für die Kursleiterin:

- Die Beckenbodenanspannung sollte so lange gehalten werden, bis die Beine vollständig auf der Unterlage liegen. Erst dann die innere Anspannung lösen und die Dehnung durch die verdrehte Körperhaltung wahrnehmen.
- Kursteilnehmerin mit **Bandscheibenproblemen** im LWS-Bereich dürfen während der Dehnungsphase nicht in ein zu starkes Hohlkreuz ziehen (Druck auf die Bandscheiben)!
- Kursteilnehmerin mit einer noch schmerzenden **Sectio-Narbe** sollten eine zu starke Bauchdehnung vermeiden!

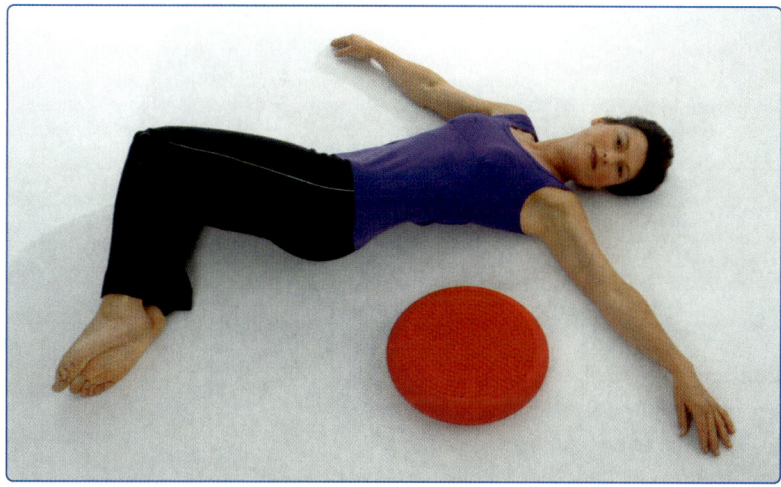

Wahrnehmung:

- Lungenvolumen verkleinert sich
- Kleines Becken kippt mit nötiger Beckenbodenspannung zur Seite
- Kopf und Knie zeigen in entgegengesetzte Richtung

Übung 6.21: „Der Otter" (Basisübung)

Übungszeit: 2 Minuten

Übungsziele:

- Entlastung des Beckenbodens und der Bauchorgane
- Kräftigung der Gesäß- und Oberschenkelmuskulatur

Ausgangsposition:

- Grundstellung Schulter-Fuß-Lage
- Liegen in Rückenlage mit hüftbreit aufgestellten Beinen
- Ein Sitzballkissen liegt unter dem Gesäß (kein Hohlkreuz!)
- Die Arme liegen neben dem Körper

Übungsablauf während der Einatmung:

- Tief durch die Nase einatmen
- Das kleine Becken zur Unterlage kippen (Steißbein zeigt Richtung Unterlage)

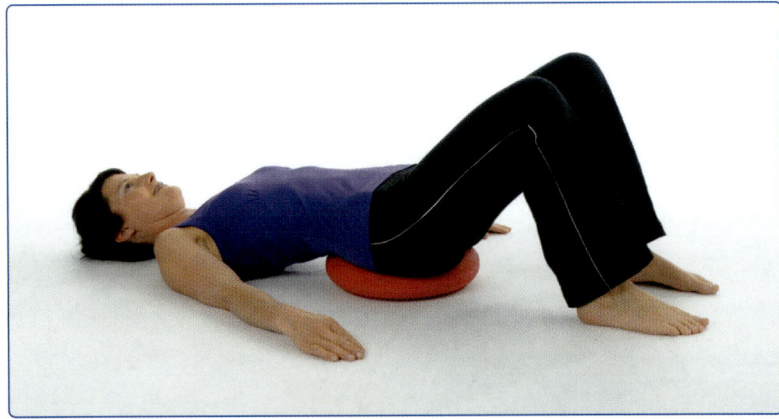

Wahrnehmung:

- Lungenvolumen vergrößert sich
- Bauchdecke hebt und entspannt sich
- Bauchorgane „rutschen" in Richtung Beckenboden
- Hohlkreuzhaltung entsteht
- Alle Beckenbodenschichten sind entspannt

Übungsablauf während der Ausatmung:

- Durch den leicht geöffneten Mund ausatmen
- Zuerst die Schließmuskeln aktivieren
- Die Sitzbeinhöcker zueinander ziehen
- Das große Becken zur Unterlage kippen (Schambein zieht Richtung Kinn)
- Zuletzt den „inneren Aufzug" nach innen, oben ziehen
- Das Becken und die Wirbelsäule über das Kreuzbein langsam Wirbel für Wirbel vom Ball hochrollen

Übungsvarianten: Fußstellungen einbeziehen

Anmerkungen für die Kursleiterin:
- Diese Entlastungsübung ist eine gute Ausgangslage zum Trainieren der Gesäßmuskulatur. Sie verringert den Druck auf den Beckenboden.
- Die Hände können auf die Hüftknochen gelegt werden, um ein Abkippen des Beckens zu bemerken (Abkippen = Verlust der Beckenbodenspannung)

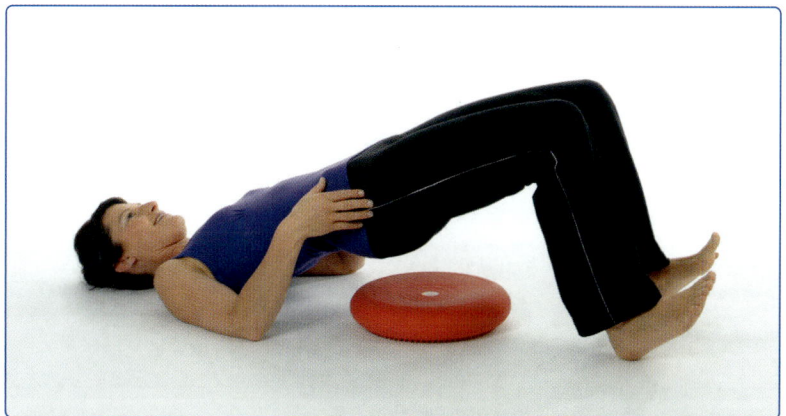

Wahrnehmung:

- Lungenvolumen verkleinert sich
- Bauchdecke senkt sich und Unterbauch spannt sich an
- Unterer Rücken streckt sich
- Alle Beckenbodenschichten sind angespannt
- Knie, Beckenkamm und Brustbein bilden eine Ebene

Übung 6.22: „Der seitlich sitzende Bär" (Basisübung)

Übungszeit: 2 Minuten

Übungsziele:

- Koordination und Balance
- Ganzkörperspannung (Kräftigung vor allem der schrägen Rumpf-, Rücken- und Bauchmuskulatur)
- Kräftigung der Bein- und Hüftmuskulatur
- Diese Übung ist nur mit angespanntem Beckenboden möglich
- Der angespannte Beckenboden entlastet die Gelenke und stabilisiert die gesamte Körperspannung

Ausgangsposition:

- Sitzen in Seitenlage mit angewinkelten Beinen
- Der obere Arm stützt den Oberkörper
- Fersen, Gesäß, Schultern und Kopf bilden eine Linie
- Ein Sitzballkissen liegt unter der Hüfte

Übungsablauf während der Einatmung:

- Tief durch die Nase einatmen
- Das große Becken bewegt sich nach vorne (Steißbein nach hinten)

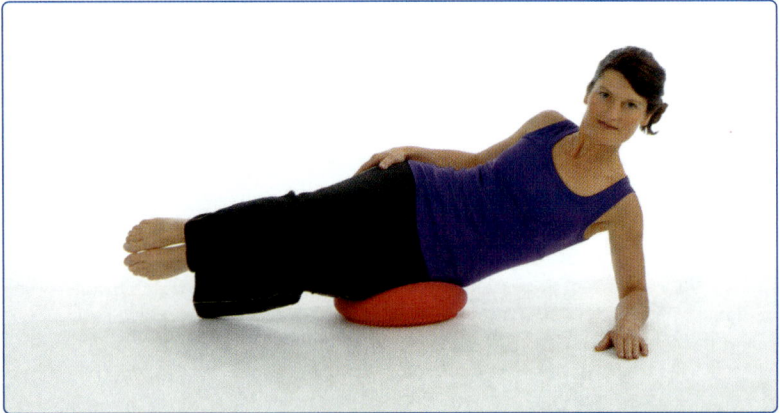

Wahrnehmung:

- Lungenvolumen vergrößert sich
- Bauchdecke ist entspannt und wölbt sich vor
- Leichte Hohlkreuzhaltung entsteht
- Alle Beckenbodenschichten sind entspannt
- Becken ist weit
- Keine Schulterblattspannung
- Druck auf Ellenbogen und Schultergelenk ist groß

Übungsablauf während der Ausatmung:

- Durch den leicht geöffneten Mund ausatmen
- Zuerst die Schließmuskeln aktivieren
- Die Sitzbeinhöcker zueinander ziehen
- Zuletzt den „inneren Aufzug" nach innen, oben ziehen
- Die Beine langsam von der Unterlage anheben

Wahrnehmung:

- Lungenvolumen verkleinert sich
- Großes Becken kippt nach hinten (Schambein zum Kinn)
- Bauchdecke spannt sich an
- Unterer Rücken streckt sich
- Alle Beckenbodenschichten sind angespannt
- Taille hebt sich von Unterlage ab
- Gesamtkörperspannung

Selbstkontrolle:

- Die Beckenbodenschichten können während der Ausatmungsphase nacheinander gelöst werden
- keine Körperspannung mehr
- schwere Beine
- Druckbelastung auf Gelenken und Bandscheiben

Übungsvarianten: Fußstellungen einbeziehen

Anmerkungen für die Kursleiterin:

- **Achtung:** Diese Übung erfordert einen starken Beckenboden!
- Kursteilnehmerinnen mit **Zustand nach Sectio** können diese Übung meistens noch nicht durchführen, weil sie die mittlere und innere Beckenbodenschicht noch nicht ausreichend halten können.

Übung 6.23: Seitliches Beingrätschen

Anmerkungen für die Kursleiterin:
- Achtung: Diese Übung erfordert einen starken Beckenboden!
- Kursteilnehmerinnen mit **Zustand nach Sectio** können diese Übung meistens noch nicht durchführen, weil sie die mittlere und innere Beckenbodenschicht noch nicht ausreichend halten können.

Übungszeit: Grätschbewegung max. 3-mal durchführen

Übungsziele:
- Die Beckenbodenspannung muss der Übung angepasst werden
- Kräftigung der Bein-, Hüft- und Gesäßmuskulatur

Ausgangsposition:
- Sitzen in Seitenlage mit angewinkelten Beinen
- Der obere Arm stützt den Oberkörper
- Fersen, Gesäß, Schultern und Kopf bilden eine Linie
- Ein Sitzballkissen liegt unter der Hüfte

Übungsablauf während der Ausatmung:
- Durch den leicht geöffneten Mund ausatmen
- Zuerst die Schließmuskeln aktivieren
- Die Sitzbeinhöcker zueinander ziehen
- Zuletzt den „inneren Aufzug" nach innen, oben ziehen
- Die Beine langsam von der Unterlage anheben
- Die Beine mithilfe der „Sitzbeinhöckerschicht" öffnen und schließen

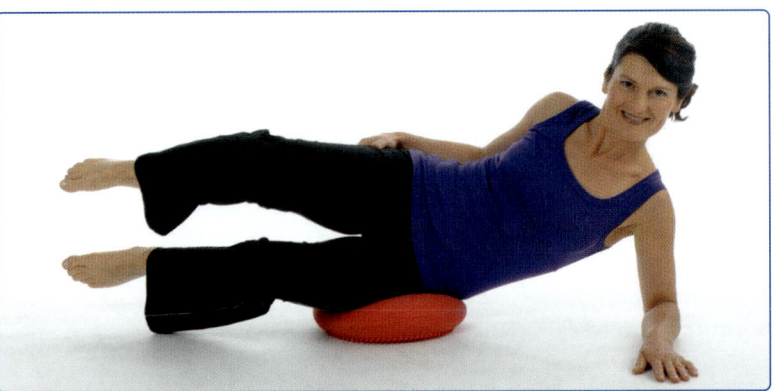

Wahrnehmung:
- Lungenvolumen verkleinert sich
- Großes Becken kippt nach hinten (Schambein zum Kinn)
- Bauchdecke spannt sich an
- Unterer Rücken streckt sich
- Alle Beckenbodenschichten sind angespannt
- Taille hebt sich von Unterlage ab
- Gesamtkörperspannung
- Druckentlastung auf Ellenbogen und Gelenken
- Bein ist leicht

Übung 6.24: „Die Schlange" (Basisübung)

Übungszeit: 2 Minuten

Übungsziele:

- Wahrnehmung der An- und Entspannung der Beckenbodenmuskulatur
- Kräftigung der unteren Bauch-, Becken-, Rücken- und Gesäßmuskulatur

Ausgangsposition:

- Liegen in Bauchlage
- Seitlich angewinkelte Arme
- Die Stirn liegt auf den Handrücken
- Die Beine sind ausgestreckt
- Ein Sitzballkissen liegt unter dem Schambein und dem Oberschenkel

Übungsablauf während der Einatmung:

- Tief durch die Nase einatmen
- Das kleine Becken mit dem Steißbein nach oben bewegen
- Das großes Becken und das Schambein bewegen sich zur Unterlage

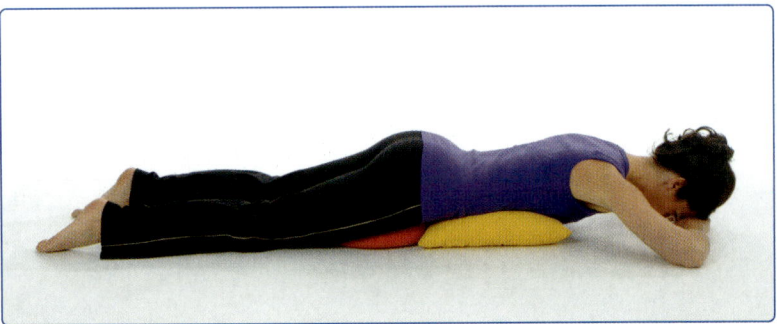

Wahrnehmung:

- Lungenvolumen vergrößert sich
- Entspannte Bauchdecke bewegt sich zur Unterlage
- leichte Hohlkreuzhaltung entsteht
- Alle Beckenbodenschichten sind entspannt
- Becken ist weit

Übungsablauf während der Ausatmung:

- Durch den leicht geöffneten Mund ausatmen
- Zuerst die Schließmuskeln aktivieren
- Die Sitzbeinhöcker zueinander ziehen
- Dabei das große Becken nach oben kippen (Steißbein zieht zur Unterlage)
- Zuletzt den „inneren Aufzug" nach innen, oben ziehen

Anmerkungen für die Kursleiterin:

- Vorsicht bei Kursteilnehmerinnen mit **Zustand nach Sectio**!
- Ein unter den Rippenbogen gelegtes Kissen vermindert den Druck auf die Brust (stillende Mütter).
- Die Halswirbelsäule sollte in der Verlängerung der Wirbelsäule sein (Stirn ruht auf den Handrücken oder den aufgestellten Fäusten).

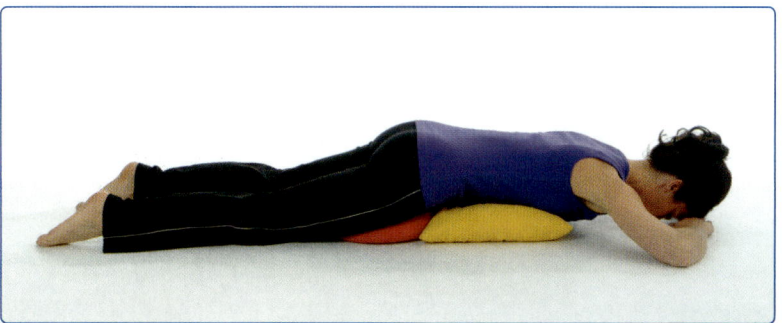

Wahrnehmung:

- Lungenvolumen verkleinert sich
- Kleines Becken mit Steißbein kippt nach unten (Schambein zum Sitzball-kissen)
- Angespannte Bauchdecke hebt sich etwas von der Unterlage ab
- Unterer Rücken streckt sich
- Alle Beckenbodenschichten sind angespannt

Übung 6.25: „Zehenstechen"

Übungszeit: 1 Minute

Übungsziele:

- Kräftigung der Bein-, Gesäß und Rückenmuskulatur
- Die Beckenbodenspannung muss der Übung angepasst werden
- Bei zu schwacher Beckenbodenanspannung entsteht eine Hohlkreuzhaltung (Belastung auf LWS)

Ausgangsposition:

- Liegen in Bauchlage
- Seitlich angewinkelte Arme
- Die Stirn liegt auf den Handrücken
- Die Beine sind ausgestreckt
- Ein Sitzballkissen liegt unter dem Schambein und dem Oberschenkel

Übungsablauf mit angespanntem Beckenboden:

- Die angewinkelten Beine in Zehenspitzenstellung abwechselnd in Richtung Decke schieben

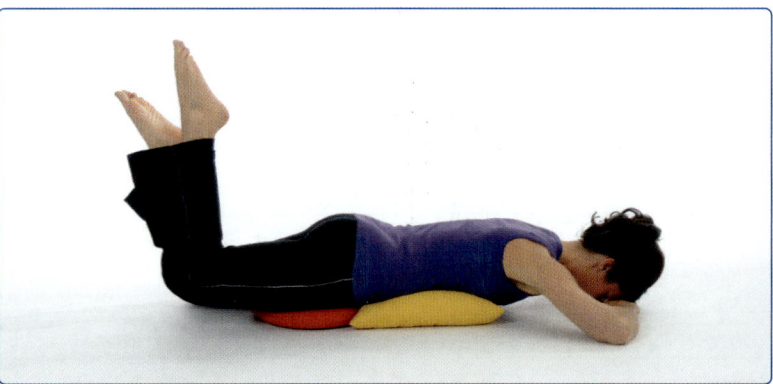

Wahrnehmung:

- Unterer Rücken bleibt gestreckt
- Die mittlere und innere Beckenbodenschicht hält die Becken-, Bauch- und Rückenspannung

Übung 6.26: „Beinpaddeln"

Übungszeit: 1 Minute

Übungsziele:

- Kräftigung der Bein-, Gesäß- und Rückenmuskulatur
- Die Beckenbodenspannung muss der Übung angepasst werden
- Bei einer zu schwachen Beckenbodenanspannung wird die Beinführung unkontrolliert, eine Hohlkreuzhaltung entsteht (Belastung der LWS)

Ausgangsposition:

- Liegen in Bauchlage
- Seitlich angewinkelte Arme
- Die Stirn liegt auf den Handrücken
- Die Beine sind ausgestreckt
- Ein Sitzballkissen liegt unter dem Schambein und dem Oberschenkel

Übungsablauf mit angespanntem Beckenboden:

- Die Unterschenkel nacheinander auf und nieder bewegen

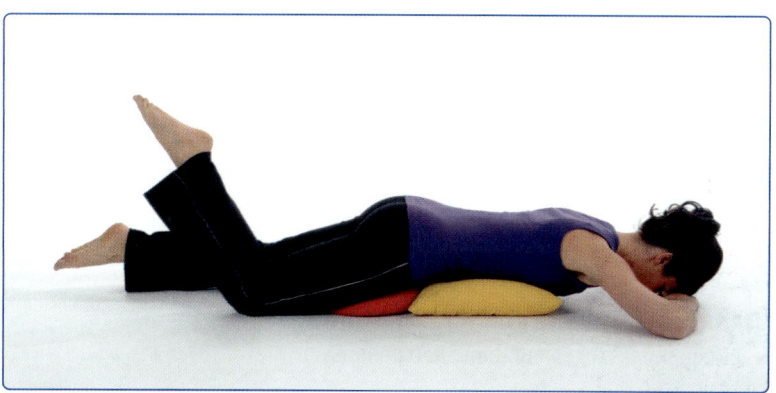

Wahrnehmung:

- Unterer Rücken bleibt gestreckt
- Die mittlere und innere Beckenbodenschicht hält die Becken-, Bauch- und Rückenspannung

Übung 6.27: „Rücken streck dich"

Übungszeit: jeweils ca. 20 Sekunden Entspannungs- und Dehnungsphase

Übungsziele:
- Kräftigung und Entspannung des Beckenbodens
- Entspannung und Dehnung der Rücken-, Gesäß- und Beinmuskulatur

Ausgangsposition:
- Liegen in Bauchlage
- Seitlich angewinkelte Arme
- Die Stirn liegt auf den Handrücken
- Die Beine sind ausgestreckt
- Ein Sitzballkissen liegt unter dem Schambein und dem Oberschenkel

Übungsablauf während der Einatmung:
- Entspanntes Liegen auf dem Sitzballkissen

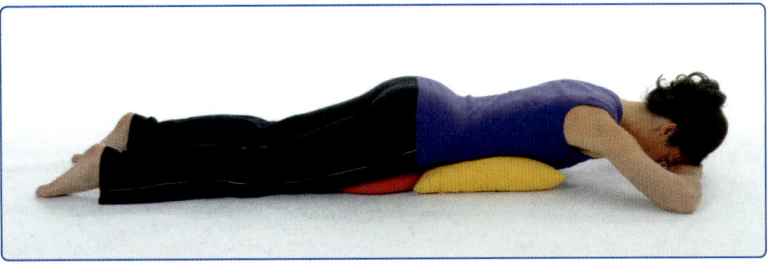

Übungsablauf während der Ausatmung:
- Die Beckenbodengrundspannung der Übung anpassen
- Langsam die Beine und Zehenspitzen abwechselnd nach hinten strecken

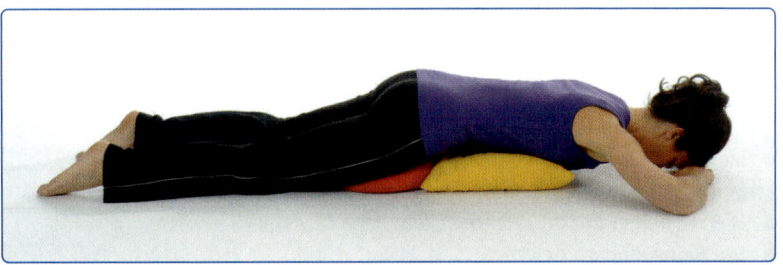

Wahrnehmung:
- Dehnung der LWS
- Abwechselnde An- und Entspannung der Bein- und Gesäßmuskulatur

Anmerkungen für die Kursleiterin:
- Vorsicht bei Kursteilnehmerinnen mit **Bandscheibenproblemen** im LWS-Bereich!

Abbildungsnachweis

Anatomische Zeichnungen:

S. 2 und 3:
Aus Schünke, Schulte, Schumacher (Hrsg.): Prometheus, LernAtlas der Anatomie, Band Allgemeine Anatomie und Bewegungssystem, Thieme Verlag, 2004

S. 12:
Heike Hübner, Berlin

Fotografien:

Susanne Mölle, Studio für visuelle Gestaltung, Kempten

Die Autorin

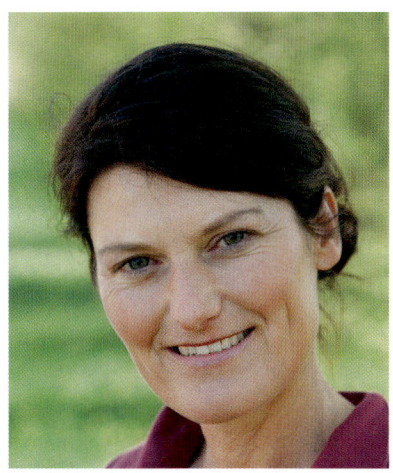

Susanne Schwärzler

Die Autorin ist 1966 in Kempten geboren und hat vier Kinder. Sie ist ausgebildete Übungsleiterin in Präventions- und Rehabilitationssport für Beckenboden und Harninkontinenz, Pilates und Diabetessport. Außerdem bewirtschaftet sie mit ihrem Mann einen kleinen Demeter-Bauernhof und verbindet so ihren ganzheitlichen Ansatz von Bewegung und Ernährung.

Seit 1991 leitet sie Kursstunden für Beckenbodentraining. Susanne Schwärzler hat im Eigenverlag zwei Beckenbodenbücher für Frauen und Männer publiziert und hält Seminare und Vorträge zum Thema Beckenboden. Sie bietet u. a. auch Fortbildungen für Hebammen an.

www.beckenbodenkraft.de

Auf der Grundlage ihrer langjährigen Erfahrungen als Kursleiterin im Präventions- und Rehabilitationsbereich mit Schwerpunkt Beckenbodengymnastik hat sie jetzt ein überzeugendes Konzept für ein schonendes und stufenweise aufbauendes Beckenbodentraining nach der Geburt entwickelt. Es eignet sich optimal für die Integration in einen Rückbildungsgymnastikkurs.